내가 하고있는
운동이 과연
올바른
운동인가?

운동, 누구 말이 맞는 거예요?

체육학 전문가가 알려주는
올바른 운동의 모든것

상식이 아닌 이론을 체계적으로 정리한

내 몸에 맞는 운동법

이중원 지음

증보판

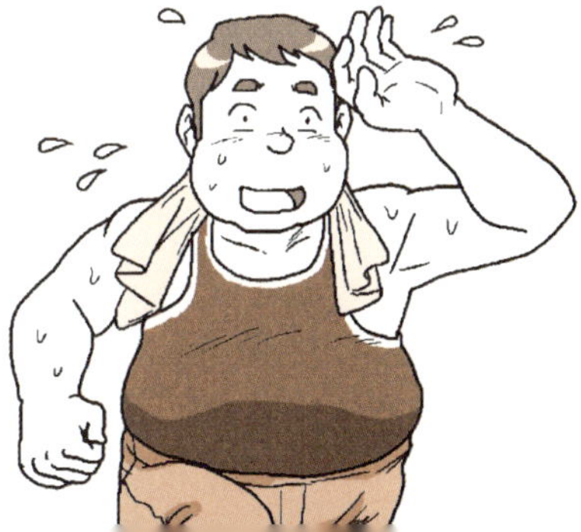

아침사과

추천사

▶▶ 건강에 대한 관심이 증가하고 있는 시점에서 일반인의 웰니스를 위한 운동방법이 다양하고 전문적으로 설명되어 있어 매우 유용하게 참고할 수 있는 서적이다.

김찬회: 現 한양대학교 스포츠과학부 교수

▶▶ 잘못 알려진 건강상식에 대해 바로잡을 수 있는 건강 교양서적이다.

신원태: 現 인천대학교 사범대학 체육교육과 교수

▶▶ 주부에서 노년에 이르기까지 실제 건강한 몸을 만들기 위해 운동을 시작하려는 초보자들의 궁금증을 아주 간결하게 잘 정리해 주어, 누구나 쉽게 읽고 적용할 수 있는 책이다.

김창환: 現 인하대학교 의과대학 재활의학과장

▶▶ 평균수명이 늘어나면서 발생할 수 있는 각종 질환을 예방하고 개선할 수 있는 운동방법이 다양하게 설명되어 있는 서적이다.

조준호: 現 한국체육대학교 노인체육복지학과 교수

▶▶ 전공서적에서 부족한 현장 적용 사례를 쉽게 설명하고 있는 서적이다.

김석범: 現 건양대학교 재활퍼스널트레이닝학과 교수

▶▶ 트레이너도 알쏭달쏭할 수 있는 내용과 2% 부족한 궁금증을 풀어줄 수 있는 잘 설명된 서적이다.

심현도: 現 인천대학교 피티담당교수

저자서문

필자는 10여 년 전 강사 초년생 시절 운동처방 수업 중 학생으로부터 '운동하면서 물을 마시면 살이 잘 안 빠지나요? 다른 교수님은 살이 잘 빠지지 않는다고 하던데요...'라는 질문을 받은 적이 있다. 순간 당황하지 않을 수 없었다. 왜냐하면 물을 마신다고 해서 살이 찌지 않는다는 것은 기정사실이지만 다른 교수라는 분이 선배님이었고, 본 저자도 이론에 근거한 명확한 답을 해줄 수가 없었기 때문이었다. 이후 학생에게는 명확한 답을 줄 수 없으니 좀 더 조사를 한 후 다음 강의시간에 설명을 해주겠다는 말을 남긴 후 연구실로 돌아와 국내 · 외 연구들을 검색했고 근거로 제시할 수 있는 내용을 요약하여 다음 강의시간에 설명해줄 수 있었다. 이날 이후 느낀 점은 건강과 관련되어 일반적으로 설명되어지는 내용은 다양하지만 그 답이 일관성이 없고, 지도자마다 답이 틀리기 때문에 이론에 근거한 답을 체계화하여 제시된 문헌이 필요하다는 것이었다.

이날을 계기로 일반인들이 운동과 관련하여 궁금해 하는 내용들을 하나 둘 수집하기 시작했고 이론에 근거한 답을 제시하기 위해 다양한 서적 및 연구논문들을 검색하여 정리를 하기 시작하였다. 그리고 문헌을 통해 명확하게 밝혀지지 않은 내용들은 직접 실험을 통해 답을 구하였다.

이렇게 이루어진 10여 년간의 조사 결과들은 미약하지만 운동에 대해 궁금해 하는 이들의 가려운 부분을 조금이나마 긁어줄 수 있는 매개체 역할을 하였고, 운동의 잘못된 부분을 수정할 수 있는 근거 자료로 활용될 수 있었다.

그렇다고 해서 본 저서가 완벽하다고 하는 것은 아니다. 왜냐하면 사람마다 신체적 특성이 다르고, 운동을 수행하는 환경이 다르며, 운동에 대한 반응이 다르기 때문이다. 더불어 제시되어 있는 연구의 결과들도 다양하기 때문이다. 따라서 본 저서는 광의의 개념에서 운동을 통해 야기될 수 있는 손상을 최소화할 자료로 활용할 수 있다는 점에 초점을 두고 바라봐 주었으면 하는 바람이 있다.

그리고 마지막으로 당부하고 싶은 점은 운동이 무조건 득이 되는 것만이 아니라는 것을 명심하라는 것이다. 왜냐하면 운동은 그 자체가 스트레스이기 때문에 본인의 신체적 능력 및 방법에 맞지 않게 운동을 수행한다면 오히려 손상을 증가시킬 수 있기 때문이다. 특히 매스컴을 통해 다양한 운동이 유행처럼 번지는데 이 운동들 중 잘못된 운동을 쉽게 볼 수 있기 때문이다.

따라서 이 저서를 접한 독자들은 현재 본인이 수행하고 있는 운동들이 과연 올바른가를 판단하고 잘못되었다면 수정을 통해 올바른 운동을 수행하여 건강하고 평안한 삶을 영위할 수 있기를 바랄 뿐이다.

저자 이중원

차례

01

C·h·a·p·t·e·r

준비운동은 왜 하나요?

준비운동은 모든 신체활동의 전후에 반드시 충분히 실시하지 않으면 안 되는 가장 중요한 요소이다. 그럼에도 불구하고 의외로 소홀히 하거나 무시하는 사람이 많다. 또한 실시순서나 방법에 있어서 잘못 행하는 경우가 매우 많으며 준비운동을 실시하더라도 매우 형식적이고 경미한 수준에서 실시하기 때문에 주운동 시 운동능력을 충분히 발휘하지 못하거나 운동상해를 유발하게 된다. 물론 본 저자도 돌이켜 보면 팔과 허리 그리고 무릎만 간단하게 돌릴 뿐 운동 전에 철저한 준비운동을 행하지 않았던 것 같다.

그렇다면 준비운동이 왜 그렇게 중요한 것일까? 이유는 운동 전의 냉각된 상태에 있는 근, 건, 인대 및 관절은 경직되어 뻣뻣한 상태에 있기 때문에 수축에 대한 점성(viscosity)이 높아 갑작스럽게 강한 운동부하가 크게 작용하게 되면 관

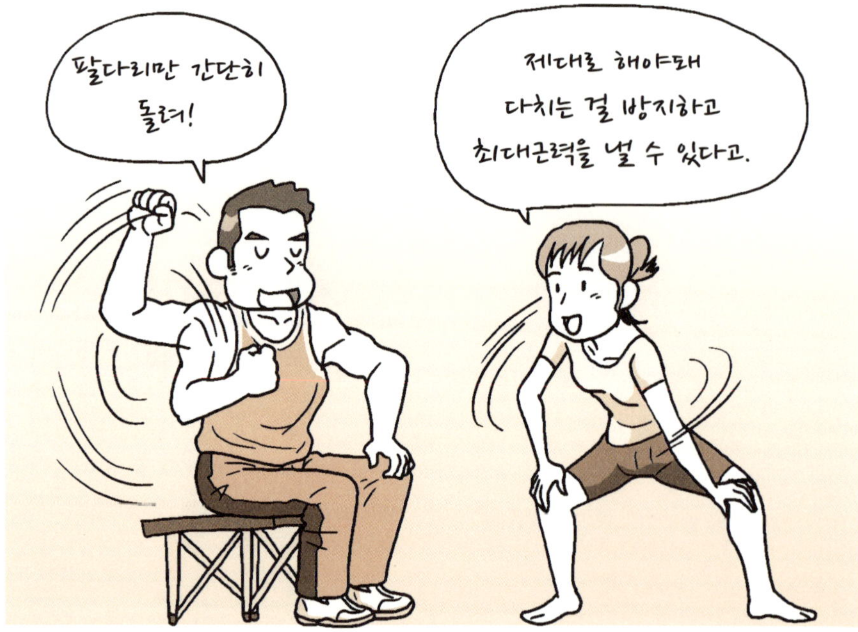
팔다리만 간단히 돌려!
제대로 해야돼 다치는 걸 방지하고 최대근력을 낼 수 있다고.

련된 미세조직과 결합조직이 손상(파열)을 받을 위험성이 매우 높아지기 때문이다. 그리고 근육은 냉각상태에서는 근육이 발휘할 수 있는 힘의 수축과 이완 속도가 감소되지만 근육의 온도가 증가되면 수축속도와 수축력이 향상되게 되고, 신경계도 자극과 흥분(impulse)을 신속히 전달하는 신경의 전달능력이 향상되어 결합조직인 건(tendon)이나 인대(ligament)의 기능을 더욱 활발하게 유지시켜 줄 수 있기 때문이다. 또한 저항성 운동(여러분들이 알고 있는 웨이트 트레이닝) 전 신체에 준비운동을 통한 자극이 가해진다면 본운동 시 근육이 최대의 근력을 발휘할 수 있도록 도움을 준다[1].

근육의 온도가 상승되지 않고서는 운동단위의 활성화가 절대로 이루어질 수 없다. 근력은 근육의 길이가 안정 시보다 약간 더 길고(약 110%) 관절의 각도가 직각보다 더 큰(115도) 상태에서 가장 높은 힘을 발휘할 수 있다. 즉, 어떤 특정한 각도에서 최대의 근력은 근육의 길이가 길어지고 있을 때 단축성이나 등척성 수축일 때보다 더 강한 힘을 발휘하게 되는 것이다. 그러므로 근육의 길이를 충분히 늘여주고 펴주는 준비운동과 관절의 가동력을 높이는 준비운동을 충분히 해주어야 저항성 운동의 효과를 극대화시킬 수 있다[2].

또한 준비운동은 신체 호흡 순환 기능을 항진하여 운동 중 산소 섭취량을 증가시켜 운동의 효율을 높여주며, 신경 특히 척추와 두뇌의 흥분성을 증가시키므로 운동동작에 좋은 영향을 미쳐 정확하고 예민한 동작을 가능하게 하고 반응시간을 단축시켜 준다[3].

그리고 유산소적 운동 시 준비운동으로 인한 적용 현상은 국소혈류, 지방 대사를 증가시키고 글리코겐 소비를 절약시키므로 지구성 운동 수행능력을 증진시키며, 무산소성 운동 시 준비운동으로 인한 생리적인 현상은 산소 소비율을 증가시키고 근과 혈류 사이의 이온교환이 원활해지도록 도움을 준다[4]. 마지막으로 심리적인 측면에서 준비운동은 운동에 대한 적당한 긴장감과 여유를 갖게 만들어 주어 운동에 대비하는 신체적 정신적 준비과정으로 작용하게 되고, 이를 통해 운동수행능력에 심리적으로 상당한 영향을 끼치게 된다. 실제로 Bucher (1975)는 준비운동에 대하여 적극적인 태도를 가진 개인은 소극적 태도를 가진 개인의 경우보다 더 큰 심리적 효과가 있었다고 보고하였다[5].

이처럼 준비운동은 운동을 수행함에 있어 매우 중요한 요소이다. 따라서 아래의 준비운동 순서에 맞게 실시하여 운동상해를 예방하고 운동의 효과를 극대

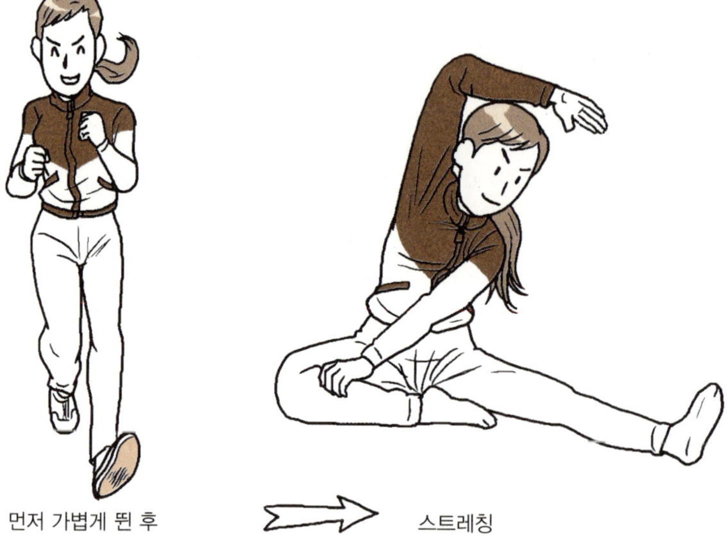

화시킬 수 있도록 주의를 기울여야 한다.

준비운동의 구성내용과 실시순서는 다음과 같다.

① 체온을 높여주는 운동을 행한다(근, 신경의 온도 상승, 워킹, 조깅). 워밍업의 목적은 맥박을 유산소성 운동 수준으로 서서히 상승시키는 데 있으므로 느린 에어로빅 형태의 운동부터 시작하여 서서히 강도를 높여야 한다. 체온을 높이는 운동 중 대표적인 것이 조깅이다.

② 전신의 근육과 건, 인대 및 관절을 부드럽게 풀어주는 운동을 행한다(relaxation).

③ 근을 펴고 늘여서 관절의 가동성을 높이는 운동을 행한다. 스트레칭(stretching exercise)을 충분히 실시하고 다음에 동적 신전 유연 운동(dynamic stretching exercise)을 실시하여야 한다.

마지막으로 당부하고 싶은 것은 '스트레칭은 불필요하고 할 필요가 없다'는 말이 많이 돌고 있는데, 이 말의 실체를 알고 주의하라는 것이다. 먼저 이 단어만 놓고 보면 맞는 말이다. 왜냐하면 근육의 온도가 일정 수준 올라가지 않은 상태에서 곧바로 과도한 스트레칭을 하면 도움이 되지 않는 정도가 아니라 오히려 손상을 줄 수도 있기 때문이다. 따라서 가벼운 조깅이나 제자리 뛰기 등을 한 후 일정 수준의 열이 발생하면 스트레칭을 수행해야 한다는 것이다. 그래야만 앞서 설명한 인체에 발생할 수 있는 문제를 예방할 수 있기 때문이다. 따라서 준비운동의 실체를 알고 이에 알맞은 준비운동을 철저하게 수행한다면 부상을 예방하고 운동의 효과를 극대화시킬 수 있을 것이다.

02

C·h·a·p·t·e·r

스트레칭도 종류가 있나요?

앞서 설명한 준비운동에 있어 중요한 요소 중 하나가 스트레칭이다. 하지만 잘못된 스트레칭으로 인해 오히려 손상을 증가시키는 경우가 많이 있다. 왜냐하면 스트레칭의 강도는 본인이 느낄 때 통증이 발생하기 전까지 실시하는 것이 원칙인데, 고통을 참을 수 있는 운동범위 이상으로 신장시켜서는 안 됨에도 불구하고 과신전을 하기 때문이다[6]. 그리고 많은 사람들은 과신전을 통해 근육의 통증을 느끼면 스트레칭이 잘 되고 있다고 생각하기 때문이다. 따라서 스트레칭의 종류 및 특성을 알고 수행하는 것이 상해를 예방하고 효율적인 운동에 도움을 줄 수 있는 방법임을 명심하고 주의를 기울여야 할 것이다.

스트레칭의 종류는 크게 정적스트레칭, 동적스트레칭, PNF 스트레칭 등 3가지로 나눌 수 있다.

첫 번째, 정적스트레칭은 일정한 자세를 유지하는 운동으로, 일정 시간 동안 신장된 근육의 장력을 유지시킨 채 근육이 이완되도록 천천히 견딜 만큼 늘려 근육이 최대한으로 오랫동안 견딜 수 있는 길이가 되도록 하는 것을 말한다[7].

정적스트레칭의 장점은 동적스트레칭에 비해 에너지 소모가 적고 조직손상에 의한 통증이 거의 없으며 근육통을 경감시킬 수 있다는 데 있다. 유연성 측면에서도 정적스트레칭이 관절가동범위를 늘리는 데 제일 효과적으로 작용할 수 있다[9]. 하지만 운동으로서는 너무 강도가 약하고 또한 매우 지루한 느낌을 줄 수 있다는 단점이 있기 때문에[8] 적절한 시간 동안 수행하는 것이 효율적이다.

두 번째, 동적스트레칭은 같은 근육을 늘어나게 한 자세에서 반동(bouncing movement)을 이용하여 반복운동을 수행하는 스트레칭으로, 이 방법은 조직 상해의 가능성이나 근육통의 위험성 등 부상을 일으킬 확률이 많고 근육의 수축을 유발한다는 단점이 있다. 동적스트레칭은 **주동근**(agonist muscle)의 반복적 수축으로 **길항근**(antagonist muscle)의 빠른 수축을 가져오기 위해 쓰여지는데, 저항 근육조직에 대해서 일련의 비틀림이나 당김을 통해서 관절가동범위를 증가시킨다[10]. 특히 일반인들의 경우 스트레칭으로 동적스트레칭을 주로 이용하기 때문에 오히려 손상을 증가시킬 수 있다. 예로 예전에 준비운동으로 주로 이용했던 국민체조의 경우 모든 동작이 동적스트레칭으로 구성되어 있으며, 이 동작들 중 많은 동작이 근 손상 유발위험이 매우 높은 동작들이다.

마지막으로 PNF (proprioceptive neuromuscular facilitation) 스트레칭은 고유수용성 신경근촉진 이론을 기초로 하여 반사기전을 통한 근육의 수축과 이완을 증대시키는 특수한 운동기법으로, 신경근 마비 환자의 기능훈련을 위해서 고안

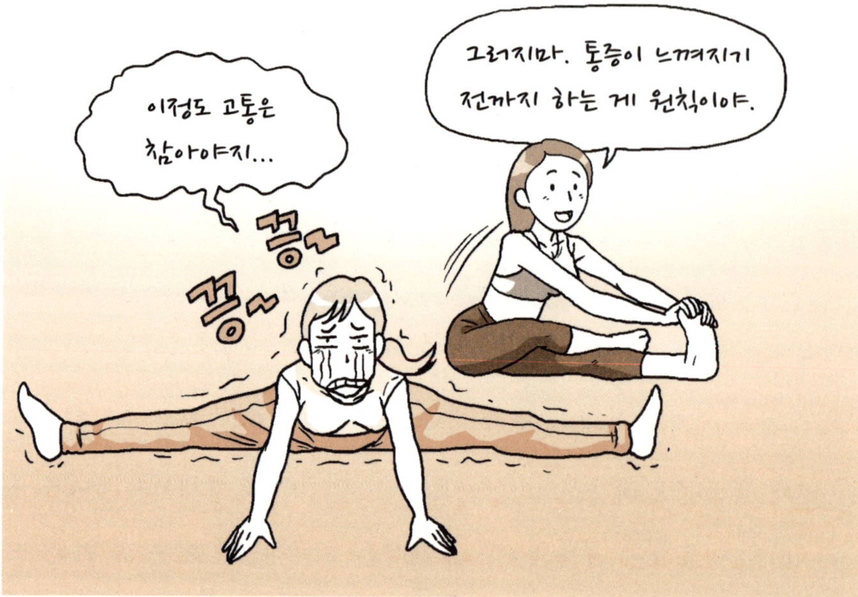
이정도 고통은
참아야지...
그러지마. 통증이 느껴지기
전까지 하는 게 원칙이야.
끙~
끙~

된 신경근 기전의 반응을 촉진 또는 억제시키는 훈련방법이다.

Sady 등(1982)과 Lucas 등(1984)은 정적(static), 동적(dynamic), PNF 스트레칭을 이용하여 유연성 트레이닝을 한 결과 PNF 기술이 유연성 향상에 더 좋은 기술임을 증명하였으며[11], Prentic (1983)도 고관절에서 정적스트레칭보다 PNF 스트레칭이 더 효과가 있음을 보고하여 가장 효율적인 스트레칭임을 입증해 주었다[12].

PNF 스트레칭의 방법으로는 여러 가지가 있지만 수축-이완(contract-relax : CR), 수축-이완-길항근-수축(contract-relax-antagonist-contract : CRAC) 방법이 가장 많이 이용된다[13]. PNF 스트레칭의 장점은 근육이완, 운동범위의 증진,

정적스트레칭 동적스트레칭 PNF 스트레칭

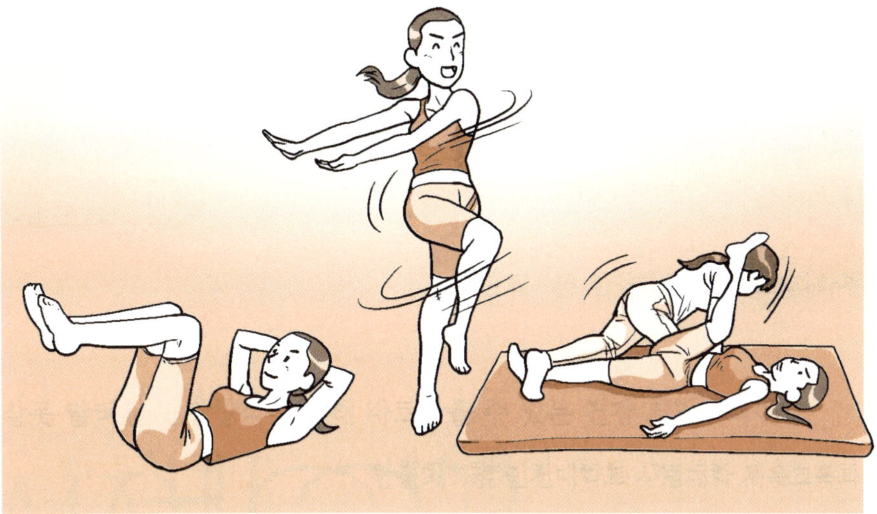

근육과 관절주위 결합조직의 안정 시 길이를 증가, 근육의 통증감소 등에 효과가 있는 것이다[14]. 그러나 이 방법은 고통을 수반하여 근육에 높은 장력을 부과하는 활발한 동작이기 때문에 정적스트레칭에 비하여 상해의 위험성이 높고 대부분의 경우 보조자가 있어야 하며 잘못된 방법으로 시행할 경우 운동 상해가 커질 수 있다는 단점이 있다. 또한, 수축기 혈압을 증가시킬 수 있으므로 고혈압 환자에게 위험할 수도 있기 때문에 재활을 목적으로 하는 경우나 운동선수가 아닌 경우에는 권장하지는 않는다.

종합해 보면 일반인들이 가장 안정적으로 수행할 수 있는 스트레칭은 정적스트레칭이다. 하지만 본운동 시 다양한 순발력을 요하는 동작이 많은 종목을 수행하는 동호인이나 운동선수의 경우 정적스트레칭 후 동적스트레칭이나 PNF 스트레칭을 추가적으로 수행하는 것이 경기력 향상에 도움이 될 것이다.

용어설명

- **주동근:** 특정 움직임의 시작과 완성에 가장 직접적으로 관계되는 근육
- **길항근:** 주동근의 반대 작용을 갖는 근육

예: 팔을 굽힐 때, 주동근 = biceps, 길항근 = triceps
팔을 펼 때, 주동근 = triceps, 길항근 = biceps

03

C·h·a·p·t·e·r

정리운동은 왜 하나요?

대부분의 사람들은 준비운동 했고, 본운동까지 힘들게 했는데 왜 굳이 정리운동이 필요하냐고 반문을 한다. 하지만 아래의 내용을 보면 정리운동의 중요성을 알 수 있을 것이다. 특히 정리운동이 사망과도 밀접한 관련이 있다면 더욱 그럴 것이다.

격렬한 운동을 끝낸 후 곧바로 자리에 앉아서 휴식을 취하게 되면 운동 시 쌓였던 피로물질인 젖산은 쉽게 제거되지 않는다. 하지만 정리운동을 통해 가볍게 움직이면서 운동 중 항진되었던 강도를 서서히 줄여가게 되면 호흡을 통해 **젖산**을 배출시키고 에너지 재합성을 통해 젖산을 분해하여 체내에 쌓여 피로를 유발하는 것을 예방하게 된다[15, 16]. 그리고 갑작스럽게 운동을 중지하면 빠르게 진행되었던 혈류의 이동이 급격히 감소하여 심장에서의 혈액공급 기능이 약

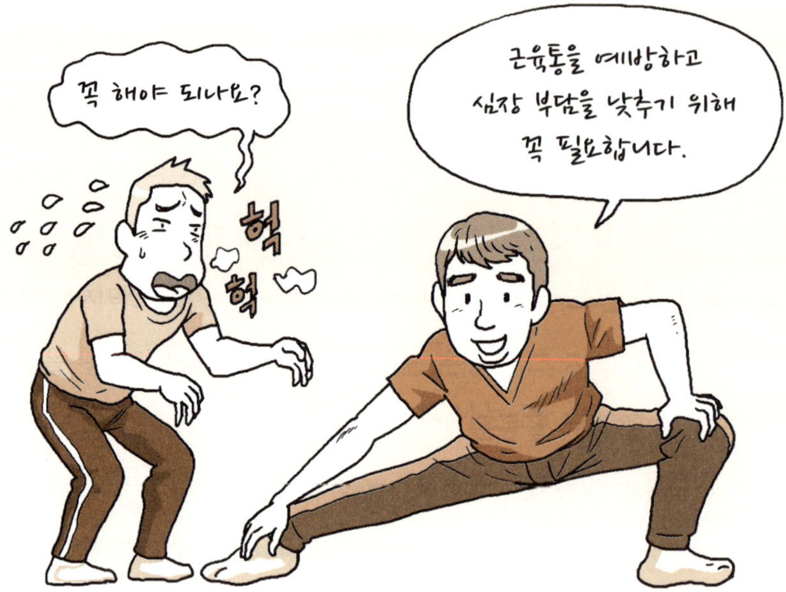
꼭 해야 되나요?
헉 헉
근육통을 예방하고
심장 부담을 낮추기 위해
꼭 필요합니다.

화되어 뇌에 혈액이 부족해지는 뇌빈혈 현상이나 뇌에 혈액이 뭉쳐 있는 뇌충혈 현상을 일으켜 현기증을 일으킬 수 있다. 그러므로 정리운동을 통해 하체에서 올라오는 정맥이 심장으로 복귀하는 능력을 도와 심장이 정상적인 기능을 발휘하도록 촉진시켜 주는 것이 중요하다. 이와 관련하여 가끔 뉴스에서 마라톤 대회 중 골인지점에 들어와 사망을 하였다는 기사를 본 적이 있을 것이다. 이러한 사망의 원인은 대부분이 골인지점 통과 후 갑작스러운 동작 정지로 심장에 부담을 주었기 때문이다.

그리고 동적인 정리운동을 통하여 근육에 있는 혈류 속도를 서서히 줄여줌으로써 운동 시 축적되었던 **브라디키닌**이라는 피로물질을 제거하는 데 도움을 주어 근육통이나 근경직이 발생하는 것을 예방해 준다. 또한 격렬한 트레이닝 실시 후 정리운동을 하지 않으면 혈액순환 속도가 갑자기 줄어들어 근육조직 내의 체액을 빨리 처리할 수 없어 근육이 굳어져 근육통을 발생시킬 수도 있다.

따라서 근육통을 예방하고 심장에 가해지는 부담을 낮추기 위해서는 격렬한 운동 후 가벼운 정리운동을 수행하는 것이 바람직할 것이다.

용어설명

- **젖산:** 운동 후 산소부족에 의한 최종 노폐물, 근피로의 주요 원인, 산성화에 의한 조직 손상의 주요 요소
- **브라디키닌:** 평활근의 수축, 혈관확장에 의한 혈압하강, 모세관의 투과성항진, 근육통증발생 등 생리작용을 지닌 혈장

04

Chapter

뱃살을 빼기 위해서는 역시 복근운동이 최고?

피트니스 센터에 가면 비만인들이 뱃살을 빼기 위해 얼굴에 핏대를 세우며 윗몸일으키기를 하는 모습을 쉽게 볼 수 있다. 이와 같은 행동들을 쉽게 볼 수 있는 것은 하루이틀 사이에 이루어진 것이 아니라 오래전부터 답습되어 오며 당연히 뱃살은 윗몸일으키기를 통해 빼야한다는 생각이 자리 잡고 있기 때문일 것이다. 더불어 TV나 잡지 등 다양한 매체에서도 뱃살을 빼기 위한 방법으로 윗몸일으키기와 더불어 다양한 복근운동을 보여주기 때문에 더욱 그럴 것이다.

본 저자가 강의를 할 때도 학생들에게 "뱃살을 빼기 위한 운동 중 가장 좋은 방법이 뭐죠?"라고 질문을 하면, 주저없이 대부분의 학생들이 "윗몸일으키기요~" 라고 답변을 한다. 이와 같이 많은 사람들은 뱃살을 빼기 위한 운동 중 단연 윗몸일으키기가 으뜸이라고 생각한다.

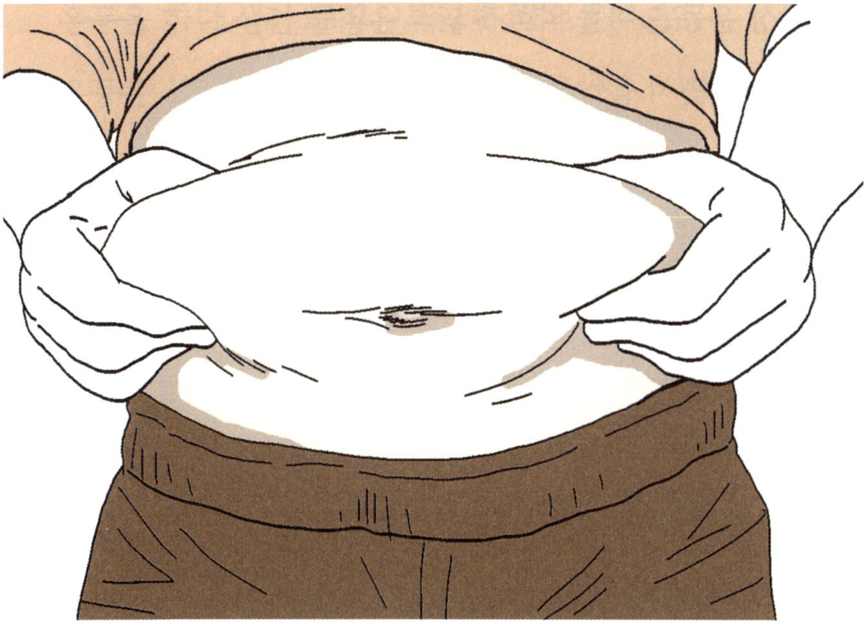

하지만 이러한 생각은 매우 잘못된 생각이다. 왜냐하면 윗몸일으키기는 복부에만 자극을 주는 무산소성 운동이기 때문이다. 그렇다면 무산소 운동이 무엇이기 때문에 뱃살이 빠지지 않는 것인가 하는 의문이 생길 것이다. 여기에서 우리가 생각해야 할 중요한 핵심은 무산소 운동은 에너지원으로 무엇을 사용하는가이다. 우리 몸은 탄수화물, 지방, 단백질을 주 에너지원으로 사용하며, 이 물질들은 일련의 대사과정을 거쳐 사용되게 된다. 그리고 이들 에너지원들은 모든 운동에서 동일하게 사용되는 것이 아니라 운동의 특성에 따라 달리 사용되게 된다. 앞서 말한 복근 운동과 같은 무산소 운동에서는 산소의 결합 없이 주로 탄수화물만을 에너지원으로 쓰게 된다. 따라서 복부에 쌓여 있는 지방을 에너지원으

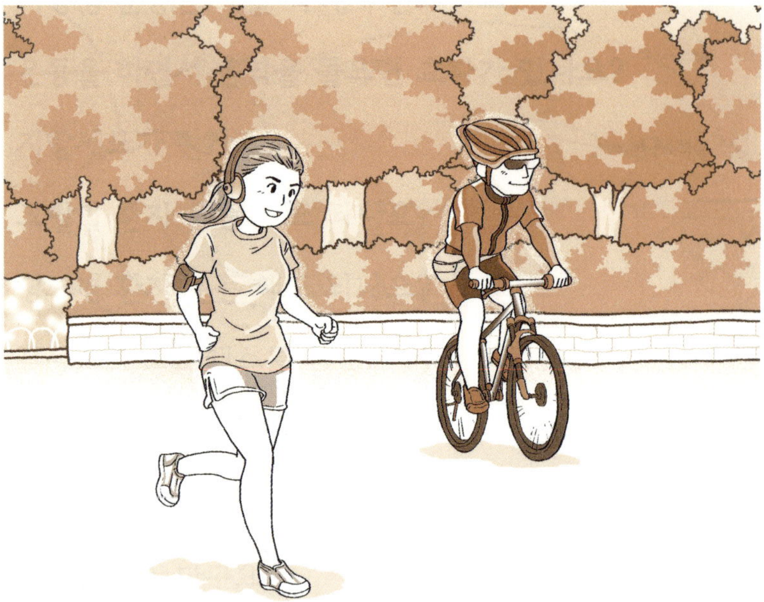

로 사용하기에는 역부족이기 때문에 뱃살을 빼기 위한 운동으로는 결코 효과적이라고 할 수가 없는 것이다. 특히 지방이라는 것은 유산소성 운동에서만 에너지원으로 사용될 수 있으며, 몸 전체에서 같은 비율로 감소하기 때문에 복부 부분에만 자극을 주어 지방을 감소시킬 수는 더더욱 없는 것이다.

관련된 연구로 메사추세츠대학 운동과학교실의 주임 프랭크 캣치는 특정 부위 운동만을 한다고 해서 그 부위만 지방이 감소되는 일이 절대로 없다고 하여 복부만을 자극한다고 하여 뱃살이 빠질 수 없다는 것을 입증하여 주었다. 더불어 Carns 등(1960)은 특정 부위(복부)의 운동이 전체 유산소 운동에 비해 체지방을 줄이는 데 어떠한 영향을 미치는지 알아보기 위해 4주간 윗몸일으키기를 5,000

여 회를 수행시킨 결과 복부지방의 감소효과가 거의 없었다고 보고하여 무산소 운동이 복부비만 해소에 효과가 거의 없음을 입증하여 주었다[17]. 또한 Noland와 Kearney (1978)는 특정 부위 유산소 운동이 복부지방 감소에 미치는 영향을 알아보기 위해 자전거 타기 운동을 수행시킨 결과 22%의 복부지방 감소효과가 나타났다고 보고하여 비록 자전거 운동이 하체를 위주로 하는 운동이지만 유산소성 에너지 대사를 이용한 운동이기 때문에 지방을 에너지원으로 동원할 경우 복부지방 감소에 효율적으로 작용한다는 것을 입증하여 주었다[18]. 이처럼 특정 부위를 자극한다고 해서 그 부위만이 감소되는 것이 아니다. 하지만 우리는

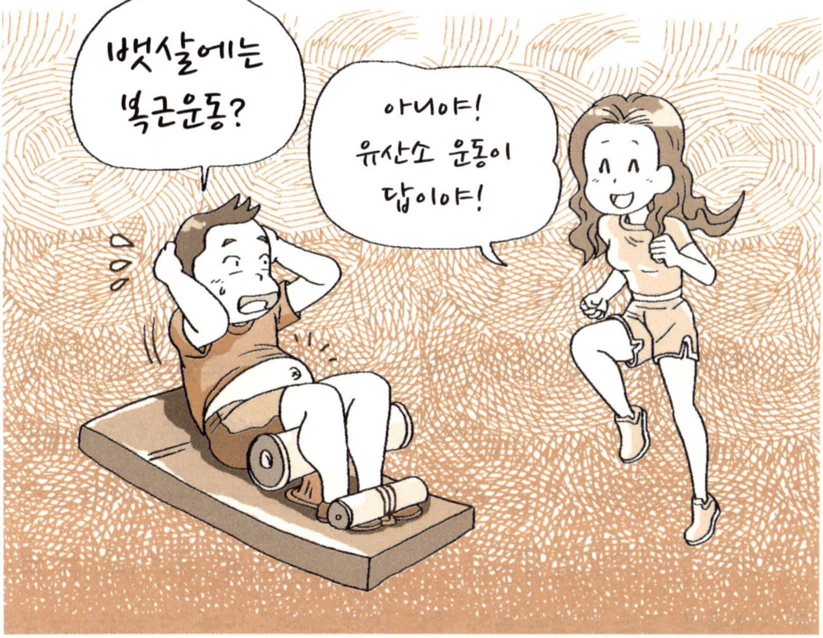

뱃살에는 복근운동?
아니야! 유산소 운동이 답이야!

복부 감소에 효과가 적다고 검증된 복부 운동을 30여 년이 지난 지금까지도 마치 뱃살 감소에 가장 효율적인 운동인 것처럼 여기며 행하고 있는 것이다.

따라서 뱃살을 빼기 위해서는 먼저 배에 쌓인 물질이 무엇인지 인식을 해야 한다. 그렇다면 복부비만의 주된 구성물질은 무엇인가? 대부분의 구성성분은 지방이다. 그렇다면 지방을 태우기 위해서는 어떤 운동을 해야 하는가? 당연히 유산소 운동이다. 그럼 결론은 무엇인가? 걷기나 조깅 혹은 자전거 타기와 같은 유산소 운동을 수행해야 한다는 것이다. 하지만 윗몸일으키기가 뱃살을 빼는 데 있어 효과가 없다고 하여 기피하여서는 안 된다. 왜냐하면 복근과 척추기립근의 약화는 척주 전만과 후만을 유발하여 자세가 흐트러지고 척추질환을 발병시킬 수 있기 때문이다. 따라서 적절한 윗몸일으키기도 필요하다는 것을 염두에 두고 자신에 맞는 유산소 운동 수행을 통해 점점 줄어들어가는 자신의 뱃살을 확인하기 바란다.

05

C·h·a·p·t·e·r

복부비만과 뱃살을 빼기 위한 효과적인 방법은?

주변을 보면 직장생활을 하는 대부분의 성인 남자들을 통해 배가 볼록하게 나온 흡사 올챙이 배 같은 모습을 쉽게 확인할 수 있을 것이다. 그렇다면 왜 주변 사람들 중 여자에 비해 남자들의 배가 더 볼록해 보이는 것일까? 그것은 지방축적이 남성과 여성에 있어 차이가 나기 때문이다. 대부분 지방 축적의 경우, 일반적으로 여성은 복부에 비해 엉덩이와 허벅지 부위에서 활발하게 일어나는 하체비만형인 배형(서양배 모양과 흡사하다 하여 붙여짐) 비만이 많으며, 남성의 경우는 복부 부위에서 활발하게 일어나는 상체비만형인 사과형 비만이 많다. 이와 같은 여성의 체형적 특성은 여성호르몬인 에스트로겐, 황체호르몬 등과 관련하여 출산과 수유를 대비하여 미리 에너지를 저장해두려고 하기 때문이다. 그래서 아무리 날씬한 여성이더라도 둔부와 허벅지에는 어느 정도 살이 있다. 그런 이유로 여성은 살이 찌기 시작할 때 하체에 금세 변화가 일어나게 되는 것이다. 반면 남자는 여자에 비해 잉여 지방을 복부에 저장하려는 경향이 강하기 때문에 살이 찌기 시작하면 복부부터 나오기 시작한다.

건강 측면으로 볼 때 하체 비만에 비해 복부 비만이 매우 위험하다. 왜냐하면 복부 비만은 고지혈증, 심혈관질환, 고혈압, 대사증후군, 협심증 등의 질환에 대한 발병을 촉진하며[19], 특히 관상동맥질환, 고지혈증, 인슐린 저항성, 고혈압, 내당능장애와 밀접한 관련이 있기 때문이다[20]. 더불어 상반신 비만은 지방세포의 크기가 크기 때문에 인슐린비의존형 당뇨병의 합병 빈도를 높일 수 있으므로 복부 비만에 주의를 기울여야 한다[22].

그렇다고 여성이 안전한 것은 아니다. 왜냐하면 Ford 등(2002)의 연구에서 여성도 **WHR** (Waist Hip Ratio : 복부비만도)이 0.8 이상인 경우는 심혈관으로 인한 사망의 위험률이 증가하므로 필히 복부비만을 치료하여야 한다고 하였기 때문이다[21].

그럼 뱃살을 빼기 위한 좋은 방법은 무엇인가?

뱃살을 줄이는 가장 효율적인 방법은 오로지 적절한 식이 요법과 유산소 운동의 포함뿐이다[23]. 복강 내에 쌓이는 지방은 식사의 양과 질에 의해 많은 영향을 받는다. 따라서 복부 비만으로 고생하는 사람이라면 운동도 중요하지만 무엇보다 자신의 식습관을 자세히 점검해 볼 필요가 있다. 하지만 식이요법만으로는 효과적인 복부비만 감소에 오히려 해가 될 수 있다. 왜냐하면 체지방뿐만 아니라 **제지방**의 감소가 나타나 기초대사량이 낮아질 수 있기 때문이다. 더불어 뱃살을 빼기 위해서는 스트레스 관리도 중요한데, Bjomtorp(1988)의 연구에 의

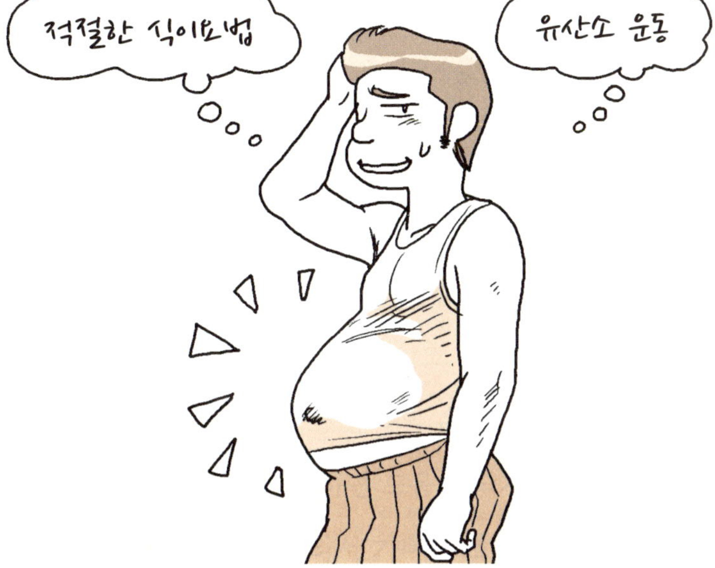

하면 장기간에 걸친 스트레스는 시상하부를 자극하고 나아가서는 부신피질호르몬 분비를 촉진하여 복부비만을 가져온다고 보고하여 스트레스 관리를 통한 복부비만 관리도 중요하게 작용할 수 있음을 시사하여 주었다[24]. 종합해 보면 뱃살을 빼기 위해서는 식이요법은 필수요소이며, 운동에 있어서 자신에 맞는 적합한 유산소성 운동을 선택하여 알맞은 강도로 수행하는 것이 필요하다. 왜냐하면 같은 유산소 운동이라 하더라도 강도에 따라 사용되는 에너지원이 틀릴 수 있기 때문이다.

더불어 대부분의 사람들은 걷기와 같은 낮은 강도의 유산소성 운동만으로 체지방을 줄이고 비만을 치료하는 것으로 알고 있으나 최근에는 유산소성 운동과 근력운동을 병행하면 보다 더 효율적이라는 연구들이 제시되고 있기 때문에 자신의 체력상태에 맞게 복합운동을 수행하는 것도 좋은 방법 중 하나일 것이다. 그리고 운동 시 지방을 에너지원으로 보다 더 효율적으로 사용할 수 있도록 도와주는 음식을 섭취 후 운동하는 것도 유용하다. 예로 녹차의 경우 카테킨 성분과 커피의 카페인은 지방을 보다 더 많이 에너지원화 시켜 사용할 수 있기 때문이다. 본 저자도 비만 여성을 대상으로 12주간 녹차의 주성분인 카테킨을 음용시키면서 운동을 수행시킨 결과 내장지방이 운동 전에 비해 약 15.6 cm^2 감소한 것을 확인할 수 있었기 때문에[25] 이 두 가지 음료의 음용을 추천하는 바이다. 하지만 빈혈이 있거나 커피를 마셨을 때 심장의 두근거림을 느끼는 중추신경계가 민감한 사람의 경우는 문제가 발생할 수 있기 때문에 권장하지는 않는다.

용어설명

- **WHR (Waist Hip Ratio : 복부비만도) :**
  - **계산 방법:** 허리(cm) ÷ 엉덩이(cm)
  - **정상범위:** 남성(0.81~0.88 : 0.9 이상 복부비만)
    여성(0.71~0.77 : 0.8 이상 복부비만)
- **제지방:** 인체내 체지방을 뺀 요소(근육, 뼈, 수분 등)
- **복합운동:** 1회 운동 시 저항성 운동과 유산소 운동 등 두 가지 종류 이상의 운동을 수행하는 것.

• 뱃살을 빼기 위한 최고의 7가지 방법

① 근력운동을 하라.

유산소 운동은 지방을 연소할 수 있다. 하지만 근육과 지방을 동시에 태워버린다. 하버드 대학에서 12년 동안 건강한 남성 10,500명을 대상으로 연구한 결과 매일 20분 저항성운동을 하는 사람들이 똑같은 시간의 유산소 운동을 하는 사람들보다 복부 지방의 증가가 더 적게 나타난다고 보고하였다[359].

② 복합적인 근육운동을 하라.

해외에서는 부분적 지방 감소 운동이 비효율적이지 않다는 게 밝혀진 후 복합적인 움직임인 스쿼트, 데드리프트, 벤치프레스와 같이 여러 관절이나 근육을 움직이는 근력운동이 지방감소에 도움이 되고 칼로리를 소비할 수 있기 때문에 근육을 만드는 데 초점을 맞춰 운동을 하는 추세이다. 즉, 로우(rows) 운동이 컬(curls) 운동보다 근육에 더 자극을 줄 수 있고 근육도 더 만들어 복부에 지방이 쌓이지 않게 도움을 줄 수 있을 것이다.

③ 단백질을 섭취하라.

건강한 단백질을 섭취하는 것은 근육을 만들고 지방을 연소할 때 매우 중요한 요인이다. 패닝턴 바이오메디컬 연구기관의 연구 중 실험 대상자들에게 8주간 평상시 식사 섭취 칼로리보다 40%를 더 섭취하게 한 후 분석한 결과 고단백질 식이요법 사람들은 남은 칼로리의 25%를 근육에 저장하였으나 저단백질 식이요법 사람들은 남은 칼로리의 95%를 지방에 저장하였다. 즉, 단백질을 섭취하면 칼로리 섭취량이 높더라도 지방이 쌓이는 걸 방지해줄 수 있다.

④ 칼로리를 줄이거나 쓰이게 하라.

턱이나 배 등에 지방이 없어지게 하기 위해서는 칼로리를 부족하게 해야 한다. 즉, 음식 섭취량을 줄이거나 사용량을 늘리라는 것이다. 운동을 생활화 하면서 칼로리를 사용하게 되면 보다 더 먹고 싶은 음식을 자연스럽게 섭취할 수 있을 것이다.

⑤ 휴식하라.

많은 사람들이 피곤하면 살이 빠질 것이라고 생각한다. 하지만 잘못된 생각이다. 우리가 잘 자고 몸이 편안하면 이로운 호르몬들은 자기 역할에 충실하고 나쁜 호르몬들은 생성되지 않는다. 하지만 업무로 인한 피로 및 수면 부족은 스트레스 호르몬인 코티졸을 증가시키게 되고 복부에 지방을 쌓이게 유도할 수 있다 [360]. 따라서 신체가 평안한 상태를 유지할 수 있도록 해야 한다.

• 휴식전략

- 최소한 7시간의 수면을 취해야 하며, 최상의 수면을 보장하기 위해 취침 시각 30분 전에 컴퓨터 및 태블릿과 같은 것들의 사용은 중지해야 한다.
- 편히 쉬는 시간을 정하라. 점심 시간에만 15분이라도 눈을 감고 깊게 숨을 쉬며 걱정을 잊는 시간을 만들어야 한다.
- 업무공간과 침실을 따로 두어야 한다. 침실에서는 아무 걱정말고 잠만 잘 수 있도록 해야 한다.

⑥ 아침 식사를 하라.

– 깨어난 후 1시간 이내에 아침 식사를 하게 되면 인슐린 수치가 일정하게 유지되고 LDL 콜레스테롤 수치가 낮아져 결국은 복부비만을 예방할 수 있다[361].

– 건강한 아침 식사 만들기 :

단백질 섭취 : 계란, 콩, 땅콩 버터, 견과류, 마른 고기 등

섬유질 선택 : 귀리, 신선한 과일, 녹색 채소

설탕 제함 : 설탕 시리얼, 팬케이크, 패스트리, 인스턴트 오트밀을 피하라.

팁 : 귀리 및 기타 고 섬유질 탄수화물은 건강한 혈당 수치를 유지하므로 체중 감량이 쉽다.

⑦ 물을 충분히 마셔라.

하루 종일 지속적으로 식수를 섭취하게 되면 식이 요법에 관계없이 보다 효율적인 신진대사가 발생할 수 있다. 또한 몸의 독소를 제거하고 건강을 향상시킬 수 있다[362].

- 한 번에 250 ml를 마시는 것을 목표로 하고 하루에 8번, 총 2 L의 물을 마시도록 한다.
- 물을 쉽게 마실 수 있도록 물병을 갖고 다녀야 한다.
- 충분히 수화된 상태를 알 수 있어야 한다. 소변이 포스트잇 색보다 진하다면 더 많이 마셔야 한다.

• 알코올, 설탕 음료(달콤한 차, 쿨 에이드, 과일 펀치, 과일 주스, 콜라, 7-Up, Pepsi 등)와 탄산 음료를 많이 줄여야 한다.

06

C·h·a·p·t·e·r

유산소 운동의 진실?

최근 비만의 예방과 치료를 위한 방법으로 가장 효과적이고 부작용이 적다는 이유로 운동요법을 권장하고 있다. 운동요법의 효과로는 에너지 대사 및 대사과정의 수정, 신체조건의 개선, 만성질환에 대한 감수성의 감소, 체중감량 및 과도한 체지방의 감소 등을 말할 수 있다[26]. 다양한 운동요법 중 특히 유산소성 운동을 적극 권장하는 이유는 정신적 스트레스를 감소시키고 체내 산소의 전달능력과 내분비 기능을 강화시킬 뿐만 아니라 체지방을 직접적으로 연소시켜 체지방량과 제지방량에 긍정적인 변화를 주고 지방대사를 활성화시켜 총콜레스테롤, 중성지방, 혈중지질 등의 성분 저하에 긍정적으로 작용하기 때문이다[27].

비만인에게 있어 유산소 운동은 소비에너지를 증가시켜 체중을 감량하는 방법으로, 운동 시 짧은 시간에 격심한 운동을 하는 것보다는 지속적으로 운동을 해야 피하에 축적된 지방이 분해되어 에너지로 이용되기 때문에 효과를 볼 수 있다[28].

비만자에게 있어 권장되는 유산소 운동의 강도는 50~60% 수준의 낮은 강도로 60분 이상 일주일에 6~7일 이상 참여하도록 하는 것이다. 이처럼 낮은 강도의 운동을 권장하는 이유는 높은 강도의 운동은 체내에 저장된 당질원인 **글리코겐**을 주로 이용하고 체지방은 적게 이용하는 반면 낮은 강도의 운동일수록 체지방을 에너지로 이용하기 때문이다[29]. 더불어 ACSM (1995)에서 비만자에 대한 운동처방으로 최대산소섭취량의 50% 정도인 저강도 운동에 1회 200~300 kcal 정도 에너지 소비량으로 30분의 운동이 적당하다고 추천하고 있기 때문이다[30].

이와 같이 저강도 운동이 지방을 연소시킨다는 이론이 생긴 이유는 운동을 통해 지방으로부터 연소시킨 칼로리 소비량과 탄수화물을 연소시켜서 소비한 칼로리의 양이 비슷하게 나타나는 지점이 최대 유산소 운동능력의 60% 또는 최대심박수의 70%인 지점에서 주로 나타나기 때문이었다. 이 점을 지나면 탄수화물을 연소시켜서 소비하는 칼로리의 양이 초과하게 되고, 운동 강도가 높아질수록 탄수화물 의존도는 점점 커지게 되며, 운동의 강도가 높아져 자신의 심박수가 최대심박수에 가까워지면 총 칼로리 소비량 중 지방으로부터 연소되는 칼로리의 양은 10% 미만으로 떨어지기 때문이다. 이러한 근거들에 의해 심박수를 낮게 유지하면서 운동을 하면 탄수화물보다 지방을 더 많이 연소시킬 수 있고 따라서 체중을 더 많이 줄일 수 있다는 이론이 탄생한 것이다. 본 저자도 수많은 연구를 수행하면서 피험자의 최대능력의 대략 50~60% 수준에서 지방에 대한 의존율과 탄수화물에 대한 의존율이 비슷한 수준으로 나타남을 확인할 수 있었다.

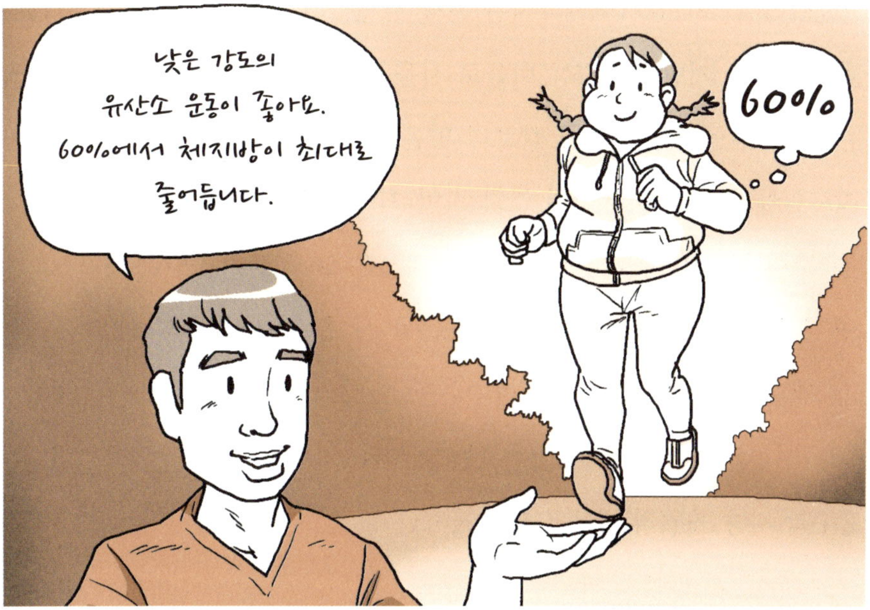
낮은 강도의
유산소 운동이 좋아요.
60%에서 체지방이 최대로
줄어듭니다.
60%

이와 관련하여 Kang 등(2007)은 남성 11명과 여성 11명을 대상으로 운동강도를 **VO_2peak**의 40%, 50%, 60%, 70%로 설정한 후 운동을 수행시킨 결과 60% 강도에서 최대의 지방산화를 보였으나, 대체적으로 40~70% 강도에서 비슷한 지방의 동원 비율을 나타낸다고 하였다[31]. 이는 비록 저강도 운동 중에 지방의 에너지 기여도가 높지만 운동강도가 증가함에 따라 절대적인 지방대사의 총 비율도 증가하기 때문에 비슷한 수준으로 나타난다는 것을 의미하는 것으로, 강도가 꼭 낮아야만 지방산화율이 높지는 않다는 것을 입증한 것이다.

지방산화를 위한 효율적인 강도에 대해 좀 더 세부적으로 살펴보면 Sally Edwards와 Sally Reed (2002)는 운동강도와 칼로리 소비율에 관한 연구에서 저강도인 최대심박수 50~60%에서 1시간 운동 시 총 소비 칼로리 양은 320 kcal로 탄수화물 10~25%, 지방 70~85% 비율로 사용되고, 중강도인 최대심박수 60~70%에서는 1시간 운동 시 총 소비 칼로리 양은 480 kcal로 탄수화물은 25~50%, 지방은 50~70% 비율로 사용되며, 고강도인 최대심박수 70~80%에서는 1시간 운동시 총 소비 칼로리 양 660 kcal로 탄수화물은 50~85%, 지방은 40~60% 비율로 사용된다고 하였다[32]. 이때 1시간 운동 시 총 소비 칼로리 양은 체중이 약 70 kg인 건강한 남자를 기준으로 탄수화물, 지방, 단백질 등의 연소된 양을 모두 합한 값이며, 총 소비 칼로리 대비 강도에 따른 지방동원율을 살펴보면 강도가 높아질수록 지방 동원의 비율은 낮아지지만 총 칼로리 대비 지방 소비율은 오히려 높게 나타날 수 있음을 확인할 수 있다.

표 1 • 강도별 지방칼로리 소비량

운동강도	지방칼로리 소비량/시간
저강도(최대심박수 50~60%)	224~272 kcal
중강도(최대심박수 60~70%)	240~336 kcal
고강도(최대심박수 70~80%)	264~396 kcal

<표 1>을 보면 고강도 운동의 경우 즉, 최대심박수의 70~80%로 운동을 했을 경우 그동안 지방을 많이 태울 수 있다고 알려져 왔던 중강도와 저강도 운동보다 훨씬 많은 지방을 동일한 시간에 연소하는 것을 확인할 수 있다. 그럼에도 불구하고 많은 사람들이 여전히 지방을 연소시킬 수 있는 운동은 중강도 이하의

운동강도(최대심박수)	1시간 운동 시 소비칼로리 중 지방동원율
저강도(50~60%)	지방사용 70~80%
중강도(60~70%)	지방사용 50~70%
고강도(70~80%)	지방사용 40~60%

걷기운동이라고 믿고 있는 이유는 앞서 제시한 연구들의 이론처럼 낮은 강도에서 지방연소 비율이 높다는 결과에 근거했기 때문이다.

그렇다면, 지방연소를 효과적으로 하기 위한 운동은 어떻게 하여야 하는 것인가? 답은 간단하다. 활동적으로 꾸준히 운동을 하여 운동 부하에 적응이 된 사람들은 체지방을 감소시키고자 한다면 운동강도가 낮은 걷기운동보다는 중강도 이상의 조깅과 같은 운동을 하는 것이 보다 더 효율적일 것이다. 하지만 운동을 시작하는 단계에 있는 사람들은 예전의 이론을 토대로 중강도 이하의 수준에서 운동을 시작하는 것이 몸에 무리를 주지 않고 효율적으로 운동의 효과를 극대화시킬 것이다. 그리고 일정 기간이 지나 운동에 대한 적응력이 향상되었다면 중강도 이상의 운동으로 변화를 주어도 무방할 것이다.

따라서 비만인이나 운동을 처음 시작하는 사람의 경우 일정 기간이 지나 운동에 대한 적응이 이루어졌다면 지루하게 장시간 수행하는 걷기운동보다는 활기차게 효율적으로 자극을 줄 수 있는 조깅과 같은 운동을 수행하는 것이 보다 더 효율적으로 작용할 것이다. 더불어 체지방 연소가 목적이 아닌 일반인의 경우 운동에 적응이 되었다면 숨이 찰 정도의 달리기 운동을 하는 것이 심혈관계 기능을 향상시키는 데 보다 더 효율적으로 작용할 것이다.

용어설명

- **글리코겐:** 글리코겐(glycogen)은 운동 시 인체에서 사용되는 주 에너지원으로, 고강도 운동 초기 산소가 없이도 근육 내로 필요한 에너지를 신속하게 공급한다.
- **VO_2peak(최고산소섭취량):** 운동할 때 산소를 운반하고 사용하는 최대 능력을 말하며, 호흡교환율 1.10 이상, 나이로 예측된 최대심박수(220 – 나이)의 5% 범위 이내, 혈중 젖산 7.0 mmol 이상 증가가 충족되지 않을 경우 VO_2max라 사용하지 않고 peak를 사용한다.

07

C·h·a·p·t·e·r

저항성 운동의 효과는?

독자 여러분들은 저항성 운동(resistance exercise)이라는 용어가 생소하게 느껴질 것이다. 왜냐하면 우리는 근력운동을 흔히 말하는 웨이트 트레이닝이라는 용어로 써왔기 때문이다. 웨이트 트레이닝이라는 용어가 사용되게 된 이유는 바벨, 덤벨 등을 이용하여 다양한 웨이트를 이용해 자극을 주는 운동에서 비롯되었기 때문이다. 하지만 최근에는 밴드, 튜빙 등의 탄성을 이용한 기구 및 유압식, 수압식 트레이닝 머신 등 다양한 근육 운동 기구가 있기 때문에 근력운동에 웨이트 트레이닝이라는 용어보다는 저항성 운동이라는 용어를 사용하는 것이 보다 더 적합할 것이다.

최근 비, 김종국, 2PM 등 많은 남자 연예인들을 보며 몸짱 열풍이 유행처럼 번지면서 많은 남성들이 저항성 운동에 대한 관심을 높여가고 있다. 그리고 대부분의 남성들은 저항성 운동을 통해 건강을 관리한다는 생각보다는 근육을 키워 보기 좋은 몸매 만들기에만 중점을 두고 운동을 하는 것이 사실이다. 그러나 저항성 운동은 단순히 몸을 만드는 것을 넘어서 인체에 미치는 영향이 매우 크다. 따라서 저항성 운동의 효과를 보다 더 자세히 알고 운동에 임해야 한다.

저항성 운동은 중량을 이용하여 근육에 저항성 자극을 주는 운동이며, 근육에 부하를 주게 되면 근육은 평상시보다 크게 팽창 및 수축을 하게 되고 이와 같은 과정을 반복하게 되면 근육의 구성요소인 근섬유의 크기를 증대시키고 나아가 근력과 근지구력의 향상을 도모하게 된다.

저항성 운동도 유산소 운동과 마찬가지로 운동강도에 따라 효과의 차이가 나타나는데, 운동부하와 반복횟수에 따른 효과를 살펴보면 **1RM**의 80~85% 또는 그 이상의 부하는 운동에 동원되는 근섬유가 최대가 되기 때문에 최대근력 향상에 가장 효과적으로 작용하며[33, 34, 35], 6~12RM의 부하는 운동량에 있어 최적의 조합을 제공하는 범위로 근비대를 위한 가장 효율적인 부하이다[36, 37]. 그리고 이보다 더 가벼운 12~15RM 범위의 부하는 최대근력 향상에는 거의 도움이 되지 않지만[34, 38], 국부 근육의 지구력 향상에는 아주 효과적이다[34, 39].

저항성 운동과 휴식시간에 따른 차이와 관련해서는 휴식시간이 큰 경우(2~3분)가 짧은 경우(30~40초)에 비하여 근력향상 효과가 크게 나타나며[40, 41], **다관절**을 이용한 최대근력 운동의 경우 3~5분 이상의 휴식시간이 효과적으로 작용한다[42].

그리고 저항성 운동은 근력과 근지구력 증진 및 몸을 보기 좋게 만드는 효과 이외에도 좋은 자세를 유지하고 상해를 예방하는데 효과적으로 작용하며, 노인

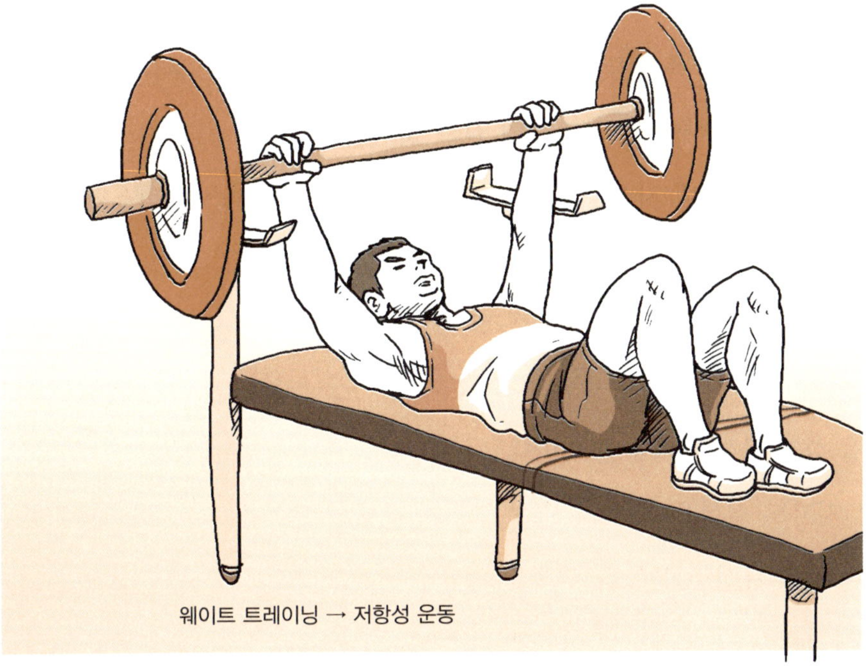

웨이트 트레이닝 → 저항성 운동

에게 있어서는 골다공증과 같은 노화관련 질환들의 감소와 더불어 보행능력을 향상시키고, 질환자들에게는 혈압 조절 및 당 조절과 혈중 지질을 개선시키는 효과가 있다.

그리고 무엇보다 중요한 것은 비만자에게 있어 유산소 운동만큼 저항성 운동의 효과도 매우 중요하게 작용한다는 것이다.

비만인에게 있어 저항성 운동의 효과는 성장호르몬(growth hormone : GH) 분비와 밀접한 관련이 있다. 왜냐하면 저항성 운동을 통해 성장호르몬을 직접 자극하게 되면 성장호르몬의 분비 빈도와 분비량을 직접적으로 증가시켜[43],

글리세롤에 대한 유리지방산(free fatty acid: FFA)비의 증가를 가져오게 되고 이를 통해 지방 분해 촉진 및 체내 지방합성을 억제하고[44], 리파제(lipase)의 활성도를 증가시키게 하여 혈중 지질의 감소 및 지단백 대사 등의 감소를 가져와 내장에 축적된 복부 내 지방을 감소시켜 체중감소에 효과적으로 작용할 수 있도록 도와주기 때문이다[45]. 참고로 대부분의 사람들이 성장호르몬은 성장기에만 분비되는 것이 아닌가라고 생각하겠지만 성장기 이후 성인이 되어서도 지속적으로 분비된다. 하지만 성인이 되어 성장을 더 이상 못하는 이유는 성장판이 닫혀 작용을 하지 못하기 때문인 것이다.

본 저자도 실험을 통해 유산소 운동과 저항성 운동을 각각 피험자에게 적용시켜본 결과 유산소 운동을 수행할 경우보다 저항성 운동을 실시할 경우 성장호르몬의 분비가 더 증가됨을 확인할 수 있었다.

그리고 저항성 운동은 근육내의 UCP-3 (uncoupling protein-3)라는 갈색지방세포 내에 존재하는 물질을 증가시키는 데에도 효과가 있다. UCP-3는 근육세포의 사립체에서 내연기관 같은 기능을 하는 것으로 알려진 이른바 '지방연소(脂肪燃燒)' 단백질로 불린다. 관련된 연구로 Clapham (2000) 박사와 그의 동료들은 쥐를 대상으로 실험한 결과 UCP-3를 주입한 쥐가 그렇지 않은 쥐에 비해 보다 많은 음식을 섭취했음에도 불구하고 적정량의 음식을 섭취했던 쥐에 비해 현저한 체중저하 효과를 나타낸다고 하였으며, 덧붙여 UCP-3 유전자 활동을 강화시키는 것이 새로운 비만 치료법이 될 수 있음을 보여주는 것이라고 말했다[46].

또한 Kajimura 등(2009)은 백색지방세포는 주로 피하와 장기 부근에 있으며 연료의 저장고 역할을 하는 데 반해 갈색지방세포는 그 연료를 에너지로 태워주는 역할을 하기 때문에 갈색지방세포 내 UCP 물질을 활성화시키면 다이어트 효과를 높일 수 있다고 하였다[47].

이처럼 저항성 운동을 통해 UCP-3를 촉진시키게 되면 비만인에게 있어 체중감량 효과를 극대화시킬 수 있으므로 유산소 운동과 더불어 저항성 운동을 필수적으로 수행하여야 하는 것이다.

그리고 저항성 운동은 근육량을 증가시켜 기초대사량을 높여주게 되어 체중관리에 중요하게 작용한다. 예로 Ballor와 Poehlman (1995)의 연구결과를 보면 운동을 하지 않는 사람에 비해 저항성 운동을 수행하는 집단이 약 7% 정도 대사량을 증가시키게 되어 같은 칼로리를 섭취하더라도 보다 많은 칼로리를 소비할 수 있다고 보고하여 체중감량 및 유지에 효과적으로 작용할 수 있음을 입증하여 주었다[48]. 아직도 이해가 가지 않는 분을 위해 쉽게 예를 들어 보자면 마티즈라는 경차와 소나타라는 중형차가 있을 때 두 차의 무게는 당연히 소나타가 더 나갈 것이고 그렇기 때문에 같은 1 km라는 거리를 운행하더라도 당연히 무게가 더 나가는 소나타가 연료를 더 소비하게 될 것이다. 그렇다면 사람은 어떨까? 물론 사람도 마찬가지다. 근육량이 많은 사람은 그렇지 않은 사람에 비해 같은 체중에 같은 운동을 하더라도 보다 더 많은 에너지를 사용할 수 있게 되고, 수면 중에도 보다 많은 에너지를 사용하게 된다. 이처럼 근육량이 많다는 것은 보다 더 많은 에너지를 효율적으로 사용할 수 있음을 의미하는 것이다.

또한 성공적인 체중감량은 부적에너지균형(negative energy balance)을 이루어야 한다. 부적에너지균형이란 섭취하는 에너지보다 소비하는 에너지가 많은 것을 이야기하는데, 저항성 운동의 경우 소비 에너지를 높여주는 역할을 하기 때

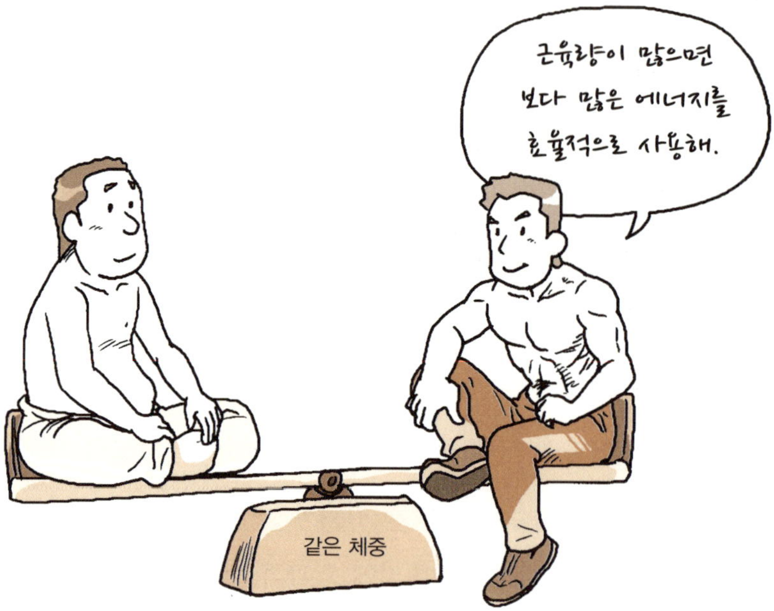
근육량이 많으면
보다 많은 에너지를
효율적으로 사용해.
같은 체중

문에 부적에너지균형을 달성할 수 있다.

마지막으로 여러분이 알고 있는 상식과는 달리 저항성 운동이 고혈압 환자들에게도 효과가 있어 안정 시 혈압을 감소시킬 수 있다는 연구들이 보고되고 있으며[39, 49], 특히 본태성 고혈압 환자인 젊은 남성 24명을 대상으로 주당 3회의 빈도로 4주 이상 저항성 운동을 수행시킨 결과 안정 시 확장기/수축기 혈압이 각각 2%, 4%씩 감소하였다는 보고도 있다. 이와 같은 결과는 트레이닝으로 인해 말초혈관의 저항을 높이는 교감신경계의 작용이 감소되기 때문이다[49].

따라서 저항성 운동은 근육의 향상을 통한 외적 이미지 개선에도 효과가 있지만 질환자와 비만인에게 있어서도 효과적으로 작용할 수 있음을 인식하여야 할 것이다.

용어설명

- **1RM 계산방법:** 1RM = W + W1[W(운동부하) × 0.025 × R(반복횟수)]

  예: 1회에 100 kg 중량을 10번 반복하여 들 수 있는 경우

  100 × 0.025 × 10 = 25, 100(W) + 25(W1) = 125

  1RM = 125

08

C·h·a·p·t·e·r

복합운동의 효과는?

본 저자는 비만 해소를 위한 운동 프로그램의 효과를 알아보고자 비만인들을 대상으로 다양한 운동방법과 강도를 적용하여 실험을 해보았다. 그런데 비만인들을 위한 프로그램을 운영하기 위해 참여자들과 대화를 하게 되면 가장 처음 물어오는 말이 "어떤 운동방법이 가장 효과가 좋나요?", "정말 살 뺄 수 있어요?"라는 말들이었다. 그러면 본 저자는 "제가 시키는 대로만 하세요. 그럼 꼭 감량할 수 있습니다."라고 말을 한다. 그렇다고 본 저자가 살빼는 달인이라고 말하는 것은 아니다. 그저 원칙을 준수하면 비만을 해소할 수 있다는 것을 말하고자 하는 것이다.

그러면 비만의 예방과 치료를 위해 이용하는 방법들은 무엇이 있을까? 대체적으로 보면 식이요법, 운동요법, 행동수정요법, 약물요법, 수술요법 등이 이용되고 있다.

그중에서 본 저자는 부작용이 없고 오래 효과를 지속시킬 수 있는 식이요법과 규칙적인 운동요법을 병행할 것을 권장한다. 왜냐하면 앞서 설명한 것처럼 식이요법은 체중감소 효과는 크지만 기초대사량(basal metabolic rate: BMR)과 상관이 높은 제지방 체중(fat free mass: FFM)의 감소를 초래하게 되므로 식이요법 프로그램과 함께 운동요법을 병행해야 체중감량 프로그램이 제지방 체중을 유지 및 증가시키고 체지방(fat mass: FM)을 효과적으로 감소시키기 때문에[50] 병행할 것을 권장하는 것이다.

그러면 운동요법은 어떠한 방법을 이용하면 좋을까? 앞에서 언급했지만 유산소 운동과 저항성 운동은 각기 특성이 다르지만 체중을 감량하는 데 있어서는 둘 다 효과가 있다. 그렇기 때문에 이 두 가지 운동을 알맞게 조합하여 병행을 하게 된다면 그 효과는 배가 될 것이다. 왜냐하면 저항성 운동은 제지방 체중을 높여 기초대사량을 증가시키는 역할을 하고, 유산소 운동은 지방을 에너지원으로 효율적으로 사용하여 체지방을 줄이는 역할을 하기 때문이다. 관련된 연구에서도 유산소성 운동과 저항성 운동을 병행하는 것이 비만에 따른 여러 가지 질환을 예방하는 데 이상적인 운동이라고 뒷받침하여 주고 있다[51, 52].

유산소성 운동과 저항성 운동이 복합된 운동의 효과로는 기초대사량 증가, 체지방 감소, 유산소 최대파워, 최대근력, 요질소량 감소를 가져오며, 체지방(%)의 감소와 제지방량의 증가를 포함한 신체조성의 변화는 근육의 파워와 심폐능력을 동시에 향상시키기게 되고, 제2형 당뇨병 환자에게는 혈당 조절이 단일운동효과보다 우수하게 작용한다.

그렇다면 여기서 생기는 의문점이 있을 것이다. 그것은 과연 어떤 운동을 먼저 실시하는 것이 좋냐는 것이다.

왜냐면 저항성 운동과 유산소 운동을 전 · 후를 변경하여 적용하였을 경우 기초체력 및 신체조성의 변화를 나타내며, 각기 다른 강도의 복합운동을 적용시켰을 경우 체성분, 호르몬의 변화가 나타나 복합운동의 순서와 강도에 따라서도 대사계에 영향을 줄 수 있기 때문이다.

본 저자도 저항성 운동과 유산소 운동의 순서를 다르게 적용하여 운동을 수행시켜 연구를 했던 적이 있다. 그 결과 저항성 운동을 먼저 수행할 경우 성장호르몬이 왕성하게 분비되어 유산소 운동 시 지방산을 에너지원으로 보다 더 효율적으로 끌어다 쓰는 데 있어 효과적이라는 것을 확인하였다.

그러나 흔히 떠도는 이론이 있다. 저항성 운동을 먼저 해서 탄수화물을 다 사용하면 유산소 운동 시 지방만을 에너지원으로 쓴다는 이론이다. 듣기에는 그럴듯한 이론이며 어느 정도 일리는 있다. 하지만 탄수화물의 영양물질인 포도당은 혈액뿐만 아니라 간과 근육에도 글리코겐 형태로 저장되어 있다가 다시 분해되어 에너지로 재사용되기 때문에 일반인들이 운동을 통해 체내에서 포도당을 다 사용할 정도가 되면 운동의 강도가 매우 높아서 아마 걸을 힘조차 없게 될 것이며, 체내의 피로물질 또한 매우 많이 쌓여 근육통을 유발하게 될 것이다.

종합해 보면 저항성 운동과 유산소 운동을 같이 수행하는 것이 효과적이라는 연구 결과들은 널리 알려져 있고 지금도 지속적으로 연구되고 있기 때문에 이 두 가지 운동을 병행하여 수행한다면 보다 더 효율적으로 작용할 것이다.

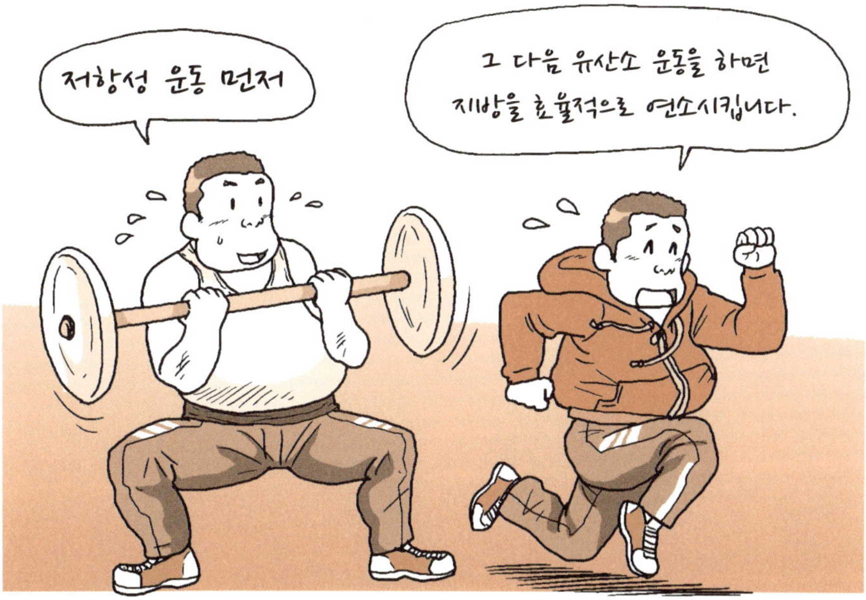
저항성 운동 먼저
그 다음 유산소 운동을 하면
지방을 효율적으로 연소시킵니다.

특히 체중감량에 목적을 두고 있다면 지방산화를 위해 카테콜라민과 성장호르몬 등이 반응하여 분해과정이 이루어지는 시간이 필요하기 때문에 저항성 운동을 먼저 수행한 후에 유산소 운동을 수행한다면 보다 더 많은 지방산을 효율적으로 연소시킬 수 있을 것이다. 더불어 저항성 운동을 통해 축적된 피로물질인 젖산을 유산소 운동을 통해 분해할 수 있기 때문에 근육통 예방 및 피로 방지에도 일정 부분 효과가 있을 것이다.

따라서 남성뿐만 아니라 여성들도 복합운동을 통한 건강관리에 초점을 맞춘다면 보다 빠르게 체중감량 효과를 거두고 탄력 있는 몸매를 가꾸는 데 효율적으로 작용할 것이다.

09

Chapter

서킷트레이닝이 뭔가요?

영어인 서킷(circuit)은 원래 라틴어에서 유래된 것으로 "원 주위를 돌다(Kreis)"라는 뜻이다. 그러나 Kreis는 상징적인 의미로서 원형이지 연습할 때 반드시 둥근 형태로만 하라는 뜻은 아니다.

서킷트레이닝은 근력, 근 파워 및 근지구력 증가뿐만 아니라 심장과 폐, 순환계도 함께 증가시키는 것을 목적으로 하는 훈련법으로 사용되며, 1952년 영국 대학의 교수였던 Morgan과 Adamson이 종합적인 신체형성을 목적으로 연구 고찰한 것이다. 그리고 서킷트레이닝은 어떤 특수한 경기나 활동에 필요한 신체적성 발달이나 촉진을 목적으로 하는 것보다는 오히려 본질적인 운동능력 향상에 기본이 되는 근육계나 호흡 순환계의 기능을 강화하는 데 목적을 두고 있다[53].

서킷트레이닝을 수행하는 방법은 여러 종목의 트레이닝을 구성하여 하나의 세트로 하고 한 세트의 운동을 마치면 다시 최초로 되돌아가서 두 번째 세트를 시작하는 방법으로 트레이닝을 하는 것인데, 이와 같이 순환하기 때문에 우리나라에서는 순환운동이라고도 한다. 서킷트레이닝은 1세트의 운동이 끝나면 다시 처음으로 돌아와 2세트를 시작하며, 3세트까지를 1회의 트레이닝으로 하고 그 시간은 대략 15분에서 30분 정도까지를 한도로 하고 있다.

좀 더 자세히 설명하면 서킷 웨이트 트레이닝의 실시방법은 운동강도를 저강도나 중등강도인 1RM의 30~60%로 2~3세트 실시하며, 1회 서킷은 모든 근육에 부하를 받을 수 있도록 하체와 상체를 순서적으로 8~15개의 다른 운동종목으로 하여 최소 10회에서 최대 20회 사이로 구성하여 주 3회 실시한다[54]. 최초에는 한 종목의 운동시간을 단시간에 탈진하도록 30~60초로 하며 운동종목과 다른 운동종목 사이의 휴식시간은 1분 이내로 실시하는 것이 효과적이다.

운동 사이의 휴식을 60초로 실시하는 것보다 30초의 휴식이 최대산소섭취량을 더 증가시키지만 60초 이상의 휴식은 심박수와 혈압을 안정 시 수준으로 회복시켜 심폐기능을 향상시키는 서킷 웨이트 트레이닝의 효과를 감소시킬 수 있기 때문에 주의해야 한다[56].

서킷트레이닝은 심장질환자들에게도 근력과 유산소성 지구력을 개선시키기 위해서 적용할 수 있으며[57], 체력이 낮은 사람일수록 더 높은 효과를 줄 수 있기 때문에 유용하다[58].

종합해 보면 서킷트레이닝은 근육과 호흡 순환 기능의 점진적 발달을 목적으로 하기 때문에 근력, 순발력, 지구력, 협응력 그리고 유연성 등의 기본 운동 요소와 더불어 이와 같은 요인들의 복합 형태인 근지구력, 근순발력의 향상과 증

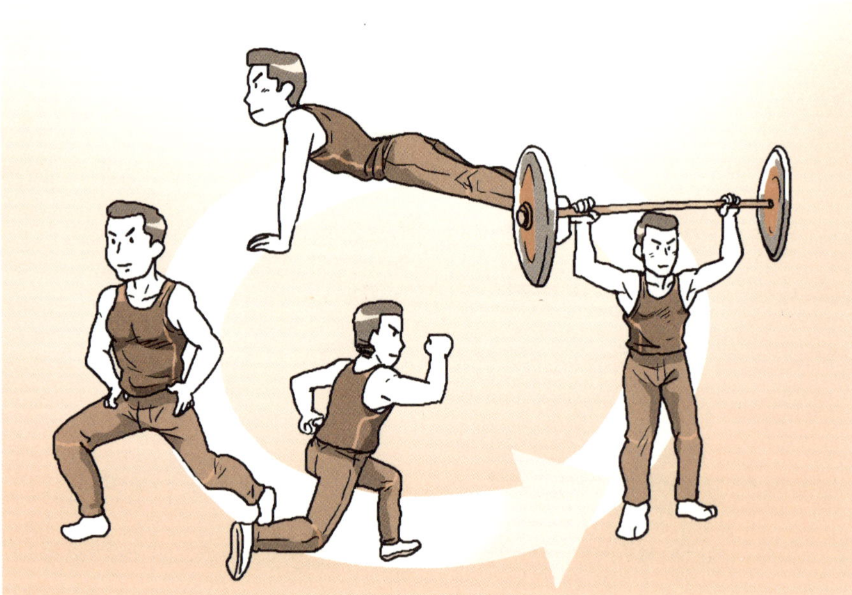

강을 도모할 수 있으며, 좁은 공간을 활용하여 단시간에 다수의 인원이 동시에 트레이닝을 할 수 있는 효율적인 운동이다[59, 60].

따라서 운동을 수행할 수 있는 시간이 제한되어 있는 현대인의 경우 기초체력 요인에 큰 문제가 없다면 서킷트레이닝을 유용하게 활용할 것을 권장한다.

10

C·h·a·p·t·e·r

인터벌 트레이닝이 뭔가요?

인터벌 트레이닝은 불완전 연소 운동을 의미하는 것으로 달리기를 할 경우 숨이 찰 정도까지 뛰다가 가볍게 걸으면서 안정 수준까지 떨어지기 전 다시 강도를 올리는 운동으로 운동선수뿐만 아니라 일반인들의 건강유지 및 체력향상에도 이용됨으로써 다기능적인 훈련방법으로 적용되고 있다.

인터벌 트레이닝 방법의 예는 10초간 전력질주로 달리고 20초간 가볍게 달리는 동작을 반복하는 것이다. 즉, 고-저-고-저 운동을 지속적으로 반복하는 것이다. 이와 같은 방법을 이용한 인터벌 트레이닝의 목적은 호흡 순환기능 중의 매분 심박출량을 증가시키는 것이다.

인터벌 트레이닝 강도 조절은 개인차에 따라 달라야 하는데 주어지는 운동의 부하가 심박수 180 beats가 될 수 있어야 하고 운동의 부하는 거리나 시간, 중량

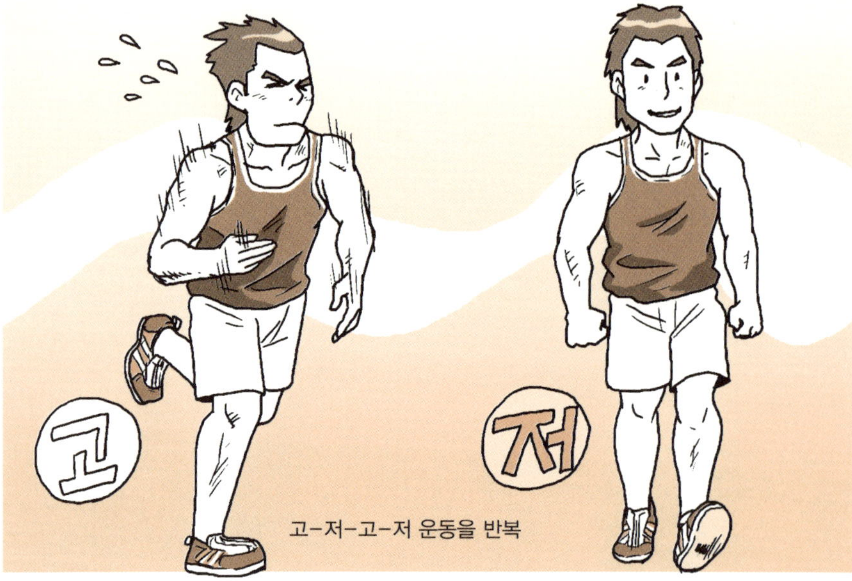

고-저-고-저 운동을 반복

을 제한함으로써 강도를 결정하고 일반적으로 전력의 70~90% 정도로 실시한다. 짧은 시간의 고강도 운동을 반복하면서 중간에 회복기를 가짐으로써 더 많은 운동량을 소화할 수 있게 되어 훈련의 효과를 높일 수 있다[61].

비만인에게 인터벌 트레이닝은 총콜레스테롤 수치를 저하시키고 HDL-C 수치를 높이는 효과도 있다. 더불어 최근 연구에서 Trapp 등(2008)은 25명의 과체중 여성을 대상으로 20분간 실내 자전거 타기를 인터벌 트레이닝(8초 work, 12초 rest)으로 15주 실시한 결과 지속적 그룹(약 60% VO_2peak, 40분)보다 3배 이상의 체지방 감소 효과를 나타냈다고 하여 큰 이슈가 되었다[62]. 인터벌 트레이닝을 통해 지방 연소율이 증가하는 이유는 강한 속도를 낼 때 생기는 카테콜아민 증가가 몸의 대사를 촉진하고 체내지방을 연소시키기 때문이다.

그리고 심리적인 측면에서 인터벌 트레이닝은 지속적으로 하는 운동보다 즐거움 및 선호도를 높일 수 있으며, 스스로 운동에 대해 긍정적으로 평가할 수 있도록 도와준다[363].

하지만 인터벌 트레이닝을 하기 위해서는 주의해야 할 점이 있다.

첫째, 최대 심박수의 80~90%로 자신을 몰아붙이게 되면 숨이 가빠지고 다리 근육에 피로가 쌓이게 되기 때문에 자신에게 맞는 강도로 실시해야 한다.
둘째, 나이가 30세 이상이라면 인터벌 트레이닝을 시작하기 전에 종합적인 신체검사를 받은 후 실시해야 한다. 신체검사를 받기 위한 곳으로 각 지역 보건소의 운동처방실을 이용하면 유용하다.
셋째, 늘 의자에 앉아서 생활하는 좌업 생활자라면 인터벌 트레이닝을 시작하기 전에 4~12주 정도 걷기에서 달리기로 이어져 운동능력을 향상시킨 후 실시하는 것이 좋다.
넷째, 근육통이나 부상을 유발할 수 있기 때문에 인터벌 트레이닝 전 준비운동과 운동 후 정리운동을 철저하게 실시한다.

이와 같은 주의사항을 준수하며 운동을 수행한다면 체중관리와 체력증진에 매우 효율적으로 작용할 것이다.

11

C·h·a·p·t·e·r

체형별 운동이 뭐예요?

체형은 대표적으로 배엽이란 용어로 분류한다. 1940년대 초 사회적으로 범죄가 난무하고 부패한 미국에서 당시 정신분석심리학자인 Sheldon 등(1940)이 사람들의 범죄 유형에 따라 체격을 3가지로 나누었는데, 그것이 바로 현재 이야기하는 내배엽형, 중배엽형, 외배엽형이다[63].

이 체형론은 범죄자(부모)의 유전적인 영향을 많이 받아 자식도 "그러할 것이다"라는 추측에서 시작된 이론이며, 현재는 유전적인 것보다는 환경적인 영향이 더 클 것이라는 사회학습이론에 눌려 미국에서는 죽은 이론에 가깝다.

이 이론의 세 가지 분류의 특징을 살펴보면 외배엽형은 체격이 작고 말랐으며 순발력이 좋아 소매치기, 날치기 등의 범죄 유형이고, 중배엽형은 덩치가 좋고 근육질이며 겁이 없어 대담함이 필요한 범죄 유형인 살인, 그리고 내배엽형은 뚱뚱하고 움직임이 둔하고 겁이 많아 성범죄 유형인 강간범이 속한다고 하였다.

이 체형에 따른 분류는 많은 대안과 수정안이 제시되었으며, 현재 가장 많이 사용되고 있는 방법은 Heath와 Carter (1967)가 제안한 방법으로, 체형의 구성요소를 대표하는 신체조직 및 구조의 평정을 통하여 상대적 우위를 나타내는 체형을 결정한다[64]. 특히 Sheldon 등이 제시한 방법은 오직 신체 형태만을 언급하였다면 Heath와 Carter의 방법은 신체의 구성개념을 포함하여 분류하였다.

체형분류의 목적은 체격, 체질, 성격, 행동, 병에 대한 저항력, 인종, 문화, 성별 간의 다양한 차이를 유형화시키는 것이었으며, 현재는 운동방법에 많이 이용되고 있다.

이 세 가지 체형 중 외배엽형은 개그맨 이윤석 씨나 한민관 씨 혹은 음악인 김태원 씨처럼 마른 체형으로 신진대사율이 매우 높아서 근육과 근력을 형성하기가 매우 어려운 사람들이다. 그렇기 때문에 외배엽형인 사람들은 매우 실망스러워하지 않을 수 없다. 외배엽 체형의 특징은 가슴과 어깨가 좁고, 긴 팔과 다리, 가는 손과 발을 가지고 있으며, 지방량이 적고, 근육이 길고 얇은 것이다. 골격구조도 가늘며 길고 체내의 근육량도 적다. 이런 이유로 외배엽형은 내배엽형보다도 근육을 늘리는데 더 큰 어려움을 겪게 된다. 따라서 외배엽형인 사람은 저항성 운동을 할 때 인내심을 갖고 해야 한다. 더불어 근육의 질량 형성이 비교적 느려서 많이 늘어봐야 일주일에 1~2파운드(0.45 kg)에 불과하기 때문에 외배엽형인 사람은 장기간에 걸쳐 느린 속도로 체중을 늘려서 늘어난 체중의 대부분이 근육이 되도록 해야 한다.

저항성 운동 프로그램의 경우 외배엽형은 전형적인 근육 증대 단계에 중점을 둬야 하기 때문에 동화 호르몬 분비와 이어지는 근육 형성을 최대로 늘리기 위해서는 적당한 무게로 훈련량을 높여서 운동하는 것이 중요하다. 더불어 많은 연구자들은 외배엽형은 고강도의 유산소 운동을 제한해야 한다고 보고하고 있다. 특히 코리 에버슨은 유산소 운동을 매일 하지 말고 일주일에 3일 20분씩 해야 한다고 조언하며, 걷기나 실내용 자전거와 같은 저강도의 유산소 운동이 좋다고 하였다. 또한 운동 속도는 세트당 1분 이상을 쉬며 속도를 늦추는 것이 중요하다고 하였다.

결국 외배엽형은 주요 근육군과 몸속 깊이 있는 근섬유를 자극하는 기본적인 근 매스 형성 동작에 충실해야 한다는 것이다. 근육이 천천히 생기더라도 낙담해서는 절대 안 되며, 자신의 체형에 맞게 훈련 및 식사 프로그램을 조정하는 것으로 운동을 시작하여 끈기를 갖고 오버트레이닝이 되지 않도록 조심하며 수행해야 한다. 왜냐하면 운동을 하더라도 노력한 결과만큼의 효과가 나타나지 않기 때문이다. 더불어 근육량을 늘리고 싶을 때에는 성인 남자가 섭취해야 될 칼로리보다 1,000~2,000 kcal 정도 더 섭취해줘야 효과를 얻을 수 있다.

내배엽형은 개그맨 정형돈 씨나 정준하 씨처럼 몸이 비대한 체형으로, 외배엽형과 반대로 유산소 운동을 함으로써 체지방 연소의 극대화에 중점을 두어야 한다. 내배엽형은 골격이 크고 몸통이 넓으며, 상당 기간 운동을 하게 되면 많은 양의 근육을 생성할 수 있는 특성을 갖고 있다.

내배엽형은 골격이 크기 때문에 비교적 무거운 중량을 들어올릴 수 있겠지만 신진대사가 느리기 때문에 지방 연소는 훨씬 더 어려워서 힘들게 만들어 놓은 근육이 잘 드러나지 않는 경우가 많다. 저항성 운동과 유산소 운동을 병행하면

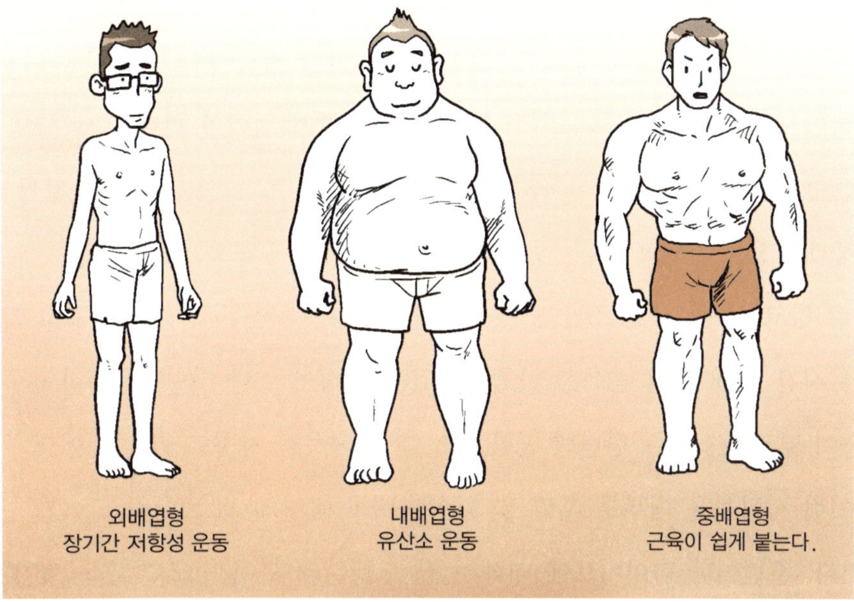

칼로리를 훨씬 더 많이 태울 수 있고 과체중으로 인한 심장병, 뇌졸중, 암, 당뇨 등의 성인병을 예방하는데도 도움이 되기 때문에 권장된다. 하지만 만들어 놓은 근육이 나타나도록 하는 것이 문제이다. 따라서 유산소 운동을 필수적으로 수행하여야 하며, 지방 연소 수준까지 도달할 수 있도록 심박수 체크 모니터를 사용하는 것이 효과적이기 때문에 최고의 결과를 얻기 위해서는 체크 모니터를 착용하고 수행하는 것이 좋다. 그리고 거의 휴식을 취하지 않고 서킷트레이닝을 하는 것도 효과적이며, 복합운동은 보다 더 효율적으로 작용하게 된다.

특히 내배엽형은 비만인이 많기 때문에 체중 관리에 신경을 써야 하며, 단백질을 최대한 활용하기 위해 껍질 벗긴 닭고기, 생선, 계란 흰자로 만든 스크램블

에그를 주식으로 삼으면 좋다. 지방과 탄수화물을 너무 많이 먹지 않고서도 이런 식으로 하면 더 많이 먹을 수 있어서 포만감을 가질 수 있다. 지방을 줄이려면 복합 탄수화물보다 섬유질 탄수화물을 더 많이 먹어야 한다. 단백질과 섬유질 탄수화물이 모두 많이 함유되어 있는 식사를 자주 하면 도움이 될 것이다.

중배엽형은 차인표 씨나 송승헌 씨처럼 조금만 운동을 해도 근육을 쉽게 만들 수 있고, 좋은 신체 조건을 가지고 있기 때문에 관심을 갖고 운동을 한다면 빠른 시간 내에 멋진 근육을 만들 수 있는 특징이 있다. 중배엽 체형의 특징은 가슴이 넓고, 긴 척추, 단단한 근육구조, 강한 근육을 가지고 있는 것이다.

이런 사람들은 대부분 훈련 및 다이어트에 대해 잘 모르더라도 쉽게 근육이 생긴다. 훈련이나 다이어트에 대해서 잘 모르는데도 이 정도면 훈련 및 다이어트에 매진하게 된다면 결과에 대해서는 따로 설명이 필요 없을 것이다.

중배엽형인 사람들은 다른 체형과 비교해서 똑같은 자극(예: 훈련량과 과부하)을 줘도 근 매스가 훨씬 더 많이 발달할 수 있다. 그렇기 때문에 적은 훈련으로도 더 많은 성과를 올릴 수 있는 장점을 갖고 있다.

그러나 중배엽형은 운동 결과가 빨리 나타나기 때문에 운동을 위해 시간을 많이 투자하여 자칫 오버트레이닝을 할 수 있으며, 이로 인해 인체의 피로와 손상을 유발할 수도 있다.

웨이트 트레이닝은 특정 근육군을 다시 자극하기 위해서는 회복 및 재생되기 위한 시간이 48~72시간 필요하기 때문에 적절하게 휴식을 취해줘야 한다.

중배엽형에게는 피라미드식 훈련법이 잘 맞는다. 즉, 월요일에는 반복을 많이 하고, 화요일에는 파워 트레이닝을 하고, 수요일에는 다시 반복을 많이 하고 가끔씩 적당하게 유산소 운동을 해주며, 외배엽형에서와 마찬가지로 근섬유들을 다르게 자극하기 위해 반복수의 범위를 달리하는 점의 중요성을 강조하는 것을 말한다.

중배엽형은 훈련을 할 때 복합운동과 단일 관절 운동을 포함시켜야 하며, 더욱 기본적인 방법들이 효과가 좋다. 한 부위당 8~12회 반복으로 3세트를 하고 승모근과 다리 같은 부위에 대해서는 반복을 많이 하는 세트와 적게 하는 세트를 활용한다.

종합해 보면 운동을 하더라도 본인의 체형에 맞는 운동방법을 선택하여 수행한다면 보다 효과적으로 높은 효과를 볼 수 있다. 따라서 자신의 체형을 알고 그에 알맞는 운동을 한다면 높은 만족도를 느낄 수 있을 것이다.

12

C·h·a·p·t·e·r

체질별 운동이 뭐예요?

몇 년 전 TV 프로그램 중 최수종 씨가 주연을 한 태양인 이제마라는 드라마를 본 기억이 있을 것이다. 이 드라마는 사상의학이라는 주제를 다루었는데, 여기서의 사상의학이란 사람들을 체질적 특성에 따라 네 가지로 나누고 그에 따라 병을 진단하고 치료하는 한국의 독특한 체질 의학이다. 사상의학은 조선말 유학자 동무(東武) 이제마(李濟馬: 1837~1900) 선생이 1894년 완성한 동의수세보원을 통해 인간의 체질적인 유형을 태양인(太陽人), 태음인(太陰人), 소양인(少陽人), 소음인(少陰人)으로 구분하고 각 체질의 생리 및 병리 그리고 그 특성을 연구한 새롭고 독창적인 체질 의학으로, 한민족의 고유한 의학이라고 말할 수 있다. 사상의학은 똑같은 질병을 치료하더라도 똑같은 약이 동일한 효과가 나타나지 않고 심지어 부작용이 나타나기 때문에 장부 상호 간의 강약, 대소의 차이를 토대

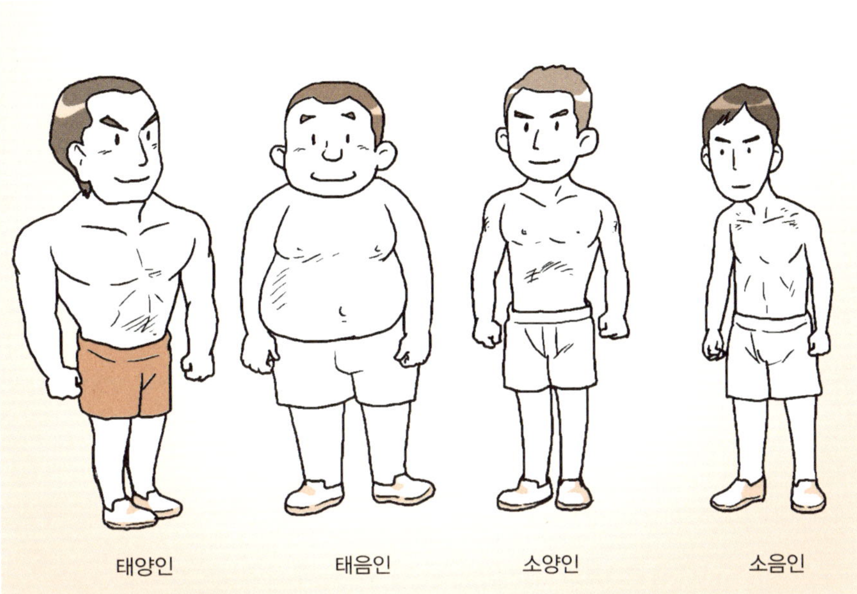

로 처방을 하여야 한다는 이론이다.

운동도 마찬가지이다. 체질별로 운동의 종류에 따라 동일한 운동을 적용하더라도 득이 될 수 있고 해가 될 수도 있다. 따라서 체질에 맞는 운동을 적용하는 것이 운동의 효과를 극대화시키는 데 도움이 될 수 있다.

체질에 따른 체형적 특징을 살펴보면 태양인은 역마름모꼴로 어깨 위가 하체보다는 약간 실하며, 균형 잡힌 몸매이나 약간은 상체가 실하여 불안정감을 주면서 어딘지 모르게 마르고 단단해 보인다. 외모상의 특징으로는 목덜미가 굵고 뒷머리가 발달했으며, 허리가 가늘고 눈이 작다. 한국사람 1만 명 중 불과 2~3명 정도에 불과하며, 서양인들에게 많은 체질이다. 영웅심과 자존심이 강하고 일이 뜻대로 되지 않을 경우에는 크게 분노를 일으켜서 건강을 해치게 된다[65].

태양인은 비만에 대해선 안전하지만 간 기능이 떨어지면 혈액을 잘 생성하지 못해 여러 증상들이 동반될 수 있다. 정신이 안정되지 못해 불안신경증을 앓거나 기(氣)의 흐름이 원활하지 못해 위로 올라간 기운이 내려오지 못하고 허리 이하가 약할 수 있다[66]. 따라서 평소 건강 관리를 위해서는 기의 흐름이 원활하도록 유지해야 하기 때문에 단전호흡이나 정신적인 수양을 많이 해서 마음을 다스리도록 하는 것이 좋다.

태양인은 소음인과 같이 땀을 흘리는 게 무척 해롭다. 수영은 태양인에게 적극 권장되는 운동이다. 그리고 태양인은 특유의 튀는 성격, 독불장군식 사고를 고치기 위해 단체경기를 통해 팀워크, 희생정신을 배우는 것도 좋다. 또한 태양인 체질은 소양인보다는 경사가 덜 진 산을 짧게 타서 땀을 조금만 빼는 게 좋다 태양인 체질은 폐 기능이 왕성하고 간 기능이 약하므로 장거리 산행보다는 기마자세로 서 있거나 해서 하체를 단련시키거나 산 속에서 가부좌를 틀고 앉아 단전호흡 같은 호흡법을 하는 게 좋은 운동법이다. 상체가 발달하고 하체가 약하므로 하체운동을 많이 하고, 기가 신체의 상부로 부상하는 체질이므로 기의 하강을 유도하는 운동을 많이 한다. 또한 간이 약하므로 간 부위인 옆구리 운동을 많이 하는 것이 좋다[67].

그리고 물러설 줄 모르는 성격이어서 적극적인 운동에 맞고 또 공격수의 위치에 서는 경우가 많으며[66], 때로 타의 추종을 불허하는 스타플레이어가 되지만, 단체경기에서 혼자 독단적으로 날뛰다가 졸렬한 경기를 펼치기도 한다. 좋은 운동으로는 골프, 유도, 테니스, 수영, 배구, 야구 등이 있으며, 약간 가파른 곳이나 짧게(약간 땀나게) 등산을 하는 것이 몸에 이롭다.

태음인은 한국인에게 가장 많은 체질로 전체의 50%를 차지하며[68], 사각형의 형태로 설명할 수 있다. 목이 굵고 신체 대부분의 골격이 굵고 단단하다. 상하체가 견실하게 보이며 안정감을 주나 조금은 둔해 보이기도 한다. 외모상의 특징은 피부가 건실한 듯하나 약하고 허리가 굵고 근골 발육이 양호하다. 체질적으로 나태해지기 쉬운 성향을 가진 태음인은 골격이 커서 쉽게 피로해지기 때문에 몸을 많이 움직이지 않아 비만인에게 많이 나타나는 체질이다.

태음인은 타고난 체력과 지구력, 끝까지 물고 늘어지는 승부근성이 있기 때문에 장기적인 운동에 강하다고 할 수 있다. 반면 상체가 약하고 특히 심장과 호흡기가 약해 갑자기 격렬한 운동을 할 경우, 운동을 하다 목숨을 잃는 수도 있다. 예로 테니스를 무리하게 치다가 심장마비를 일으키는 경우도 종종 있다. 따라서 태음인은 운동에 앞서 충분한 준비운동을 해야 한다. 그리고 태음인은 폐(肺)가 약하므로 운동신경이 대단히 약해 동작이 민첩하지 못하고 느리게 되고, 행동이 둔해지기 쉽기 때문에 격렬한 운동을 삼가고 심폐기능을 원활히 하기 위한 운동을 하는 것이 좋다[69].

태음인은 평소에 땀이 많으면 건강하다는 증거인데, 운동을 많이 해서 충분히 땀을 많이 흘려 내놓으면 건강에 유익하다. 바벨 같은 것을 사용하여 운동을 하는 것도 좋은 방법이고, 조깅 같은 것을 하더라도 시간을 길게 하고 속도를 주어 운동량을 충분하게 해주는 것이 효과적이다.

태음인에게 좋은 운동으로는 축구, 검도, 농구 등이 있으며, 심폐기능의 순환을 원활히 해주기 위해 공기 좋은 곳을 찾아 낚시를 하거나 경사가 완만한 곳에서 길게(땀이 날 정도) 등산을 하는 것도 좋다[70].

소양인은 전체의 30%를 차지하며, 가장 구별하기 쉬운 체질로[68], 대체로 머리가 작고 앞뒤로 나오거나 둥근 편이며, 표정이 밝다. 상체가 실하고 하체가 부실하여 넘어질 듯한 불안정감이 있으며, 골격이 약해 보이고 살이 찐 편인 사람이 드물다. 외모상의 특징은 입술이 얇다. 눈에 광채가 있고 예리하며 머리가 앞뒤로 나와 있고 보행시 안정감이 없다. 소양인은 비교적 성격이 급해서 주변 환경이 억압되어 있는 것을 참지 못하고 스트레스 강도가 높아지면 마구 먹고 잠자는 경향이 있다. 주로 아랫배, 팔, 등 부분에 살이 많이 찌는 편이다. 선천적으로 비위 기능이 좋은 체질로, 지나치게 식욕이 당겨 살이 찌는 체질이기 때문에 변비를 주의해야 한다. 소양인은 다리 히체가 약해 오래 서 있거나 걷는 것을 싫어하고 다리도 잘 삔다. 소양인 체질은 신장 기능이 약하므로 장거리 산행보다는 거리는 짧지만 가파른 산을 타는 게 좋다[67]. 또한 하체 보강을 위해 조깅, 산책, 등산 등이 좋으며, 덜렁대고 끈기가 부족해 사격, 양궁, 골프, 유도, 테니스 등으로 인내력, 집중력을 기르는 것도 좋겠다.

소음인은 한국인의 30%를 차지한다. 대부분의 소음인은 체격이 작고 아담하며 얼굴 모습이 단아하고 얌전하다. 삼각형 형태로 얼굴이 오밀조밀한 형이며, 귀엽게 생기고 하체가 실하고 골격이 약간은 굵어 튼튼해 보인다. 그러나 신체는 생후의 식생활의 영향을 받아 형성되므로 과신은 금물이며 속단하여서는 안 된다. 외모상의 특징으로 몸의 기울기가 앞으로 굽고 가슴과 옆구리가 작다. 체구는 작으나 장대한 경우도 있다. 엉덩이가 넓고 골격도 양호하며 얼굴색이 희고 유연하고 타원형 또는 조랑말상이다. 소음인은 신경이 예민하여 소화 장애에 걸리기 쉬운 편이다. 소화기 부분에서 기의 흐름이 약한 탓에 혈액순환이 잘 되지 않아 복부에 노폐물이 쌓여 비만이 되고, 특히 아랫배, 엉덩이, 허벅지 위쪽이 굵어지기 쉬운 편이다. 그래서 전체적으로는 말랐는데 허벅지와 아랫배 쪽만 굵은 하체 비만인 사람이 많은 편이다.

소음인은 너무 격렬한 운동은 선택하지 않는 것이 좋다. 어느 운동이든지 기진맥진할 정도로 해서는 건강에 도움이 되지 않는다. 오히려 식욕을 떨어뜨리고 피곤하게 할 뿐이라는 운동 무용론자는 아마 소음인으로, 자신의 신체조건에 비해 운동량이 많았던 것으로 생각된다.

소음인은 원래 기력이 부족해서 항상 과로하여 탈진하는 것은 금기시해야 한다. 자신의 건강상태를 고려하여 체력소모가 많지 않은 운동법을 택하도록 한다. 저항성 운동 같은 것을 해서 강철 같은 몸을 만들고 근력을 강하게 하겠다는 생각보다는 신체 각 부위를 골고루 활동시켜 주고 적당한 근력을 유지하며 자세를 유연하게 만들겠다는 생각이 좋다. 체조나 조깅 같은 부담없는 운동을 하여도 좋고, 동작이 빠르고 체력소모가 많은 운동, 예컨대 테니스 같은 운동을 짧게 하여 꾸준히 하는 것도 좋으며, 비위가 약하므로 등배운동을 많이 해주는 것이 좋다[67].

그러나 땀을 많이 내는 것은 해로우므로 무리한 운동은 삼간다. 소음인에게 좋은 운동으로는 수영, 마라톤, 탁구, 산책 등이 있으며, 경사가 완만한 곳이나 평지를 길게 등산하는 것도 좋은 운동법이다.

이상을 종합해 보면 체질에 있어 운동의 종류 및 방법에 따라 운동의 효과가 다르게 나타난다. 따라서 본인의 체질을 진단받은 후 본인의 체질에 적합한 운동을 수행한다면 보다 큰 효과를 볼 수 있을 것이다.

13

C·h·a·p·t·e·r

달리기는 유산소 운동, 저항성 운동은 무산소 운동?

대부분의 사람들은 일반적으로 달리기는 유산소 운동, 저항성 운동은 무산소 운동으로 알고 있다. 그러면 100 m 전력 달리기는 유산소 운동인가? 무산소 운동인가? 아니면 숨을 쉬면서 운동하면 유산소 운동이고 숨을 참으면서 하면 무산소 운동인가?

도대체 유산소 운동과 무산소 운동은 어떻게 구분해야 하는 것일까?

그것은 에너지 대사를 살펴보면 쉽게 이해할 수 있다. 다시 말하면 자동차가 움직이기 위해 가솔린, 디젤, LPG 등의 에너지원이 필요하듯이 운동을 하기 위해서는 근육에 에너지가 필요하게 되는데, 이때 필요한 에너지의 공급형태 및 산소 결합 유 · 무에 따라 유산소 운동 또는 무산소 운동으로 구분하게 되는 것이다.

먼저 유산소 운동이란 산소를 이용하여 산화작용을 통해 에너지를 만들고 이렇게 만들어진 에너지를 근육에 공급해 주는 방식을 말하며, 에너지원으로는 탄수화물, 지방, 단백질을 모두 사용한다. 반면 무산소 운동이란 산화작용과는 관계없이, 다시 말해 산소가 필요 없이 근육 내 생화학 에너지를 생산하는 상태를 뜻하며, 에너지원으로는 주로 ATP-PC와 탄수화물에만 의존하게 된다[74].

걷기, 달리기(단거리 달리기는 제외), 자전거 타기 같은 활동에 의해 유발된 근육의 산소요구량을 우리의 심장과 폐가 충족시킬 수 있을 때, 유산소 운동을 하고 있다고 말할 수 있다.

심장혈관시스템이 필요한 양의 산소를 근육에 공급할 수 있기 때문에 유산소성 운동은 비교적 쉽게 실행될 수 있다. 하지만 지속적인 유산소성 달리기를 하더라도 일정 수준을 넘어서면 에너지 생산에 있어 필요한 산소를 공급하지 못하는 **무산소성 역치**(anaerobic threshold) 시점이 나타나게 되고 이 시점부터는 무산소성 운동에 접어들게 되는 상태에 도달하게 된다.

다시 말해 유산소 운동을 하더라도 일정 수준을 넘어서게 되면 산소를 공급하지 못하게 되어 산소가 없이도 에너지를 생산하는 무산소성 대사로 전환이 된다는 것이다[71].

무산소 상태에서 심장과 폐는 산소요구량을 충족할 수 없다. 중거리 경주가 아니고 단거리 경주를 하는 경우 우리는 이 현상이 나타나는 것을 쉽게 확인할 수 있다. 무산소 상태에서는 산소를 이용해 에너지(탄수화물과 지방으로 공급)를 태우는 것이 아니라 근육의 '빠른 에너지'를 만드는 주요 원천인 근세포에 저장된 대사산물들을 이용한다. 이 저장고는 용량이 크지 않기 때문에, 무산소 조건

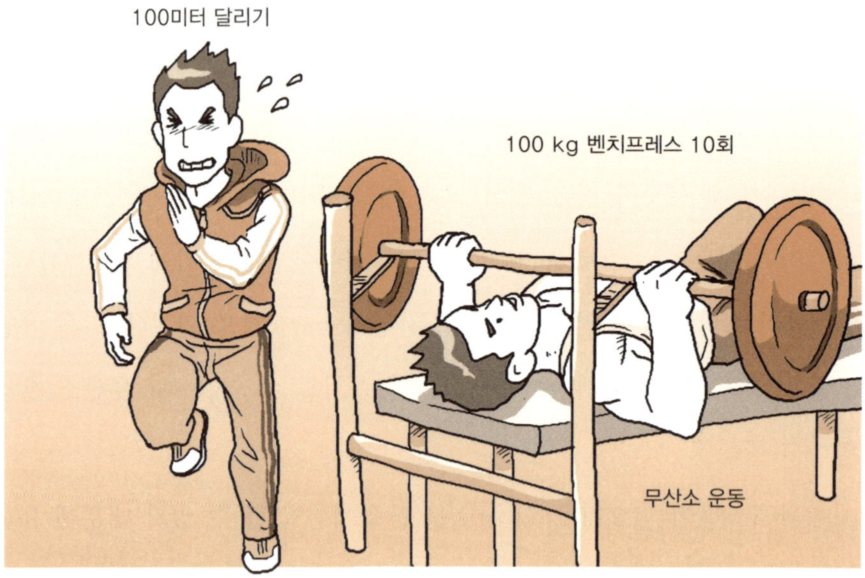

에서는 단시간 운동만이 가능하다.

무산소 운동은 산소와 무관한 에너지시스템으로 에너지를 충당하여야 하는데, 인산크레아틴시스템과 젖산시스템이 있다. 인산크레아틴시스템은 보다 강하여 폭발적인 힘을 내지만 그 지속시간이 10초 내외로 짧고 젖산시스템은 인산크레아틴시스템보다는 훨씬 약하지만 수 분 동안 계속할 수 있는 지속성을 가진다[72, 73].

인산크레아틴시스템에 해당하는 운동은 웨이트 트레이닝, 100 m 달리기, 넓이 뛰기, 포환던지기, 단거리 수영 등이 있으며, 젖산시스템에 해당하는 운동은 1,500 m 이내의 달리기 경주와 100 m 수영 등이 있다. 따라서 똑같이 트레드밀이나 사이클, 스탭퍼를 하더라도 운동의 강도와 시간에 따라 유산소 운동이 될

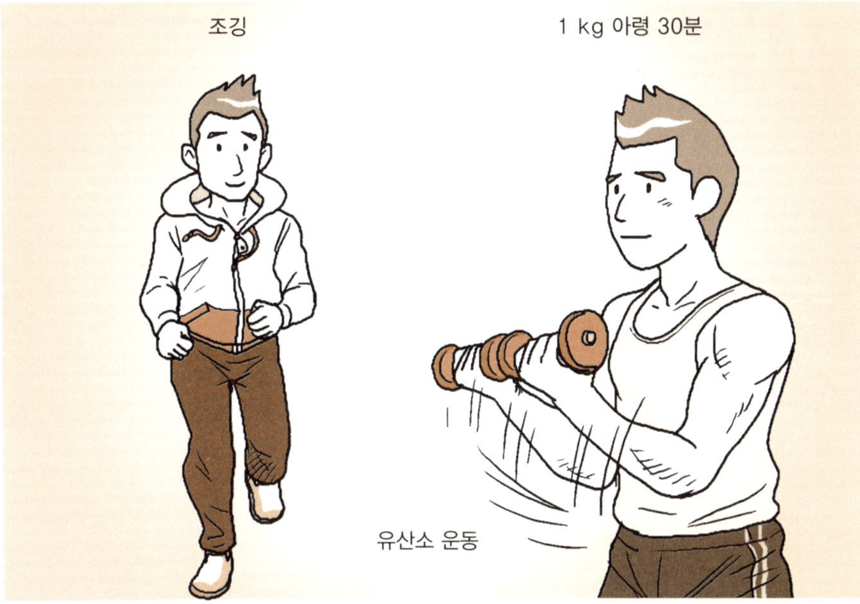

수도 있고 무산소 운동이 될 수도 있는 것이다.

다시 말해 무산소 운동이라 함은 단기간에 최대한의 노력을 사용하는 운동으로서 단기간에 에너지를 생산해 가면서 산소가 없는 상태에서 에너지를 생산해 가는 방식의 화학반응이 일어나게 되는 것을 말한다.

여기에 속하는 운동으로서는 단거리 달리기나 누워서 하는 복근운동, 아령, 바벨 등을 이용한 운동이 있다. 이런 무산소 운동은 순간적으로 에너지를 낼 수 있는 힘을 만들게 되며 근육을 강화시켜서 일상생활에 쉽게 피로하지 않도록 해 주고 몸을 탄력적으로 가꿀 수 있는 장점이 있다. 하지만 무산소 운동을 하게 되면 부산물로 체내에 젖산이 축적되어 근육 내 pH 농도를 낮추고 산성으로 만들어 운동을 계속 수행할 수 없게 되기 때문에 보통 지속적인 무산소 운동은 최대 1분 전후로 수행하며, 중간중간 휴식을 하면서 수행하여야 한다.

종합해 보면 100 m 전력질주는 무산소 운동이지만 30분 동안 시행하는 가벼운 조깅은 유산소 운동이 된다. 그리고 보디빌더가 100 kg으로 벤치프레스를 10회 하는 것은 무산소 운동이지만 1 kg 짜리 아령으로 이두근 운동을 30분간 지속적으로 하는 것은 유산소 운동이 되는 것이다.

더불어 마라톤과 같은 유산소 운동을 예로 들어보면, 이봉주 선수와 같은 엘리트 선수들은 42 km 정도를 2시간 정도에 주파한다. 이 속도는 평균적으로 100 m 달리기를 18초 정도에 달리는 것으로, 대략 시속 20 km로 달린다는 것이다.

여러분들도 스포츠센터 혹은 가정에서 트레드밀(러닝머신) 위를 달려보았을 것이다. 그렇다면 여러분들은 20 km 속도로 과연 얼마간 달릴 수 있는가? 대부분 5분도 되지 않아 멈추게 될 것이다. 이처럼 2시간 동안 마라톤을 완주하는 속도로 달리는 것이 이봉주 선수에게는 유산소 운동이지만 우리와 같은 일반인에게는 무산소 운동이 되는 것이다.

따라서 달리기는 유산소 운동, 저항성 운동은 무산소 운동, 이렇게 결론 지으면 안 되는 것이며, 개인별 운동의 강도와 에너지 대사를 토대로 이해를 하면 쉬울 것이다.

한 가지 정보를 드리자면 여러분들이 운동기구로 많이 사용하는 트레드밀의 초기 용도는 운동기구가 아니라 고문기구였다. 뒤쪽에 창살이 박혀 있는 경사진 수레 위에서 달리게 하여 더 이상 달리지 못하면 창살에 박히게 하는 고문용 기구였던 것이다.

아마 이와 같은 방식으로 운동을 하게 되면 살이 안 빠질 사람은 없을 것이다.

용어설명

- **무산소 역치:** 운동 강도가 특정한 수준 이상으로 증가하게 되면 운동근의 산소요구량은 산소공급량을 초과하게 되기 때문에 인체는 ATP 생성을 무기적 에너지 대사 과정을 통해 공급되게 되는데, 이와 같이 유기적 에너지 생성과 무기적 에너지 생산 사이의 분기점이 되는 운동 강도를 무산소성 역치(anaerobic threshold: AT)라 한다.

14

C·h·a·p·t·e·r

뒤로 달리기는 어떤가요?

일반적인 걷기는 특별한 장비나 경제적인 투자 없이도 할 수 있으면서 모두가 즐길 수 있는 유산소 운동으로, 특히 노령자나 과다 체중자 그리고 수술 후 회복기에 있는 사람에게 아주 적합한 운동이다. 이에 반해 뒤로 걷기는 앞으로 걷는 것에 비하여 자세와 동작의 부자연과 좁은 시야 등의 불편함으로 인해 많이 수행되고 있지는 않다. 하지만 가끔 뒤로 걷는 사람들을 보면서 '과연 뒤로 걷는 게 앞으로 걷는 것보다 어떤 효과가 있을까?'하고 한번쯤은 생각해 봤을 것이다.

뒤로 걷기의 효과에 대해 살펴보면 뒤로 걷기는 앞으로 걷기에 비해 근육에 더 많은 운동이 되고 관절에 덜 무리가 가며 또, 에너지는 더 많이 쓰이고 심폐지구력도 같은 스피드의 앞으로 걷는 것에 비해 더 효과적일 수 있다. 좀 더 자세히 살펴보면 무릎 앞쪽에 통증이 있는 경우 무릎에 충격을 덜 주면서 근육은

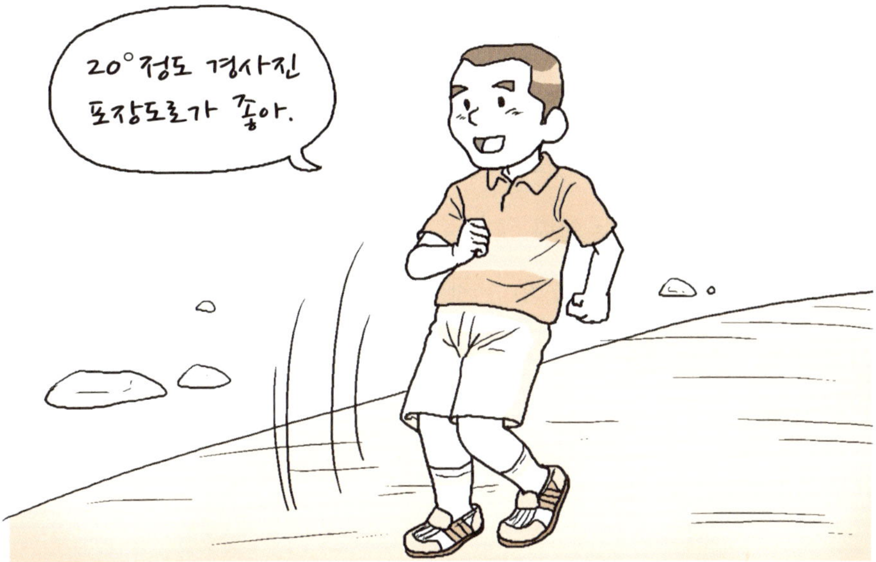

강화시킬 수 있는 운동방법으로 사용될 수 있고[75], 노인의 경우 발목관절의 움직임이 커지기 때문에 자세 안정성이나 균형능력을 향상시킬 수 있는 운동으로 권장할 수 있다.

그리고 대퇴사두근, 슬와부근 강화로 무릎상해 예방을 하며, 하체강화로 인한 달리기 속도의 증가 및 균형감각 향상과 근신경 기능 촉진, 자기수용감 촉진, 골격계의 기능 강화를 제공한다. 또한 요통, 고관절을 포함한 근염좌, 발목염좌, 아킬레스건 염좌, 경골 스트레스 증후군 무릎관절 수술 시 재활방법으로 활용할 수 있다[76]. 더불어 대퇴사두근(앞 허벅지)과 햄스트링(뒤허벅지)의 근력 부조화로 생기는 요통이나 무릎통증을 미리 예방하는 데 효과적이다[77].

하지만 주의할 사항도 있다. 첫째, 걷거나 뛰는 움직임은 뒤쪽을 향하고 있지만 시선은 앞을 향하기 때문에 장애물을 발견하지 못해 충돌하거나 넘어질 위험이 있다. 둘째, 시야를 확보하기 위해 뒤를 돌아보고 걷거나 뛰면 목 부위의 근육통이나 염좌가 발생할 수 있다. 셋째, 걷거나 뛰다가 멈출 때 뒤로 구르거나 엎어지거나 뒤로 넘어질 수 있다.

따라서 뒤로 걷기 위해서는 20도 정도 경사가 있는 곳을 장애물이 없나 살펴본 후 주의를 기울이면서 걷는 게 좋으며, 흙길보다는 포장된 도로를 걷는 것이 보다 더 안전하다.

15

C·h·a·p·t·e·r

운동을 하면 근육이 왜 커지나요?

웨이트 트레이닝 즉, 근저항 운동을 통해 근육에 자극을 발생시켜 근육의 크기가 증가하도록 만드는 현상을 근비대라고 한다. 근비대는 근육에 역치 이상의 자극을 통해 수축을 계속하여 일으키면 발생하게 된다.

운동에 의해 근섬유가 비대해지는 것은 모든 근섬유에 동일하게 나타나는 것이 아니라, 운동 전 미발달에 그쳤던 근섬유가 이미 발달하였던 근섬유의 크기에 정연하게 비대되면서 발달한다. 그리고 근비대는 일시적 비대와 만성적 비대로 나타날 수 있다.

일시적 비대는 한 번의 단일한 운동 시 근육의 부풀음을 말하며, 이것은 주로 근육세포 내부와 세포 사이의 공간에 일어나는 액체 축적(부종)의 결과이다. 이러한 액체는 혈장으로부터 손실된 것으로, 그 용어가 의미하는 것처럼 일시적

비대는 짧은 시간 지속될 뿐이며, 그 액체는 운동 후 1시간 이내에 혈액으로 재흡수되게 된다.

만성적 비대는 장시간의 저항 트레이닝에 의해 발생한 근 크기의 증가를 의미한다. 이러한 반응은 근섬유 수의 증가(hypertrophy)나 개별 근섬유 크기의 증가(hypertrophy)의 결과 중 하나이다. 그리고 말초조직의 변화는 활동 근세포 내 미토콘드리아의 수와 크기의 증가, SDH (succinic dehydrogenase)와 PFK (phosphofructokinase)의 산화효소 증대, 근세포 내 모세혈관 수의 증가, 그리고 근육의 혈류량 증가 때문이다.

또한 근비대는 근섬유의 횡단면적 증가의 결과이며[78, 79], 근비대의 진행은 근원섬유 내의 수축 단백질인 액틴과 마이오신 세사의 합성 증가[80], 근섬유 내의 근원섬유 숫자의 증가와 관련된다[81]. 새로운 근 미세섬유는 근원섬유의 외측 단층에 축적되고 직경의 증가를 가져오며, 이러한 적응들은 섬유와 관련된 근육 또는 근육군을 크게 만드는 데 효과가 있다.

가벼운 강도로 저항성 운동을 실시할 경우 근지구력의 증가가 주된 반응으로 나타나기 때문에 근육의 크기 증가를 가져오기 위해서는 최소한 6~12RM의 강도로 운동해야 한다[82].

저항성 운동 시 근육은 지속적으로 수축과 이완을 하게 된다. 이 과정에서 액틴과 마이오신이라는 단백질 섬유에 미세하게 손상을 준다.

저항성 운동 후 근육에 통증이 오는 것은 이와 같은 손상 때문에 그렇다고 볼 수 있다. 그러나 휴식을 취하는 동안 근섬유는 운동으로 발생한 근육손상을 치료하기 위해 액틴과 마이오신을 더 많이 생산하여 재생하고 근육은 성장을 하게 된다.

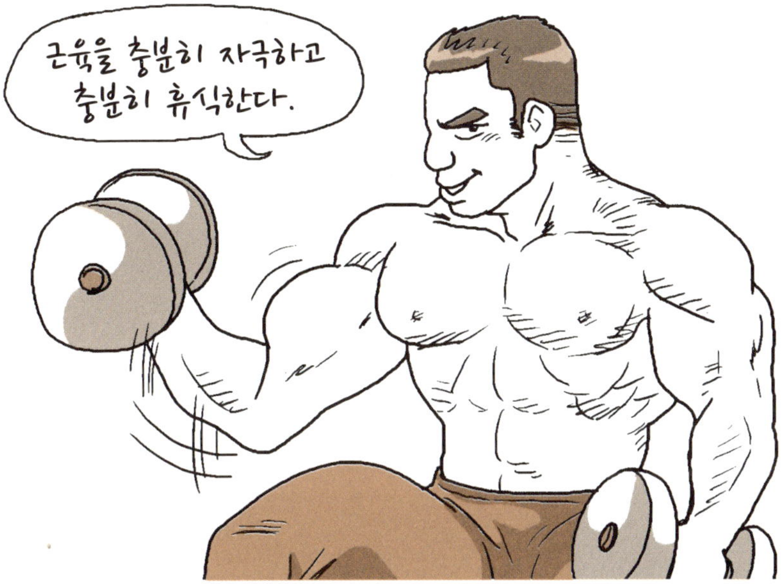

근육을 효과적으로 성장시키기 위해서는 위의 경우가 발생할 수 있도록 근육이 피로하게끔 충분히 운동을 해야 한다.

운동의 강도, 운동량이 떨어져 성장점에 도달하지 못하면 근육에 충분한 자극을 받지 못하기 때문에 자신의 기대만큼 근육이 성장할 수가 없다.

그렇다고 해서 자신의 능력을 초과하여 너무 무리한 운동과 계속된 반복훈련을 한다면 오버트레이닝이 된다. 오버트레이닝이 지속되면 근육이 손상되며, 후에 만성적인 근육통과 피로감에 시달리게 된다.

그리고 충분한 휴식은 근육을 성장시키기 위해 반드시 필요하다. 실질적으로 근육이 성장하는 시기는 운동 후 휴식을 취할 때이기 때문이다.

종합해보면 근비대를 유발하기 위해서는 근육에 적절한 손상을 유발할 수 있는 강도로 자극을 가한 후 재생할 수 있는 시간적 여유를 갖도록 하여야만 근육의 효과적인 성장을 기대할 수 있는 것이다. 따라서 근육을 크게 만들겠다는 욕심에 매일 같은 부위에 자극을 주어도 절대 근비대가 효과적으로 나타나지 않음을 명심하고 휴식을 포함한 운동을 효율적으로 적용하여야 할 것이다.

16

C·h·a·p·t·e·r

저항성 운동 후 영양섭취는?

인체 내 단백질은 계속해서 분해되고 새롭게 합성되며, 대략 6개월 이내에 기존 단백질은 파괴되고 새로운 단백질로 인체를 구성하게 된다. 따라서 인체는 지속적인 단백질의 보충이 이루어져야 하는 것이다. 운동 수행을 통해 생성되는 단백질의 양은 운동하지 않은 근육에 있는 단백질의 양보다 상당히 많다. 그리고 운동을 통해 생성된 이 단백질의 증가에 따라 근육 크기가 증가되는 것이다. 따라서 식사를 통해 단백질을 많이 섭취한다고 해서 근육이 증가하지는 않는 것이다. 그리고 저항성 운동을 수행할 경우에는 평상시보다 많은 양의 단백질이 필요한 것이다.

단백질 보충제의 섭취량와 관련하여 운동선수들을 위해 제시된 단백질 섭취량은 RDA (recommended daily allowance) 섭취 기준량보다 약간 많은 수준[83]

에서부터 일일 권장량의 네 배에 이르기까지 다양하다[84]. 단백질 섭취량에 또한 영향을 미치는 요소는 에너지 섭취, 탄수화물 함유량, 운동 강도, 기간과 형태, 단백질의 질, 운동 경력, 성별, 나이, 섭취 타이밍 등 다양하다[85].

영양학자들이 권장하는 적절한 단백질의 일일 권장량은 1~6세의 유아들은 2~2.2 g/kg/day, 7~18세는 1.8~1.0 g/kg/day이며, 19세 이상의 신체활동이나 운동을 즐겨하지 않는 일반적인 성인을 기준으로는 0.8~1 g/kg/day를 일일 권장량으로 권고한다[85]. 하지만, 상대적으로 신체활동량이나 운동량이 일반사람들에 비해 월등히 많은 운동선수들은 RDA 수준의 2~2.5배 정도인 1.6~2.5 g/kg/day를 섭취해야 한다는 견해가 있다[86]. 이는 운동 중 단백질 분해와 근 세포내 단백질 산화가 증가하기 때문이며, 이를 보충하기 위해 식이 단백질보다 간편하고 편리하게 가공된 단백질 보충제를 섭취하고 있다[87].

근육을 키우기 위해서는 단백질 섭취도 중요하지만 언제 섭취하느냐가 더 중요하다. 특히, 여기에는 성장호르몬이라는 호르몬의 역할이 중요한데, 이 성장호르몬의 분비시기를 알면 더욱 쉽게 이해할 수 있다. 성장호르몬은 저항성 운동 후 1시간에서 1시간 30분 이내에 왕성하게 분비된다. 따라서 운동 후 30분 이내에 단백질을 섭취하는 것이 성장호르몬 분비와 관련하여서 가장 적합한 시기이다. 그리고 식사 시에 단백질을 섭취하면 이 단백질이 체내에서 분해되어 아미노산이 되기까지 약 90분 정도 소요되므로, 단백질을 섭취하고 90분 정도 휴식을 취한 후에 저항성 운동을 하면 근육을 키우는 데 효과적이다.

그리고 많은 사람들이 궁금해 하는 사항이 있다. '보충제는 아무거나 먹으면 되나?', '어떤 것을 먹어야 하지?'라는 생각이다. 따라서 보충제의 성분에는 어떤

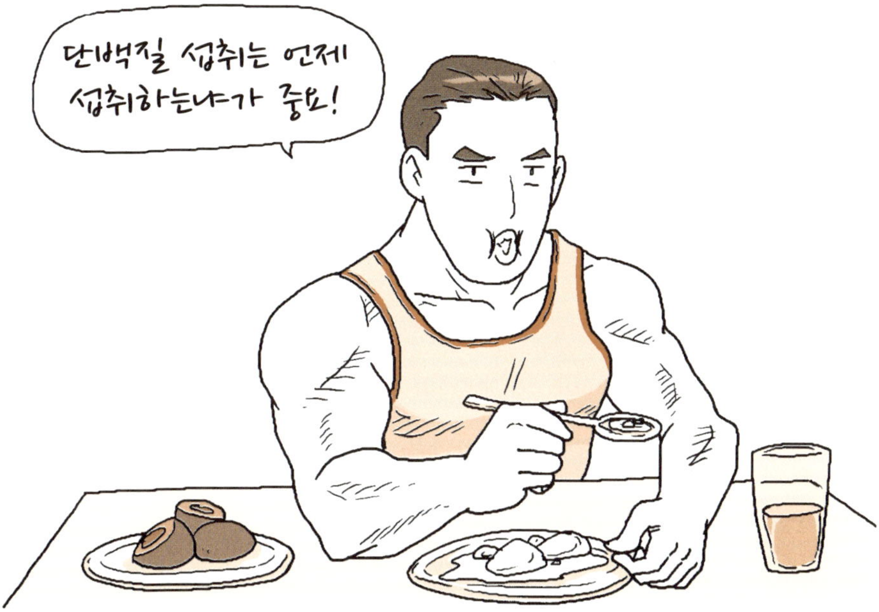

것들이 있고 어떤 효과가 있는지 설명하도록 하겠다.

아나볼릭 아미노산(anabolic amino acid)은 다양한 아미노산을 복합적으로 가공해 놓은 제품으로, 근 비대(hypertrophy)를 목적으로 사용된다[88]. BCAA (branched-chain amino acid)는 9개의 필수 아미노산 중 leucine, isoleucine, valine의 세 가지 아미노산을 통칭하는 것으로, 아미노산 구성 중 약 30%를 차지하며[89], 운동으로 유발되는 단백질 감소 또는 근 손상과 관련된 지표를 줄여준다. 또한 대부분의 아미노산이 간에서 이용되는 것과 대조적으로 유일하게 골격근에서 대사가 이루어지며[90], 근비대 및 근육 조직분해 방지제로 사용될 수 있다. BCAA 섭취시기는 운동 약 1시간 전 또는 운동직후가 적합하며, 섭취량은 하루 체중당 200~300 mg 또는 평균적으로 7 g을 섭취하는 것이 효과적이다[91, 92, 93].

글루타민은 필수 5대 아미노산 중 하나로 아미노산 구성중 60%를 차지하며, 우리 몸의 근육 생성을 도와주고 운동 후의 이화작용(근육조직의 분해가 합성보다 많이 일어나는 상태)을 억제해 준다. 더불어 과도한 운동 등으로 인한 근육의 손실을 막아주는 효과가 있으며, 피로 회복의 효과도 있다. 그리고 면역력을 높여 질병 예방에도 효과가 있으며, 하루 섭취량은 7~15 g 정도로 운동 30분 전, 운동 직후 또는 취침 한 시간 전에 복용하도록 권장한다[94].

크레아틴은 glycine, arginine, methionine을 통해 간과 췌장에서 합성된다. 일일 요구되는 크레아틴은 2~3 g으로, 절반은 고기나 생선 등 음식 섭취를 통하여 얻을 수 있으며, 나머지는 체내에서 합성된다. 크레아틴 투여는 더 빠른 ATP(고에너지 인산 복합체)의 생산을 하면서 강한 체력을 만들어 주기 때문에 더욱 강도 높은 운동과 더 많은 에너지의 사용을 가능하게 해주며, 수분을 통해 근육이 커지도록 만들기 때문에 근육 크기의 증가에도 도움을 준다. 즉, 크레아틴 섭취는 고강도의 운동수행능력을 향상시키는 것은 물론, 근육량의 증가 및 근력 증가에도 긍정적인 효과를 가져올 수 있으며, 빠른 회복을 도모할 수 있다[95, 96, 97, 98].

크레아틴을 올바르게 섭취한다면 한 달에 4~7 kg의 근육을 얻을 가능성이 있다. 크레아틴 섭취는 체내 크레아틴 섭취량의 증가에 초점을 맞추는 것이 주 목적으로, 하루에 20~30 g을 식사 때마다 나누어서 1~2주 동안 섭취하도록 한다. 그 후에는 하루에 5~10 g만 섭취해도 충분하다. 효과를 극대화시키기 위해서는 비타민과 미네랄을 함께 섭취하는 것이 좋으며, 이것은 적당한 신진대사를 유지하고 힘든 훈련을 하는 모든 사람들에게 필수적인 영양분을 공급해줄 것이

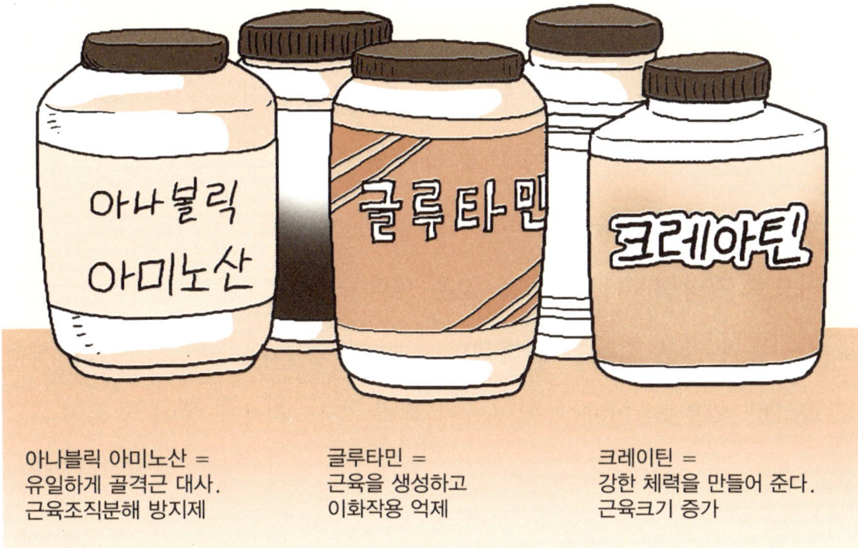

다. 그리고 운동 시 섭취시기는 운동 전후 약 1시간 이내 복용을 권장한다. 대부분의 사람들은 저항성 운동 시 섭취하는 보조물은 단백질뿐이라고 생각한다. 하지만 저항성 운동 시 단백질만이 중요한 요소가 아니다. 왜냐하면 운동 전, 운동 중, 운동 직후에 식이요법으로 탄수화물의 섭취량을 조절하면 인체는 근육과 간에 저장된 글리코겐을 최대한 활용하여 운동수행 능력을 향상시킬 수 있으며, 근육의 아미노산 흡수와 단백질 합성을 촉진시켜 주어 근육량의 성장, 근지구력 발달, 피로 회복에 도움이 된다[99, 100, 101]. 따라서 적절한 탄수화물의 섭취도 염두에 두어야 한다.

탄수화물 보충제의 주원료로는 말토덱스트린, 포도당, 과당, 감자 전분 등이 사용되고 있으며, 섭취시기는 운동 1~2시간 전에 섭취하고 글리코겐 저장을 최대화하기 위해서는 운동을 한 후 즉시 탄수화물을 섭취하도록 한다.

저항성 운동을 수행하는 사람에게 권장하는 1일 탄수화물 섭취량은 총 사용 열량의 40~50% 내외가 좋으며, 하루 90~120분 정도 전문적으로 운동하는 선수들은 1일 450~525 g 정도의 탄수화물 섭취를 권장하고 가급적 섭취하는 탄수화물은 90% 이상 다당류 탄수화물(복합 탄수화물) 섭취를 권장한다.

일반적으로 저항성 운동을 하는 많은 사람들이 단백질과 탄수화물 이외에도 스테로이드 등과 같은 물질들에 대해 궁금해 한다. 스테로이드 계통의 제품들은 사실상 과다한 복용 시 인체에 치명적인 해를 끼칠 우려가 있어 운동선수들에게는 복용을 엄격히 금시시키고 있으며, 의학적 치료목적에 의해 부상, 상해 시에만 의사의 처방에 따라 사용할 수 있도록 법적으로 명시되어 있다. 하지만 운동선수들은 스테로이드를 복용하여 남성호르몬인 테스토스테론의 반응을 일으켜 근력을 늘리고 단백질 흡수 능력 증대 및 근육의 생성과 빠른 발달을 도모하기 위해 섭취하는 경우도 많다.

하지만 스테로이드의 부작용은 매우 심각하다. 예로 남성과 여성의 생식기관이 손상되고, 여성들은 엔드로젠 구성 성분 때문에 약간의 남성화 증상이 나타난다. 아동의 경우 스테로이드 사용은 성장을 저해하며, 대부분의 사람에게서 심리적인 변화와 그밖의 다른 변화들이 관찰된다[102]. 그리고 간암, 동맥경화증, 고혈압, 성격변화, 남성의 정자 수 감소, 여성의 남성화, 탈모, 심한 여드름 등의 심각한 부작용을 발생시킬 수 있으며[103, 104], 특히 신체에 들어온 스테로이드는 간에서 대사되기 때문에 비정상적인 간 기능이 발생하여 혈청 혹은 소변의 빌리루빈의 증가와 아미노기전의 효소 수준 증가 및 간의 담즙분비 정지가 일어난다[105, 106, 107]. 따라서 일시적인 욕심을 채우기 위한 수단으로 스테로이드를 복용하면 돌이킬 수 없는 부작용이 발생할 수 있기 때문에 스테로이드의 복용은 절대적으로 금기시해야 한다.

17

C·h·a·p·t·e·r

기초대사량에 영향을 주는 요소는?

인간은 호흡, 혈액 순환, 배설, 체온 유지 등의 생리현상을 위해 ATP라는 에너지원을 사용한다. 이와 같이 생명 유지를 위해 기본적으로 사용되는 최소 에너지를 기초대사량이라고 하며, 단위 체표면적 및 단위 시간당 기초대사량을 기초대사율(basal metabolic rate : BMR, kcal/m^2/h)이라고 한다. 즉, 생명을 유지하기 위해 가만히 누워만 있어도 소비되는 열량을 기초대사량이라고 말할 수 있다.

기초대사량은 하루 소모열량의 60~70%를 차지하며, 나머지 20~30%는 일상생활이나 운동을 통해 소비되는 운동유발성 대사량, 그리고 10%는 식사 후 소화를 위해 소비되는 식사유발성 대사량이며, 이와 같은 비율은 개인에 따라 차이가 크게 나타난다. 기초대사량 중 약 70~80%가 제지방량에 의존하게 되며, 이런 제지방 신체조직은 심장 · 간 · 뇌 · 콩팥 · 근육 등 대사활동량이 많은 조직들을 포함하기 때문에 이들을 위해 소모되는 열량은 크다.

기초대사량은 실내 온도 18~20°C에서 식사 후 12~15시간이 경과한 시점에 움직이지 않고 완전 휴식(complete resting) 상태로 측정을 할 수 있다[108].

또한 기초대사량 대신 휴식대사량을 측정하기도 하는데, 휴식대사량은 식후 몇 시간 지난 휴식상태에서 에너지 사용량을 측정하므로 기초대사량보다 측정하기에 편리하고 실제 기초대사량보다 에너지 소모량이 약간 크나 그 차이가 3% 이내이므로 기초대사량과 휴식대사량을 혼용하여 사용하기도 한다.

기초대사량은 연령, 성별, 체질, 영양상태, 계절, 호르몬 등의 영향을 받지만 대체로 일정한 수준을 유지한다. 잠잘 때는 의식, 지각력, 의지력 같은 뇌의 작용이 저하되고 근육의 긴장도와 내장기관의 활동 감소, 혈관의 확장 등으로 인해 에너지 소모량이 기초대사량보다 약 10% 정도 낮다. 안정대사량(resting metabolism)은 신체활동이 없는 휴식상태에서 소모되는 정지 대사량이며, 기초대사량에 특이동적 대사량을 합산한 것이다. 개인의 기초대사량은 거의 일정하기 때문에 음식물 섭취에 의한 특이동적 에너지량에 의해 안정대사량이 결정된다.

신생아 시절에는 낮은 기초대사량을 보이다가 2~4세 때 최고치(55 kcal/m_2/h)에 도달한다. 그 후에 차츰 줄어들어 20세 이후에 일정하게 유지되지만 다시 가령(加齡)으로 점차 감소하여, 90세가 되면 32 kcal/m_2/h로 줄어든다. 기초대사량은 남자가 여자보다 많아 여자는 남자의 80~90% 정도이며 갑상선, 부신, 뇌하수체, 성호르몬이 기초대사율을 증가시킨다. 갑상선호르몬은 기초대사율을 50% 정도 상승시키지만 갑상선 기능이 저하되면 30%까지 떨어진다. 이와 관련하여 요즘 우리나라 국민에게 갑상선 질환이 많이 나타나고 있는데, 이때 기초대사율과 관련하여 음식을 적게 먹는데 살이 찌거나 음식을 많이 먹는데 살이 찌지 않는 이상 증상을 나타내는 문제를 야기하기도 한다.

기초대사량은 유전이나 성별, 연령, 열량섭취, 영양소의 섭취, 체구성 성분 등에 따라서 차이가 날 수 있는데, 개인차가 있기 때문에 성별, 나이, 키, 체중이 같더라도 기초대사량은 달라질 수 있다. 보통 남자가 여자보다 기초대사율이 약 9% 정도 높고, 성장 시기에 각 기관의 조직 세포증식과 활동이 매우 활발하다. 20세 이상의 성인의 경우 연 2~3% 정도씩 기초대사율이 떨어지기 때문에 나이가 들게 되면 섭취열량이나 소비열량에 큰 변화가 없더라도 체중이 서서히 증가될 수 있다.

일반적으로 이 열량은 매우 적을 것이라고 생각하기 쉽지만, 우리가 섭취한 열량의 65% 정도가 쓰인다. 따라서 1,700 kcal의 식사를 하면 기초대사에만 1,105 kcal 정도가 소비된다고 볼 수 있다. 따라서 기초대사량이 많으면 기본적으로 소비되는 에너지가 많아지기 때문에 기초대사량이 높은 사람은 비만인 경우가 적고, 기초대사량이 낮은 사람은 비만일 가능성이 높아질 수 있다.

따라서 기초대사량을 높이는 것은 비만을 치료하는 데 큰 도움이 된다. 즉, 지속적으로 운동을 수행하게 되면 자신의 기초대사량도 증가하여 섭취량의 많은 부분을 기초대사량에 사용할 수가 있다.

다이어트로 지나치게 식사제한을 할 경우에 들어오는 열량이 적어지면 우리 몸은 이를 위급상황으로 인식하고 쓰는 것을 줄이게 되어 기본적인 신체기능을 위한 기초대사량을 줄이게 되고 이로 인해 에너지의 소비가 적어지게 된다. 또한, 들어오는 것마다 비상시를 위해 에너지를 지방으로 저장해 놓으려는 경향이

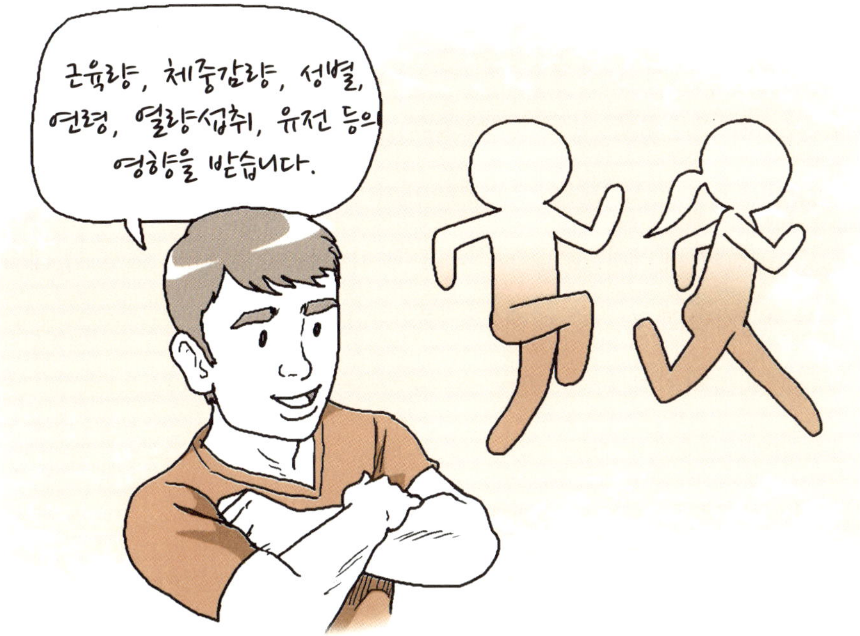
근육량, 체중감량, 성별,
연령, 열량섭취, 유전 등의
영향을 받습니다.

늘어나게 되기 때문에 식사 절제를 통한 다이어트는 부작용이 매우 크다. 따라서 식사를 제한하는 다이어트는 기초대사량을 낮출 수 있기 때문에 주의를 해야 하는 것이다.

일반적으로 젊은 남성의 1일 에너지 소비량에 있어 안정 시 대사량은 평균적으로 1,700 kcal의 범위에 있으며, 이와 비슷한 체격의 여성은 1,200~1,400 kcal 정도이다. 이에 반하여 활동적인 젊은 남성이 자신의 체중을 유지하기 위하여 필요로 하는 1일 에너지는 3,000~3,200 kcal 정도이며, 활동적인 여성의 경우는 일일 에너지 소비량이 2,400 kcal 정도이다[109]. 성인의 하루 권장 칼로리 섭취량은 여성의 경우 평균 2,000~2,100 kcal, 남성은 2,400~2,500 kcal 정도이며,

이보다 많이 먹으면 몸에 지방이 쌓이고, 덜 먹으면 지방을 꺼내 쓴다. 하지만 이는 평균일 뿐 사람마다 신체조건과 활동량이 달라 개인차가 심하다.

이와 관련하여 노동자 및 운동선수와 같은 에너지 소비량이 큰 사람들의 경우 안정대사량은 1일 대사량의 절반도 안된다[110, 111]. 더불어 안정대사량이 낮은 사람은 전체 에너지 소비량이 낮은 것이 원인으로[112, 113], 신체활동의 감소는 안정대사량의 감소로 이어져 전체 에너지 소비량의 감소를 가져와 신체 구성까지도 변화시킨다[114, 115]. 즉, 규칙적인 운동을 통한 대사량의 증가는 기초대사량을 높이고 섭취한 에너지에 비해 소비에너지율을 높여 체중을 유지하거나 저하시켜주는 작용을 할 수 있는 것이다.

이처럼 기초대사량의 증가는 곧 체중감량과 밀접한 관련이 있다. 하지만 기초대사량의 증가가 높다고 해서 꼭 건강하다고만은 볼 수 없기 때문에 아래의 사항을 참고하도록 해야 한다.

① 여자는 남자들에 비해 체지방 비율이 높고 근육량은 적기 때문에 기초대사량이 낮다.

② 체격이 큰 사람은 표면적이 넓어 그만큼 열 손실이 많아지므로 기초대사량이 높다.

③ 기초산소소모량(mL/min)으로도 나타낼 수 있는 기초대사량은 20세가 지나면서 감소하기 시작하는데, 45세 이후에는 감소 정도가 더욱 커지게 된다.

④ 기초산소소모량의 감소 정도는 체내 총 수분의 변화와 비슷한 형

태를 보이고 있다. 체내 총 수분량은 근육량과 비례하므로 이러한 변화 양상은 노화로 인해 세포 수의 감소가 온다는 가설을 뒷받침해 주고 있다. 체수분량에 대한 산소 소비량을 계산할 때 모든 연령에서 거의 일정하였으므로 노화로 인한 기초대사량 감소는 기능 세포 수의 감소를 의미한다고 볼 수 있다.

⑤ 체온이 상승하면 체내 효소들의 활성(activity)이 증가하게 되어 기초대사량이 높아진다. 체온 1°C 증가는 기초대사량을 1.1배 증가시킨다고 보고된다.

⑥ 근육 수축에 의해서 기초대사량이 높아진다. 기초대사량 측정 중에 팔을 조금만 움직여도 대사율이 5% 정도 증가하며, 다리를 움직이면 약 10%의 기초대사량이 증가한다.

⑦ 카페인이나 에피네프린 등의 약물을 투여했을 경우 기초대사량이 증가한다.

⑧ 봄, 여름에는 낮고 가을, 겨울은 5% 정도 높아진다. 기온이 낮으면 체온을 높이기 위해 열 생산이 증가하고, 반대로 기온이 높으면 근육이 이완되고 대사 기능이 저하되어 열 생산이 낮아지기 때문이다.

⑨ 스트레스도 기초대사량을 증가시킬 수 있다.

⑩ 긴장이나 흥분, 초조, 불안 같은 정신적인 상황에서도 에피네프린의 분비를 통해 기초대사량이 증가한다.

⑪ 갑상선호르몬, 에피네프린, 노르에피네프린의 분비가 항진되었을 경우에도 기초대사량은 증가한다.

⑫ 굶으면 기초대사량이 떨어지는데, 굶어도 살이 빠지지 않는다고 하는 이유는 바로 이 기초대사량이 저하되기 때문이다. 사람이 생존하기 위해서 필요한 메커니즘이 몸 속에서 가동된다고 할 수 있다.

종합해 보면 기초대사량은 체중을 관리하는 데 있어 매우 중요한 역할을 한다. 따라서 운동을 통해 기초대사율을 높이고 섭취 칼로리량을 줄인다면 몸에 이로운 제지방량을 줄이지 않고 건강하게 체중을 줄일 수 있을 것이다.

운동과 관련하여 효과를 살펴보면 유산소성 운동은 지방 사용을 활성화시켜 에너지 소비를 증가시키고, 안정대사량을 지속적으로 증가시킨다[108]. 그리고 안정대사량 변화에 절대적으로 영향을 미치는 것이 제지방이기 때문에 제지방량을 유지 또는 증가시키기 위해서는 근저항 트레이닝이 필수적이다[116].

근력운동으로 기초대사량이 증가하는 이유는 근육량이 늘어나 그 근육을 유지하는 데 필요한 에너지 요구량이 증가하기 때문이고, 근육조직이 칼로리를 소비할 뿐만 아니라 무산소 운동을 하는 동안에도 근육조직이 지방을 태우기 때문이다[117].

따라서 기초대사량을 높이기 위해서는 유산소 운동과 근력운동을 병행하여야 하며, 반대로 기초대사량이 낮아지는 것을 예방하기 위해서는 급격한 절식을 통한 체중감량 방법을 하지 말아야 하는 것이다.

용어설명

- **기초대사량의 간단한 계산법**
  - **여자:** 자신의 체중(kg) × 22/kg
  - **남자:** 자신의 체중(kg) × 24/kg

예: 55 kg 여자의 경우: 55 × 22 = 1,210 kcal
65 kg 남자의 경우: 65 × 24 = 1,560 kcal

- **해리스–베네딕트 계산법(Harris-Benedict equation)**
  - **여자:** 655 + [9.6 × 체중(kg)] + [1.7 × 신장(cm)] – (4.7 × 나이)
  - **남자:** 66 + [13.7 × 체중(kg)] + [5 × 신장(cm)] – (6.8 × 나이)

예: 체중: 55 kg, 신장: 160 cm, 나이: 25세 여자의 경우
– 655 + (9.6 × 55) + (1.7 × 160) – (4.7 × 25) = 1,337 kcal

체중 65 kg, 신장 175cm, 나이 25세 남자의 경우
– 66 + (13.7 × 65) + (5 × 175) – (6.8 × 25) = 1,662 kcal

표 2 • 성별, 연령, 표준체중에 따른 기초대사량

성별	연령	표준체중(kg)	기초대사량(kcal)
남자	20~29세	71.8 ± 10.6	1728 ± 368.2
	30~49세	70.3 ± 9.24	1669.5 ± 302.1
	50~64세	70.0 ± 6.66	1493.8 ± 315.3
여자	20~29세	52.1 ± 6.12	1311.5 ± 233.0
	30~49세	57.4 ± 6.29	1316.8 ± 225.9
	50~64세	60.2 ± 7.81	1252.5 ± 228.6

18

C·h·a·p·t·e·r

혈액 내 지방은 다 똑같은가?

많은 사람들은 혈액 내에 하나의 콜레스테롤만이 존재하는 것으로 알고 있으며, 더불어 콜레스테롤은 무조건 나쁜 것으로 알고 있다. 하지만 콜레스테롤이 무조건 나쁜 것은 아니며, 이로운 역할도 하고 종류도 다양하다. 따라서 콜레스테롤의 종류와 역할에 대해서 바르게 알고 나쁜 콜레스테롤은 저하시키고 이로운 콜레스테롤은 증가시키기 위해서 노력을 해야 한다.

몇 년 전 여러분들도 알다시피 공포의 삼겹살이라 불리던 개그맨 김형곤 씨와 가수 터틀맨 임성훈 씨가 심근경색으로 사망하였다.

그럼 이 두 사람의 심근경색을 일으킨 주된 원인은 무엇이었을까? 바로 콜레스테롤로 인한 동맥경화가 주된 원인이었다. 동맥경화증은 혈관 내에 콜레스테롤 중 나쁜 콜레스테롤인 LDL-C (low density lipoprotein-cholesterol: 저밀도 지단백 콜레스테롤)가 쌓여 혈관의 탄력을 잃게 만들고 혈액의 순환을 방해해 심혈관 및 뇌질환을 유발하는 것을 말하며, 비만, 흡연, 음주, 운동부족 등이 주된 원인으로 작용한다.

그런데 이상한 점이 김형곤 씨가 열심히 운동을 하여 체중을 많이 감량했음에도 불구하고 심근경색으로 사망했다는 점이다. 그러면 왜 사망을 했을까? 그 이유는 동맥경화는 한번 발병을 하면 체중을 감량하여 콜레스테롤 수치를 낮추더라도 약물이나 호르몬 치료 및 수술적 치료가 수반되지 않으면 잘 치료가 되지 않는다는 데 있다. 나쁜 콜레스테롤이 혈관에 쌓이지 않게 예방을 하는 것이 최우선이며, 그렇게 하기 위해서는 콜레스테롤의 작용에 대해 이해하고 운동을 통해 예방을 하는 것이 무엇보다 중요하다. 따라서 혈액에 존재하는 여러 가지 콜레스테롤과 관련된 물질들을 알고 조절하는 것이 중요하기 때문에 좀 더 자세히 설명하도록 하겠다.

우리 몸에 있는 콜레스테롤(cholesterol)은 지방의 일종으로, 주로 간장에서 만들어져 세포의 작용을 유지하거나 성호르몬, 부신피질호르몬의 재료가 되는 정적인 역할을 한다. 그리고 콜레스테롤은 음식 섭취에 의해서 흡수되기도 하고 신체 각 조직에서 생합성에 의해서 만들어지기도 하며 호르몬 생성과 물질이동 등 다양하고 복잡한 기능을 하고 있다. 인체의 콜레스테롤은 약 100 mg/dL 정도이며, 신체의 여러 부분과 간장, 혈액, 뇌에도 함유되어 있다. 그리고 혈중 콜레스테롤의 농도는 유전, 식습관, 나이, 성별에 따라 많은 차이가 있다. 콜레스테롤은 물에 잘 녹지 않아서 동맥혈관 내부에 콜레스테롤과 콜레스테롤 에스테르와 같은 침전물로 달라붙어 죽상을 형성하여 혈액의 흐름을 막게 되는데, 이러한

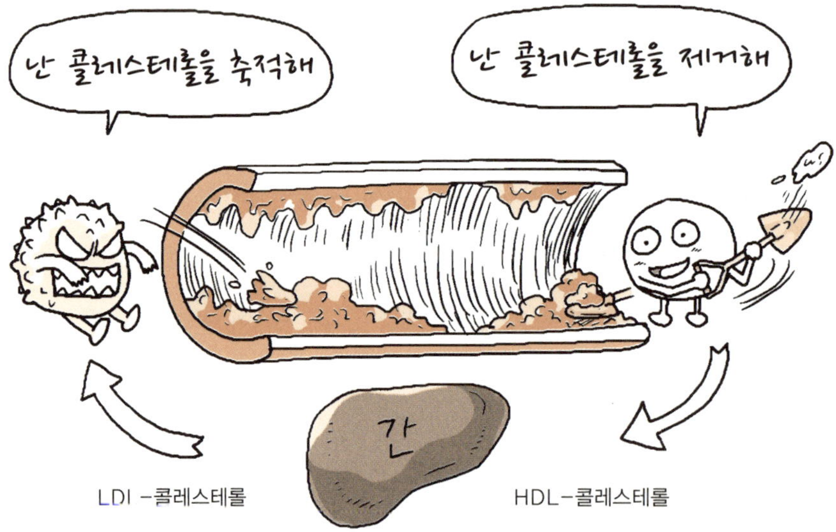

증상을 동맥경화라 하는 것이다. 동맥경화와 직접적인 연관이 있는 콜레스테롤로 혈관 내 축적을 일으키는 물질은 LDL-C가 있고, 반대로 제거를 담당하는 물질은 HDL-C (high density lipoprotein-cholesterol: 고밀도 지단백 콜레스테롤)가 있으며, 이 물질들의 상호작용이 혈중 콜레스테롤의 작용을 변화시킨다.

혈중 총콜레스테롤(total cholesterol: TC)의 증가는 심혈관 질환의 주된 위험요인이 된다. TC의 정상범위는 130~240 mg/dL 정도이며, 콜레스테롤의 수치는 반복적인 유산소성 운동을 통해 감소시킬 수 있고, 동적인 운동을 하는 사람이 비활동적인 사람보다 총콜레스테롤이 낮게 나타난다.

LDL-C는 지방을 세포로 운반시키는 관상동맥질환의 위험인자로, 세포로의 콜레스테롤 운반에 있어서 순환계의 제1의 운반물질이다. 중성지방 및 콜레스테롤 운반의 수단이 되며, 정상범위는 여자는 54～146 mg/dL, 남자는 51～160 mg/dL로 50대까지는 연령과 함께 증가한다. LDL-C 수치가 높은 사람의 대식세포 내에는 콜레스테롤이 높게 축적되며, 이 과정은 지방질이 동맥에 침착되고 동맥의 내경을 좁게 만드는 동맥경화의 초기단계라고 말할 수 있다. 일반적으로 LDL-C는 운동에 의해 감소하며, 그 감소율은 8～12% 정도이고, 감소되는 양은 수행된 운동량 및 시간과 상관이 높다. 체중감량이 없는 사람도 훈련에 의해 LDL-C농도를 저하시킬 수 있으며, 체중이 감량되었을 경우에는 더욱더 높은 저하율을 나타낸다. 이와 관련하여 Williams (1989)는 연구를 통해 적극적인 신체활동이 낮은 LDL-C 수준을 유지시켜 주며, 규칙적인 운동을 수행하는 사람은 LDL-C 수준이 감소한다고 보고하였다[118]. 따라서 심혈관 질환을 예방하기 위해서는 LDL-C 수준을 낮추어야 하기 때문에 LDL-C 수준의 저하를 도모하기 위해서는 지속적인 운동수행을 습관화해야 한다.

혈중 HDL-C는 동맥벽 안쪽에 벽을 형성함으로써 지방축적을 방지하기 위한 일종의 기름 보호층을 제공하고, 지방이 축적되었을 때 이를 이용하는 역할을 하며, 말초조직의 콜레스테롤을 간으로 운반한다. 그리고 혈중 HDL-C 수준의 증가는 혈관 벽으로부터 콜레스테롤을 제거하는 기능이 있어 관상동맥질환의 예방인자, 항콜레스테롤인자 또는 장수인자라고 부르고 있다.

HDL-C의 정상수치는 남자는 45 mg/dL, 여자는 55 mg/dL 수준이다. 여성이 남성보다 선천적으로 HDL-C의 함유량 비율이 높은데 이는 호르몬에 의한 것으로, 고밀도 지단백은 에스트로겐(estrogen)에 의해 증가하고 테스토스테론(testosterone)에 의해 감소하기 때문이다.

HDL-C는 관상동맥질환을 감소시키는 효과를 갖고 있으며, 10 mg/dL 증가마다 심혈관질환의 위험도가 50% 변하는 것으로 알려져 있다.

HDL-C의 증가인자로는 운동이 있으며, 감소인자로는 비만, 운동부족, 당뇨병, 담배 등으로 알려져 있다.

특히 HDL-C는 동맥경화성질환의 예방인자로 알려져 있으며, 이와 관련하여 Gordon 등(1989)은 HDL-C의 수치가 1 mg/dL 증가함에 따라 관상동맥질환의 위험도는 2～3% 감소하고 심혈관질환으로 인한 사망률은 4～5% 줄어든다고 보고하여 HDL-C 수치의 증가가 건강에 중요하게 작용함을 시사해 주었다[56].

더불어 Wood 등(1988)의 보고에서 HDL-C는 규칙적인 운동에 의하여 증가한다고 하였으며[119], Rotkis 등(1981)은 HDL-C의 수치가 낮은 사람에게서 심장질환으로 발전될 가능성이 높다고 하여 운동을 통한 HDL-C 증가가 중요한 요소임을 설명하고 있다[120].

중성지방(triglyceride: TG)은 체내에 있는 지방의 일종으로, 지방세포와 지단백의 구성성분으로 체지방 세포와 골격근 내에 저장되어 있으며, 체내의 에너지 중 사용되지 않아 피하지방으로 축적되는 것들의 대부분이 중성지방이다. 중성지방은 혈액 중에서 에너지원의 운반이나 저장, 장기나 조직을 유지하는 데 중요한 역할을 하는 물질이지만 혈액 중 중성지방이 증가하게 되면 콜레스테롤과 마찬가지로 동맥경화성질환의 위험인자로 작용하게 된다. 한국인의 경우는 심근경색 환자의 콜레스테롤농도는 그리 높지 않은 데 반해 오히려 중성지방이 고농도를 보이는 예가 많기 때문에 TG의 수치에도 관심을 기울여야 한다.

TG는 체내의 신체활동 에너지원이 되는 동시에 운동과 더불어 소모되는 일

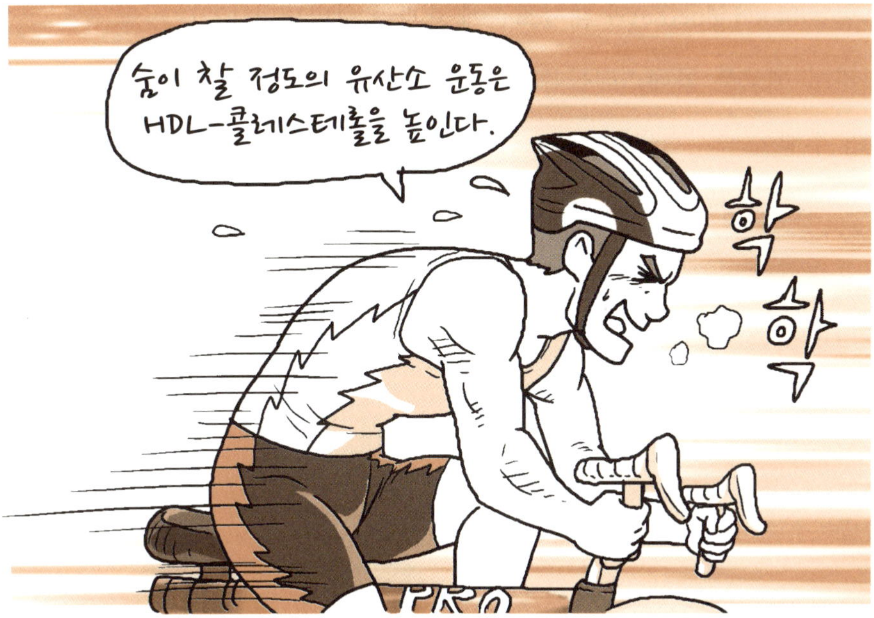
숨이 찰 정도의 유산소 운동은
HDL-콜레스테롤을 높인다.
헉
헉

시적 반응의 감소 현상으로 나타날 수 있다. TG는 일반성인들의 경우 50~150 mg/dL 정도이며, 180 mg/dL 이상일 경우에는 고지혈증으로 판정한다.

규칙적인 운동을 하면 TG 수준은 저하되며, 단시간 강한 운동은 고중성지방혈증인 남성에게 TG 수준을 저하시키는 효과가 있고, 이 효과는 말초부위에서 TG 흡수의 증가와 LPL (lipoprotein lipase : 리포프로테인 리파제) 활동의 증가에 의해 나타나는 효과이다.

이상을 종합해보면 운동은 triglyceride-rich lipoprotein을 분해시키는 효소인 LPL의 활성을 강화시켜 HDL-C의 생성을 증가시키고 TC, TG를 낮추며[121], 규칙적인 운동 및 신체활동은 TC와 LDL-C, TG를 감소시키고 HDL-C를 증가시켜 혈당(blood glucose)과 대사조절에 효과를 나타낸다[122].

따라서 해로운 콜레스테롤을 낮추고 이로운 콜레스테롤을 높이기 위해서는 운동의 수행이 필수적이며, 특히 HDL-C의 경우는 강도가 높은 운동일수록 증가하기 때문에 강도가 낮은 걷기운동도 좋지만 간헐적으로 숨이 찰 정도의 유산소 운동을 수행하는 것이 심혈관질환을 예방하는 데 보다 더 도움이 될 수 있음을 명심해야 할 것이다.

19

C·h·a·p·t·e·r

신체조성이 뭐예요?

일반적으로 인체의 구성 성분을 크게 두 가지로 나눌 때 체지방과 제지방으로 분류하고 있다. 여러분들도 많이 들어본 체지방은 제지방을 제외한 신체 내에 존재하는 지방을 말하는 것으로, 체지방 세포는 주로 칼로리를 저장하는 역할을 한다. 그리고 여러분들이 생소할 수 있는 제지방은 근육, 뼈, 인체의 각 기관으로 구성되어 있는 것들을 말하는 것으로, 제지방 세포는 칼로리를 태우는 역할을 한다. 인체는 지방을 태우는 양보다 더 많은 양의 칼로리를 섭취하게 되면 여분의 칼로리를 저장하고 저장된 칼로리는 지방세포로 전환된다. 축적된 칼로리가 높아질수록 비만, 고혈압, 동맥경화, 심혈관질환 등 각종 성인병과 암 같은 질병을 유발할 수 있으므로 이러한 질병을 예방하기 위해서는 가만히 앉아있어 에너지를 저장하기보다는 운동과 같은 활동을 하여 에너지를 태우는 일을 계속해서 진행해야 한다.

일반적으로 체지방량은 체중에서 제지방량을 제외한 값을 말하는데, 일반남자는 체중의 15~20%, 일반여자는 20~25% 수준이다. 그러나 남자의 경우 25%, 여자는 30%가 넘는 체지방량을 가지고 있으면 세계보건기구(WHO)에서 비만으로 보고 있으며, 남성 30%, 여성 35% 이상의 체지방률을 지속적으로 유지하게 되면 고도비만으로 간주하게 된다.

제지방(lean body mass: LBM)체중이라 함은 지방을 제외한 수분, 단백질, 무기질, 기타, 화학물질들의 중량을 합친 것을 말하며, FFM (fat free mass)과 LBM (lean body mass)이라는 두 가지 용어로 사용되고 있다. LBM은 중추신경계, 골수, 내장기관에 있는 필수지방량(체중의 약 3%)을 포함한 개념의 제지방 체중이며, FFM은 모든 지방을 제거한 개념의 제지방 체중이다. FFM은 시체를 해부할 경우에만 정량이 가능하므로 생체측정에서는 일반적으로 LBM을 제지방량으로 간주하게 된다. 그러므로 우리가 일반적으로 사용하는 제지방 체중은 전체 체중에서 저장지방의 무게를 제외한 값을 말하는 것으로 이해하면 된다.

비만자를 대상으로 체중감량을 할 때는 제지방 체중을 유지하면서 체지방량만을 감소시키는 것이 중요하다. 왜냐하면 앞에서 설명한 것처럼 제지방량이 저하되면 기초대사량도 낮아지기 때문이다. 운동은 안정 시 대사율의 저하와 제지방 체중의 감소를 억제하는 효과가 있으므로 비만자를 대상으로 한 감량지도에는 식사요법과 운동요법을 병행하는 것이 바람직하다[123].

운동 프로그램에 의해 비만의 변화와 신체조성의 변화를 초래하는 것은 에너지 소모와 관계된다. 운동과 대사량에서 체지방량의 감소와 제지방 체중의 증가

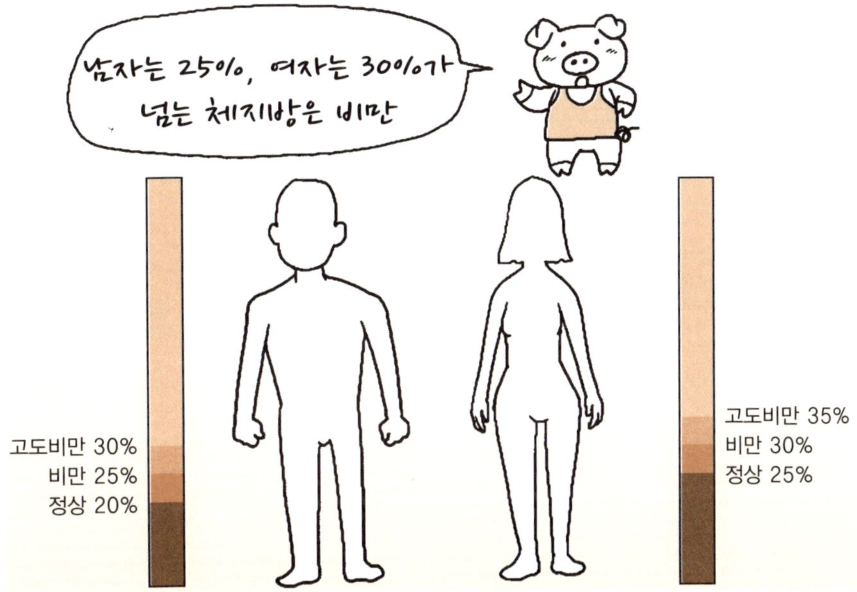
남자는 25%, 여자는 30%가
넘는 체지방은 비만
고도비만 30%
비만 25%
정상 20%
고도비만 35%
비만 30%
정상 25%

는 안정 시 대사량을 상승시키는 효과를 나타낸다. 그리고 안정 시 대사량과 제지방체중을 증가시키기 위해서는 필수적으로 저항성 트레이닝을 실시해야 한다[124].

종합해 보면 신체조성(body composition)은 사람의 몸이 어떠한 조직과 기관, 혹은 분자나 원소에 의하여 구성될 때의 상대적 비율을 말하는 것으로 나이, 성, 식이요법, 운동과 같은 여러 가지 요인에 영향을 받는다[125].

따라서 자신의 신체 구성 성분에 대해 이해하고, 다이어트를 하는 데 있어 제지방량을 유지하면서 체지방량만을 저하시킬 수 있는 운동 방안을 모색하기 위해 노력해야 할 것이다.

20

C·h·a·p·t·e·r

세트포인트 이론이 뭔가요?

Bennett과 Gurin (1982)에 의해 알려진 세트포인트 이론(set point theory)은 휴식기에 에너지 소비나 기초대사율을 통제하는 중추신경계의 능력 또는 무능력 상태에 초점을 맞춘다[126]. 세트포인트 이론의 핵심 쟁점은 뇌의 식욕조절 중추들은 신체에 가장 바람직하고 일정한 체중을 인식하도록 미리 프로그램화되어 있다는 내용이다. 인체 내에서 식욕조절 중추들이 적절하게 기능한다는 것은 에어컨이 자동 설정 온도에 따라 일정한 수준의 온도를 유지하기 위해 자동으로 조절되는 것과 같은 것을 의미하는 것으로, 신체 내에서 열량이 과도하거나 부족하게 되면 열량 섭취를 조정하기 위해 휴식기 에너지소비 또는 기초대사량을 올리거나 낮추는 기능을 하게 된다. 즉, 신체가 체중이나 체지방을 일정 수준으로 유지하려는 것을 세트포인트 이론이라 한다[287].

세트포인트 이론은 3가지 유형으로 접근할 수 있다. 첫째는 심리적인 면으로서 신체의 이미지, 의류의 종류(예: 여름 비키니), 개인의 문화 선호 유형 등이며, 둘째는 물리적인 면으로 시상하부의 **adipostat** 작용 및 **leptin** 등과 같은 호르몬들의 작용이다. 세 번째는 비만율의 증가로서 교통의 편리화, 산업화, 중앙난방, 예방접종, 전염병의 감소, 음식의 다변화, 행동방식 등의 변화는 매년 4%씩 증가시켰으며, 이로 인해 신체의 세트포인트까지 변화시켰다.

이 중 adipostat은 뇌에서 체지방을 세포에 저장하고 체중을 유지하는 자동조절장치 역할을 하는데, 뇌는 adipostat이 정해놓은 체지방비율이 신체에 저장될 때까지 에너지의 소모와 저장 작용을 조절하며, 비만인 사람이 애를 써서 다이어트를 하더라도 이미 정해진 높은 레벨의 adipostat에 맞추려는 뇌의 작용 때문에 효과를 보기 힘든 것이다. 하지만 충분한 시간을 두고 정해진 음식물 섭취와 적절한 운동량으로 adipostat이 체지방 저장량을 저하시키도록 재조정하는 것은 가능하기 때문에 시간을 두고 조절을 한다면 체중감량의 효과를 볼 수 있다. 더불어 leptin은 뒷부분에서 자세히 다루도록 하겠다.

종합해보면 우리 몸의 뇌에는 자신만의 체중기준점인 세트포인트가 정해져 있어서 마치 체온을 36.5°C로 일정하게 유지하듯 체중도 굳이 칼로리를 계산하면서 먹지 않더라도 알아서 일정하게 유지할 수 있도록 작용한다. 관련된 연구들에 의하면 구석기 시대 원시인류의 신체비만지수(BMI)는 17.5～21 정도로 지금과 비교해보면 마른 편에 속했다. 하지만 인류는 농경사회 이후 사나운 맹수의 공격에 희생될 위험이 없어졌고 따라서 세트포인트의 상한선이 없어졌다. 즉, 환경 변화에 따라 세트포인트가 올라가 더 높게 자리잡을 수 있는 상황이 된 것이다.

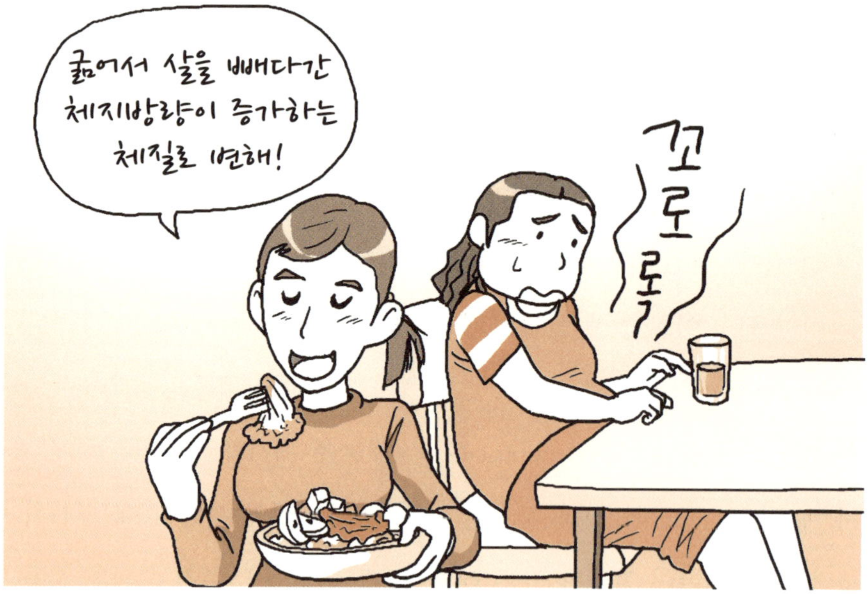
굶어서 살을 빼다간
체지방량이 증가하는
체질로 변해!
꼬로록

그리고 우리 몸에는 '절약 유전자'가 있어서 여분의 에너지가 들어오면 앞으로 닥칠지도 모르는 기아상태에 대비하여 본능적으로 비축해두려는 경향을 나타낸다. 이러한 절약 유전자가 과거에는 홍수나 가뭄으로 흉년이 되었을 때 생존에 도움이 되었을지 모르겠지만 현재에는 비만을 일으키는 주요 요인으로 작용하고 있다.

그리고 세트포인트 이론은 요요현상과도 밀접한 관련이 있다. 만일 절식을 통해 음식물 섭취를 줄인다면 인체의 세트포인트는 생존을 위해 낮은 수치를 보이며 더 이상은 살이 빠지지 않는 정체기가 온다. 하지만 다시 음식물을 섭취하게 되면 세트포인트는 원래 정해진 수치 이상 수준까지 올라가게 되기 때문에 신체는 점점 지방을 보다 더 축적할 수 있는 조건으로 변하게 될 것이며, 점점 살을 빼기 힘든 체질로 변하게 된다.

즉, 우리 인체는 체중을 일정 수준으로 유지하려는 기능이 있다. 하지만 이 수준을 다이어트라는 목적 아래 인위적으로 음식물을 절제하여 떨어뜨리게 된다면 일정 기간이 지나 음식물 섭취 시 인체는 추후 발생하게 될 문제들에 대비하기 위해 더 많은 에너지를 인체 내에 저장하게 되고, 결과적으로 오히려 더 많은 지방질을 몸에 축적하게 된다. 따라서 여러분이 다이어트를 위해 음식만을 제한하는 방법을 이용하게 된다면 세트포인트는 낮아지게 되고 이로 인해 추후 전과 동일한 음식물을 섭취하게 되더라도 전보다 더 많은 에너지가 쌓이게 하여 체지방량이 증가하는 체질로 변하게 만들 것이다. 따라서 절식을 통해서 급격히 체중을 감량시키기보다는 적절한 음식조절과 운동 수행을 통해 체중을 관리하도록 하는 것만이 체중을 효율적으로 오랫동안 감량 · 유지할 수 있는 가장 효율적인 방법임을 명심해야 할 것이다.

21

C·h·a·p·t·e·r

살 빼려면 물을 안 마시는 게 좋나요?

주변에서 많은 여성들로부터 물만 마셔도 살이 찐다는 소리를 자주 듣는다. 이와 같은 이유로 실제로 많은 여성들이 운동 중 수분 섭취를 제한하면서 운동을 수행하고는 한다. 그러면 실제로 수분이 체중감량과 관련되어 어떠한 역할을 하는지 살펴보도록 하겠다.

수분은 인간의 생명을 유지하기 위한 가장 중요한 요소로, 인체 내에서 세포형태 유지, 대사작용 활성, 혈액과 조직액의 순환, 영양소 용해, 흡수 및 운반, 체내 노폐물 체외 배설, 혈액을 중성 내지 약알카리성으로 유지, 체내의 열 발산을 통한 체온 조절 등의 역할을 한다.

체내에 지방조직이 많은 사람일수록 체내 수분량이 차지하는 비율이 적다. 일반적으로 비만인 사람은 체중에 대한 총수분량이 체중의 50~55% 정도되며,

야윈 사람은 체중의 65~75% 정도이다. 이와 같은 이유는 지방의 수분함유량이 뼈의 수분함유량(20%)보다 적은 6~10% 정도로 아주 적은 양의 수분을 함유하고 있기 때문이다.

신체가 운동이나 열적인 환경에 노출되게 되면 **항상성**을 유지시켜주기 위하여 신체로부터 수분의 손실이 일어나게 되는데, 이와 같은 현상을 일컬어 탈수라고 한다[127, 128].

인체는 체중의 0.5~1.0%에 해당되는 700 mL 정도의 수분 손실로 인한 탈수가 일어나면 갈증으로 인한 수분섭취 욕구를 유발시키며, 체중의 약 3%의 수분 소실 시 운동능력의 감소가 본격적으로 나타나게 된다. 나아가 체중의 5%만큼 탈수가 일어나게 되면 혼수와 신경계통의 상태를 불안정하게 변화시키는 증세가 나타나고 이때의 생리적 증상의 특징으로는 자극감수성, 피로, 식욕부진 등이 나타나게 된다. 7%가 넘는 탈수부터는 극히 위험한 시점으로 음식물 섭취를 어렵게 만들며, 10% 이상의 탈수 시에는 경련을 수반하고 걷기에 지장을 받게 된다. 더 심한 15%의 탈수 시에는 소변량이 감소하고 침을 삼키는 데 어려움을 동반하여 일시적인 정신착란과 피부가 움츠러드는 증세를 일으키게 되며, 20%가 넘게 되면 피부는 갈라져 출혈이 발생하게 되고, 죽음에까지 이르게 만든다[127, 129].

따라서 탈수가 심해지기 전에 수분섭취를 해줘야 하는데, 관련된 연구로 Wilmore & Costill (2004)에 따르면 0.5~1.0% 수준의 탈수에서 수분섭취는 탈수를 최소화하고 체내 온도의 상승을 완화시키며, 순환계통에 집중되는 스트레스도 줄일 수 있다고 보고하여 수분섭취의 중요성을 제시하였다[130].

인체에서 땀을 흘릴 경우 수분이 세포 외액에서 빠져나오게 되고 이로 인해 저장성의 상태가 되는데, 이런 이유로 적혈구에서 수분을 방출해서 저장성의 상태를 평형 상태로 만든다. 그러므로 땀을 흘린 경우 수분은 세포 내액과 외액 모두에게 방출된다고 할 수 있다[131, 132].

즉, 운동으로 인해 다량의 땀을 분비함에도 불구하고 물을 보충하지 않는다면 피하 혈관과 활동 근육에 보내야 할 혈액이 부족하게 되어 심박출량과 체온이 감소하여 체내에 쌓인 피로물질의 제거율이 감소하게 되어 결국 신체능력이 현저히 저하된다는 것이다[133].

더불어 땀은 분비를 통해 수분을 증발시킴으로써 인체를 냉각시켜 적정수준의 체온을 유지하도록 해준다. 하지만 신체의 수분량이 부족해 땀을 통한 열의 발산이 이루어지지 않게 되면 고체온증이 유발되어 치명적인 열사병이 유발될 수 있다[134].

또한 운동 중 수분을 공급해야 하는 가장 중요한 이유는 심박출량을 유지시키고, 피부로의 혈류량을 유지시켜 체온의 과다한 상승을 막는 것이다. 수분은 체내에서 많은 기능을 하지만 그 중에서도 인체의 주된 구성물질로서 미네랄, 비타민, 아미노산, 글루코스의 용해제로 작용을 한다.

따라서 수분 부족으로 인한 생리적 역효과를 방지하기 위해서는 수분을 일정하게 섭취하여야 하며, 특히 더운 환경에서 장시간 운동하는 사람에게는 필수적이다. 또한 앞서 말한 것처럼 여성들이 물만 마셔도 살이 찐다는 이유로 수분섭취를 기피하는데, 대부분의 일반적인 물에는 칼로리가 거의 없기 때문에 체질이나 질병에 의해 나타나는 부종이 아니라면 이와 같은 핑계는 말도 안 되는 것이다. 따라서 운동을 하게 된다면 필수적으로 수분섭취를 하여야 한다. 하지만 한

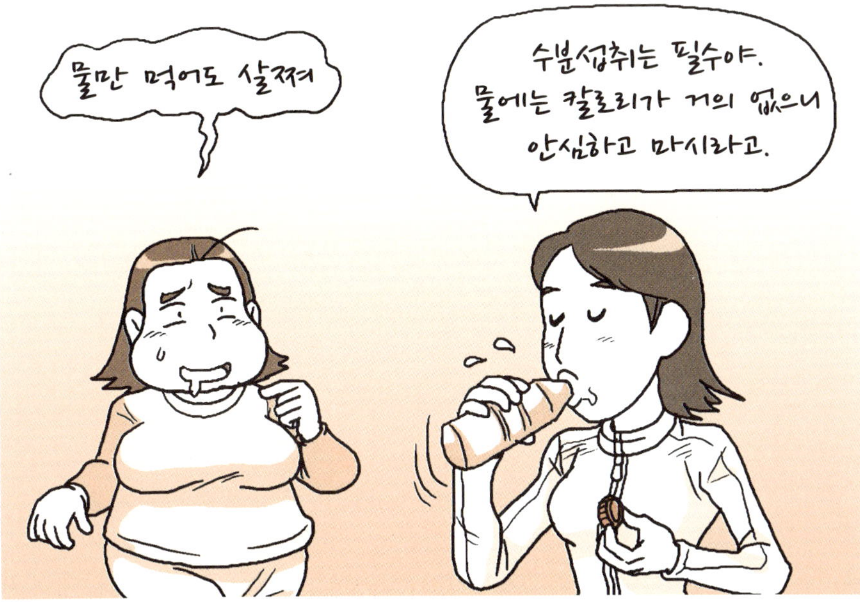
물만 먹어도 살쪄
수분섭취는 필수야. 물에는 칼로리가 거의 없으니 안심하고 마시라고.

꺼번에 많은 양을 마시면 복부 팽만감으로 인해 불쾌감을 느낄 수 있기 때문에 4~8°C의 물이나 음료를 80~120 cc씩 10~15분 간격으로 자주 마시는 것을 권장하며, 체중 감소에 목적을 둔다면 물에 녹차나 커피를 섞어 마시는 것도 좋은 방법일 것이다.

운동 전 수분을 보충하는 목적은 신체활동이나 운동에 참여하기 전에 정상적인 체수분과 전해질 수준을 유지하기 위함이다. 하지만, 신체활동 또는 운동 전에 충분한 수분을 섭취하지 못할 경우에는 수분과 전해질의 균형을 정상적으로 유지할 수 없게 된다. 일반적으로 수분섭취의 시기는 운동 4시간 전에는 5~7 mL/kg의 수분을 섭취해야 하며, 경기에 참여하는 선수들에게는 경기 시작 2시간 전 3~5 mL/kg의 수분을 추가적으로 섭취시켜야 한다. 또한, 과수화상태인 사람들에게는 나트륨이 포함된 수분(20~50 mEq)을 섭취하게 해야 한다[135].

종합해 보면 물에는 칼로리가 없기 때문에 체중증가와는 상관이 없다. 그리고 수분섭취를 제한한다면 오히려 신체의 손상을 증가시키게 된다. 따라서 운동을 수행하게 될 경우 수분을 섭취하여야 하며, 특히 땀을 흘릴 경우는 필수적으로 수분을 섭취하여야 한다.

용어설명

• **항상성:** 생체의 기능이 올바르게 작동하고 생명을 유지하기 위해서는 체온, pH(수소이온농도), 삼투압 등의 신체내 각 조절 요인들이 일정하게 유지되어야 하는데 항상성은 이러한 요인들을 일정하게 유지시키기 위해서 작용하는 것을 말한다. 예로 체온이 상승하면 땀이나고, 추우면 몸을 떠는 것이 이와 같은 항상성 작용에 속한다.

22

C·h·a·p·t·e·r

운동 중 물이 좋나요? 스포츠 음료가 좋나요?

앞서 설명한 것처럼 운동 중 수분섭취는 매우 중요하다. 하지만 운동 중 수분을 섭취하는 방법 및 종류는 여러 가지가 있는데 이 중 찬 음료의 섭취는 미주신경을 자극하여 상대적 **서맥반응**을 유발하고 심부 온도를 감소시켜 심장 의 열 스트레스를 감소시키고 더운 음료보다 더 많은 수분 섭취를 유도하여 탈수를 예방하기 때문에 더욱 효과적이다[136]. 더불어 탄수화물이 포함된 음료는 장기간의 운동을 수행할 동안 에너지의 근원이 되며, 더 많은 수분을 섭취할 수 있도록 돕기 때문에 효과적이다. 그리고 6%의 탄수화물이 포함된 스포츠 이온음료의 경우는 물이나 다른 농도의 탄수화물 음료보다 장 내의 흡수율이 좋고 심지어 운동능력의 향상을 촉진시키는 효과를 나타낼 수 있다[137, 138].

스포츠 이온음료는 1965년 20여 명의 미식축구 선수가 열사병으로 사망한 것이 계기가 되어 플로리다 주립대학의 Gates 박사를 통해 운동 중 소실되기 쉬운 Na^+, K^+ 등의 전해질을 포도당과 함께 체액과 등장액이 되게 한 후 선수들에게 섭취시킨 결과 수분의 흡수가 신속하게 일어나 열사병을 방지함은 물론 운동 기능 유지에 효과가 크게 나타나면서 부각되기 시작하였다. 이후 구체적으로 수분의 섭취시기, 섭취량과 빈도, 섭취하는 수분의 조성 등 수분 섭취 방법에 따른 수행력의 변화에 대한 연구가 이루어지기 시작한 것은 1970년대부터이며, 이러한 연구를 통하여 운동 활동에서 생기는 생리화학적 변화를 과학적으로 연구하여 처방 개발된 것이 이온음료인 것이다[139].

이온음료의 시판은 1967년 Stoley 사에 의해 Gatorade가 상품화되었고, 72년에 노르웨이의 CMH 사에서 XL-1, 1980년에 일본의 대총제약이 Pocari Sweet를 만들어내었다. 이 음료들 중 여러분들도 게토레이와 포카리 스웨트는 친숙할 것이다.

이렇게 개발된 이온음료는 수분을 보통 물보다 신속히 체내에 흡수하므로 탈수증을 예방할 수 있을 뿐만 아니라 구연산염, 중탄산염이 첨가되어 있어 탈수증에서 수반되는 산성증을 예방하기도 한다. 또한 탈수로 인해 소실되기 쉬운 Na^+, K^+, Ca^{++}, Mg^{++}, Cl^-이온 등이 함유되어 있으며, 농도는 낮으나 에너지원으로 포도당이 첨가되어 갈증을 신속히 해소시키면서 링겔이나 포도당 주사를 맞는 것과 동일한 약리효과를 나타낼 수도 있다[140].

하지만 이 부분을 면밀하게 살펴보면 문제점을 찾아낼 수 있다. 앞서 설명한 것처럼 대부분의 스포츠 이온음료는 탄수화물이 들어있는데 이 함유량이 각설

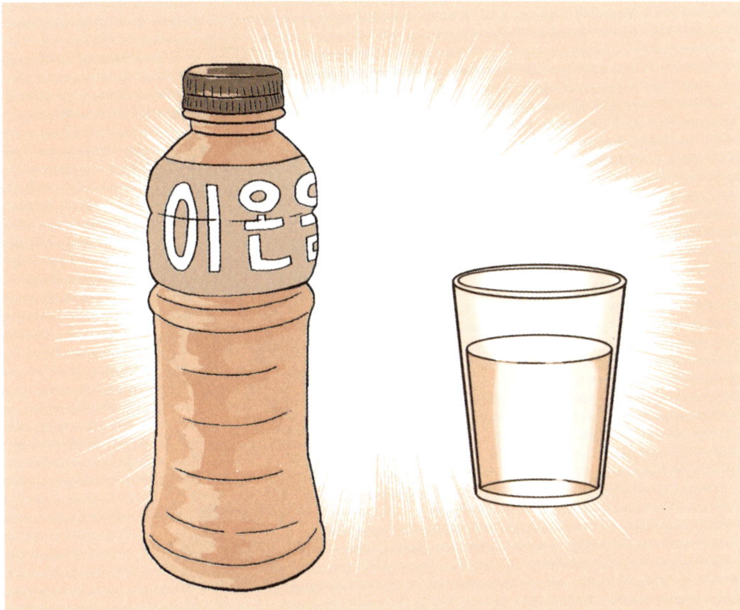

탕 5~7개 분량으로 신속하게 인체에서 흡수되도록 농도가 맞추어져 있다. 더불어 평균 120 mg 정도의 나트륨(소금 약 0.3 g)이 함유되어 있고, 칼로리도 햄버거 반개에 해당하는 120 Kcal가 함유되어 있다. 따라서 일정 수준 이상의 운동을 통한 전해질 소실과 수분의 손실 및 칼로리 소비가 이루어지지 않은 상태에서 스포츠 이온음료를 섭취하게 된다면 오히려 칼로리를 섭취하는 현상을 일으키게 되는 것이다. 다시 말해 체중을 감량하고자 하는 사람의 경우 열심히 운동을 하고 난 후 스포츠 이온음료를 마시게 되면 운동의 효과를 원점으로 되돌리는 과오를 범하게 되는 것일 수도 있다는 것이다.

이와 관련하여 대한비만치료학회에서는 2011년 건강관련 기사에서 "스포츠 이온 음료들은 운동 전후나 땀을 많이 흘리는 여름철에 수분 보충을 위해 많이

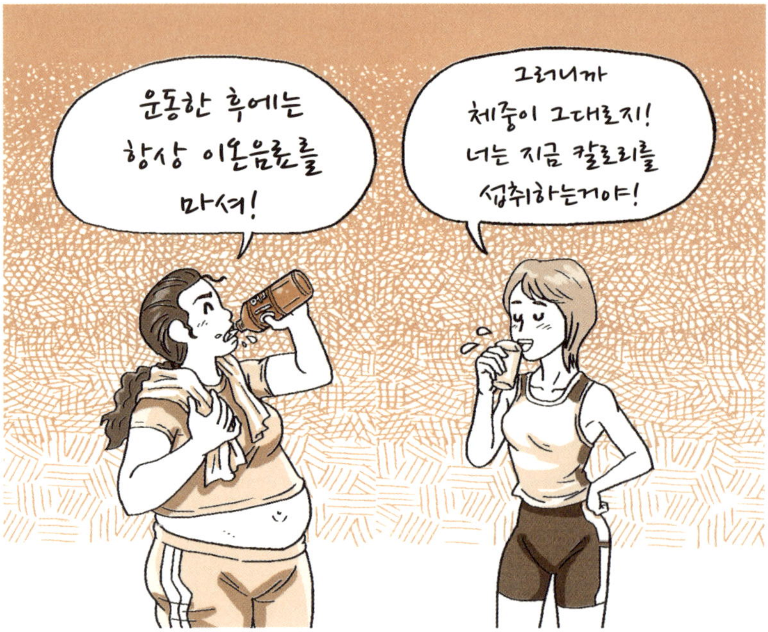
운동한 후에는
항상 이온음료를
마셔!
그러니까
체중이 그대로지!
너는 지금 칼로리를
섭취하는거야!

마시지만 설탕 성분이 많이 들어 있고 칼로리가 높은 경우가 많으므로 체중 조절과 다이어트를 위해서는 반드시 당류와 칼로리 함유량을 확인하고 마셔야 한다"고 말해 일반인들이 그저 스포츠 음료는 체중 증가와 관련이 없겠지 하며 마실 수 있는 문제점을 짚어주기도 하였다.

그리고 British Medical Journal 리뷰에 따르면 1,035개의 스포츠 음료 웹 페이지를 심사하여 총 104개의 제품에 대해 운동 성능을 향상시킨 431건의 주장을 확인했지만 사이트의 절반 이상이 참고 문헌을 제공하지 않았으며, 참고 문헌을 통해 체계적으로 강점과 약점을 파악할 수 없었다고 하였다. 또한 나머지 절반 중 84%가 편향성 위험이 높은 것으로 판단된 연구를 언급했으며, 3명만이 고품질로 평가하였고 가장 강력한 형태의 증거를 제공하는 체계적인 검토는 언급하지 않았다고 하여 음료의 실효성에 의문을 제기했다[366].

더불어 스포츠 음료의 장점에 대한 많은 연구에서 중요한 문제 중 하나는 장기간 높은 강도로 운동을 계속하는 고도로 숙련된 운동선수만을 대상으로 한다는 것이다. 그러나 스포츠 음료 사용자의 대다수는 주당 매우 짧은 시간 동안 훈련을 하거나 상대적으로 낮은 강도로 운동을 하는 사람들이 대부분이다. (예를 들어 달리기 대신 걷기). 즉, 현재의 근거가 대중에게 스포츠 음료로 인한 이익에 대해 알릴만큼 충분한 품질이 아니라는 것을 의미한다. 더욱 중요한 것은 스포츠 음료가 어린이들 사이에서 인기를 얻음에 따라 비만 수준에 기여할 수 있다는 것이며, 한 연구에 따르면 미국 부모 중 4분의 1 이상이 스포츠 음료가 아이들에게 건강하다고 믿고 있다는 것이다[367].

종합해 보면 많은 땀의 소실로 인한 전해질 보충과 마실 때의 상쾌함을 주는 효과는 전해질 음료가 월등하다. 하지만 많은 땀의 분비로 인한 전해질 소실이 일어나지 않는 상황이라면 굳이 스포츠 이온음료를 마셔 칼로리의 소비를 원상태로 만들 이유가 없는 것이다.

따라서 운동선수가 아닌 적절한 운동을 수행하는 일반인이라면 스포츠 이온음료의 섭취보다는 일반 수분을 섭취하는 것이 보다 효율적일 것이다.

하지만 땀을 많이 흘리고 전문적으로 과격한 운동을 하는 사람이라면 스포츠 이온음료를 섭취할 것을 권장한다.

그리고 음료의 섭취는 갈증에 의존하는 것이 최선의 전략이며, 목이 마를 때 수분을 섭취하면 지구력을 최대화하여 운동능력이 향상되는 데 도움을 줄 수 있으므로[365] 본인 스스로 갈증을 느끼기 시작하는 시점에서 음료를 섭취하는 것이 가장 효율적일 것이다.

본 저자도 스포츠센터에서 열심히 운동을 한 후 스포츠 음료를 섭취하는 비만인들을 볼 때 안타까움을 느꼈던 적이 한두번이 아니다.

용어설명

- **서맥반응:** 1분에 60회 미만의 비정상적으로 느리거나 불안정한 심장 박동으로 몸으로 충분한 양의 산소를 공급하지 못하는 상태.

23

Chapter

땀과 열이 많이 나면 체중감량효과가 크다?

땀이 나는 것을 전문적 용어로 발한이라고 하며, 체온과 심부 온도가 일정 수준 이상 상승하게 되면 땀의 분비가 급속히 증가하게 되는데, 이때의 체온을 발한역치라고 한다. 땀을 분비하며 증발시킴으로써 체온이 증가할 때 체온을 낮추어 주는 역할을 하는 것을 땀샘(汗腺, sweat gland)이라고 하며, 표피로 땀을 분비하기 위한 하나의 가지로 된 관으로 나선 모양을 하고 있다[141].

땀은 신체활동에 의한 자극, 외부환경에 의한 자극 그리고 심리적 자극 등에 의해 뇌 속의 뇌하수체전엽이 흥분됨으로써 분비된다. 뇌하수체전엽이 자극을 받으면 교감신경이 흥분하여 아드레날린을 분비시키고 이것이 땀샘으로 하여금 땀을 흐르게 만들어 체온조절의 역할을 하게 되는 것이다[142].

땀은 소변과 더불어 체중의 60%를 차지하는 체내수분의 균형을 조절하는 데

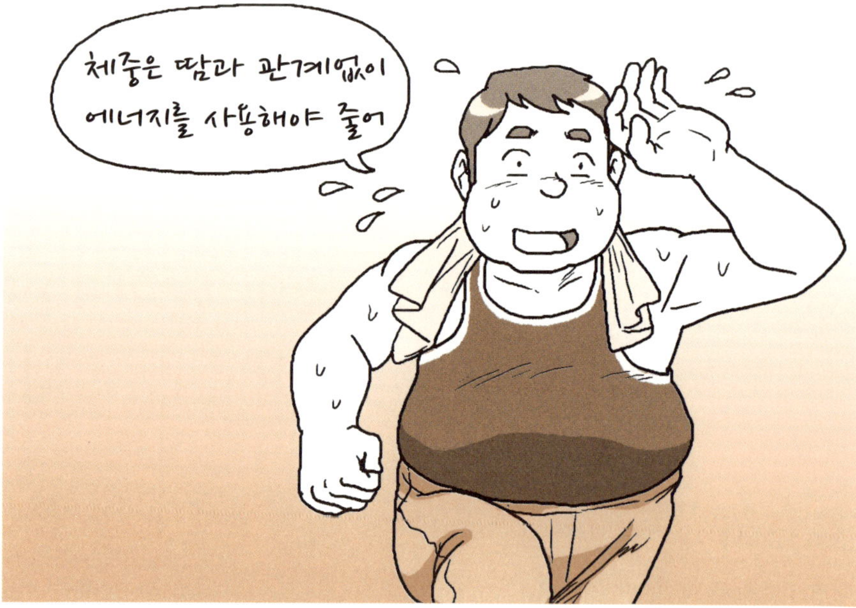

있어서 아주 중요한 요소이다[143].

인체는 주위 환경에 관계없이 일정 온도를 유지하는 인체 내 매우 특별한 체온조절기전(mechanism)을 가지고 있다. 체내에 존재하는 이러한 체온조절 기전은 원칙적으로 방열과 산열의 균형을 통해서 이루어진다. 체온이 일정 온도보다 낮을 때에는 체내에서 열을 생산해 체온의 하강을 막고 체온이 일정 온도 이상 높을 때에는 체내 열 생산을 억제하거나 체내 열을 외부로 발산해야 한다. 체내에서 발생된 산열을 외부로 발산하기 위해서는 발한, 피부혈관 운동조절에 의한 복사, 폐로부터 수분증발에 의한 방법이 주로 이용된다[144]. 이처럼 땀은 인체의 체온을 조절하기 위해서 분비된다. 하지만 많은 사람들은 운동 시 많은 양의 땀을 흘리면 운동효과가 높아지고 체중이 빠진다고 잘못 생각하는 경우가 많다. 왜냐하면 운동선수들이 계체량 통과를 위한 체중감량 방법으로 땀복을 입고 뛰는 모습들을 봐왔기 때문이다. 하지만 이와 같은 방법은 운동선수들에게 일시적으로 통용되는 것이지 일반인이 하기에는 효율적인 측면에서 문제가 많다. 왜냐하면 운동선수가 땀복을 입고 체중감량을 하는 이유는 일반인과 달리 체내 지방량이 적기 때문에 체중을 조절하기 위해서는 수분의 감량만이 효과적인 체중감량 방안으로 작용할 수 있기 때문이다. 그리고 선수들도 시합이 끝나면 대부분 체내 수분량이 원상태로 돌아오며 체중도 원상태로 돌아오게 된다. 다시 말하면 체중은 땀과 관계없이 에너지를 사용하면 줄어들게 되므로, 다량의 땀 분비는 오히려 체온조절 기능의 상실로 인해 근피로와 심장리듬의 방해를 이끌어 내어 인체를 손상시키게 된다[145].

24

C·h·a·p·t·e·r

사우나와 땀복 다이어트 효과 있나요?

앞서 설명한 것처럼 많은 사람들은 땀을 내면 체중감량에 효과적일 것이라 믿으며 사우나를 이용하여 땀을 빼거나, 몸에 랩을 감고 운동하거나, 땀복을 입고 운동을 한다. 특히 최근에는 홈쇼핑 등에서 전 복싱 챔피언이 출연해 땀복을 판매하는 모습을 쉽게 볼 수도 있었다. 그렇다면 왜 사람들은 땀을 빼는 방법이 체중감량에 효과적이라 믿는 것일까? 그것은 땀을 뺀 후 체중을 재면 바로 저하된 체중을 확인할 수 있기 때문이다.

이와 같은 체중저하 현상은 인체내 수분 감소로 인한 탈수에 따른 일시적인 현상으로, 수분을 다시 섭취하면 정상 체중으로 돌아오게 되기 때문에 오히려 인체의 문제만을 야기하게 된다.

억지로 열을 발생시켜 땀을 빼게 되면 발생하는 인체의 문제로는 열 발산을 위해 신체 표면의 모든 혈관들이 확장되고 확장된 혈관을 채우기 위해 혈액 요구량이 증가됨으로 인해 두뇌로 흐르는 혈액의 양이 감소되어 산소 공급의 방해와 심한 탈수현상이 나타날 수 있으며[146], 땀을 많이 흘리게 되면 세포내 · 외액 부분은 열 발산을 제대로 할 수 없고, 열에 대한 저항성이 감소되어 심혈관기능을 어렵게 할 수 있다[147].

그리고 땀복을 이용하는 방법은 급격한 에너지원의 고갈과 수분량의 감소, 최대하운동 수행 중 심박수의 증가, 심박출량과 신장으로 공급되는 혈액량 및

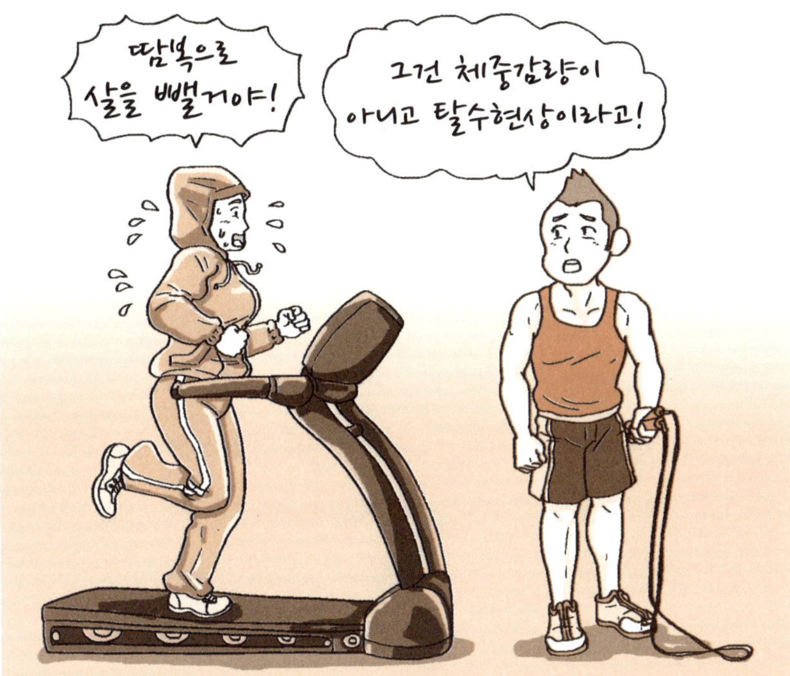
땀복으로 살을 뺄거야!
그건 체중감량이 아니고 탈수현상이라고!

여과율[148], 그리고 혈중 헤모글로빈 등의 감소를 유발함으로써 운동능력의 저하 및 건강상의 유해요인으로 작용하는 것으로 알려져 있다[149, 150]. 이와 관련 하여 여러분들의 기억에 남아있을지 모르겠으나 2003년 전국체전 전라북도 고등부 레슬링 선수인 故 김종두 군의 가슴 아픈 사연이 언론을 통하여 보도된 적이 있다. 이 보도 내용은 김군이 대회 열흘을 앞둔 상태에서 10 kg이나 살을 빼야했고 체중감량을 위해 땀복을 입고 40여 분간 운동장을 돌던 중 쓰러져 병원으로 옮겨졌으나 중태에 빠졌고 이틀 후 심한 탈수현상으로 장기가 많이 훼손된데다 뇌사상태가 진행되는 등 가망이 없어 산소호흡기를 뽑았다는 내용이었다. 이처럼 땀복은 열의 발산을 너욱 어렵게 하기 때문에 인체의 심각한 손상을 증가시킬 수 있다.

요약하면 땀을 인위적으로 내는 운동은 오히려 탈수 현상을 야기하고 몸의 손상을 증가시킨다. 따라서 면 소재의 통풍이 잘 되는 옷을 입고 인체가 체온조절을 원활하게 할 수 있는 상태에서 운동에 임하여야 인체의 손상을 최소화할 수 있음을 명심해야 할 것이다.

25

C·h·a·p·t·e·r

성장기 때 근력 트레이닝을 하면 키가 자라지 않나요?

최근 TV에 출연한 한 여성이 키 180 cm 이하 남성을 보고 '루저'라고 말해 파문을 일으킨 적이 있다. 이처럼 키가 매우 중요한 관심사로 부각되면서 청소년들 사이에 키 크는 음료, 키 크는 잠옷, 신발, 영양제 등 일명 '롱다리 마케팅' 붐이 불러일으켜지고 있다. 하지만 인간에게 있어 성장은 유전자, 호르몬, 영양소 그리고 여러 가지 성장 환경의 요소들 간 지속적 상호작용에 의해 이루어지며, 환경적인 요인들로는 영양, 운동, 스트레스, 질환, 수면, 사춘기 도래시기 등 광범위한 다양한 요인들이 있기 때문에 단순하고 일시적인 방법으로는 성장을 방해하고 오히려 손상을 유발할 수 있다[151].

이처럼 성장은 유전적 요인과 환경적 요인들에 의해 영향을 받게 되며, 이 중 운동은 궁극적으로 활동에너지 소비량의 증가를 통해 일반 어린이들에게는 인체 내부환경(호르몬, 골대사 등)을 바람직하게 조성시켜 신장 발육에 긍적적인 영향을 줄 수 있다[152].

여러분들도 성장과 관련하여 성장호르몬에 대해 많이 들어봤을 것이다. 간략하게 성장호르몬의 역할을 살펴보면 간 조직으로부터 여러 세포들과 상호작용을 하면서 단백질 합성, 골격의 성장, 세포의 증식에 중요한 역할을 하는 호르몬을 방출시키도록 작용하여 성장 촉진에 영향을 미치고 뼈의 길이 성장의 관여와 더불어 골 재흡수에도 영향을 미치는 역할을 한다[153]. 또한 성장호르몬의 농도는 성장기에 있어 성장과 비례하며[154], 낮에 운동을 실시한 후 밤의 수면 중에는 훨씬 더 많은 양이 분비되어 성장에 보다 큰 도움을 준다[155].

운동은 비만 어린이들에게는 성장 패턴에 변화를 유발하여 조기에 성장이 중단되는 일을 예방할 수 있다. 즉, 운동은 성장 기간을 증가시키며, 비만아는 체지방의 감소(지방 수와 크기 감소)를 통해 성장이 촉진된다[156].

또한 운동 시 발생하는 근육의 반복적인 수축과 이완작용은 근골격계에 물리적인 자극을 가함으로써 뼈와 근육의 비대성장(hypertrophic growth)을 일으키는 요소로 작용한다. 이처럼 운동은 성장에 도움을 주기 때문에 많은 사람들이 유산소 운동 또는 배구선수와 농구선수가 키가 크다는 이유로 점프 동작이 들어간 운동 등을 권장해왔다. 반면 웨이트 트레이닝과 같은 근력운동은 뼈에 손상을 주고 근육에도 손상을 줘 성장을 방해한다는 낭설 때문에 기피하여 왔다. 그렇다면 근력운동은 성장을 방해하는가? 답부터 말하자면 'NO'이다. 이런 낭설이 떠돌게 된 가장 큰 이유 중 하나는 경량급의 키가 작은 역도선수들이 TV에 나오는 것을 보았기 때문일 것이다. 왜냐하면 역도경기는 비인기 종목으로 올림픽이

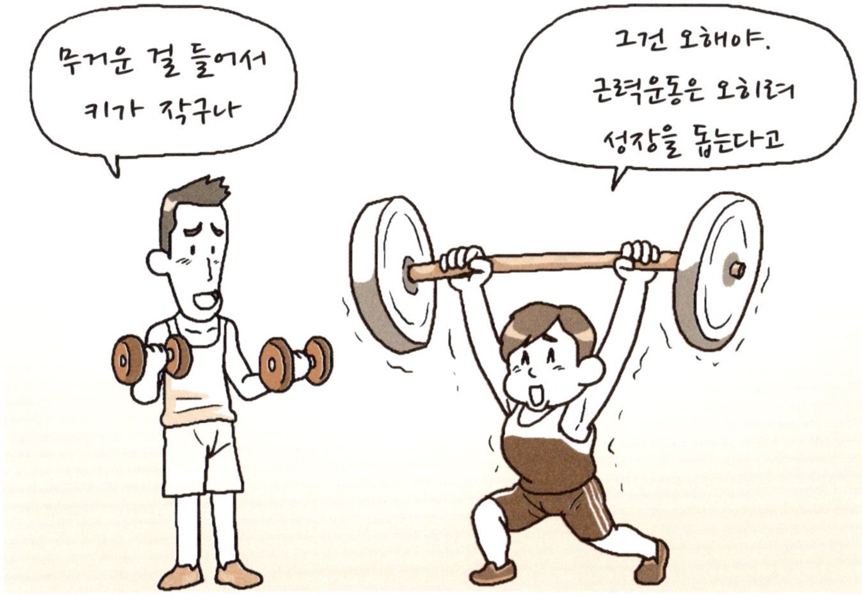

나 아시안게임 같은 국제 경기만을 TV에서 방영해주는데, 이때 매달을 획득할 수 있는 경량급 선수들의 경기들만이 방영되기 때문에 역도와 같은 중량 운동을 하게 되면 키가 자라지 않는다고 믿게 된 것이다. 다시 말해 수많은 역도 체급 중 경량급 종목만이 메달권이기 때문에 TV에서 경량급 선수들의 경기만이 방영되고 자연스레 이 체급에 걸맞는 적합한 체형의 선수들인 작은 신장을 갖고 있는 선수들이 보여지기 때문에 이러한 오해 아닌 오해가 파생된 것이다. 더불어 단순한 생각으로 '역기가 몸을 눌러 성장에 방해를 줄 수 있을 것이다'라는 막연한 생각도 일조를 했다. 반대로 농구나 배구를 하면 키가 자란다고 생각하는데, 마찬가지로 TV에서 보여지는 이 종목의 우수선수들은 적합한 체형의 신장을 가진 선수들만이 남았기 때문이다. 따라서 저항성 운동을 하면 키가 자라지 않는다는 말들은 근거가 없는 말이라고 할 수 있다.

이와 관련해 ACSM (1998)은 무게를 이용한 저항성 근력 운동의 경우 비만 해소와 더불어 성장에도 도움을 줄 수 있는 운동프로그램이라고 하였으며[6], Singh 등(1999)도 저항성 운동은 많은 운동단위를 동원시켜 근세포의 성장 및 근력의 발달을 촉진시키고 성장호르몬 분비를 직접 자극함으로써 성장에 직접적인 영향을 미친다고 하였다[157]. 이처럼 저항성 운동이 성장에 있어 효과적인 프로그램이라고 소개되고 있지만, 성장기에 있어 상해 및 성장 저해의 요소가 될 수 있나는 잘못된 선입건에 의해 많은 부분이 배제된 것이 사실이다.

따라서 성장기 아동에게 있어 적절한 저항성 운동은 성장호르몬 분비를 자극하여 성장에 도움을 줄 수 있다는 점을 인식하고 저항성 운동을 수행할 수 있도록 권장해야 한다. 특히 상해를 예방하기 위해서는 저항성 밴드 운동을 이용하는 것도 좋은 예일 것이다. 그러나 주의할 점도 있다. 성장기에는 근력이 아직 약하므로 무리해서 무거운 웨이트를 사용하지 않고, 자신에게 맞는 부하와 올바른 자세로 트레이닝을 실시하도록 해야 한다. 그리고 성장에 도움을 준다는 등의 이유로 성장판이 닫히기 전 과도한 충격을 주는 점프 동작이나 과도한 운동을 하면 뼈끝에 균열이 생기거나 깨져 뼛조각이 생길 수 있으며 어깨나 팔꿈치, 손목, 발목 성장판 손상으로 만성통증 증후군이 나타날 수 있으므로 주의를 기울여가며 본인의 능력에 맞는 운동을 실시하여야 한다. 더불어 충분한 휴식과 수면, 그리고 영양섭취는 반드시 필요한 요소임을 명심하여야 할 것이다.

26

C·h·a·p·t·e·r

운동은 혼자 하는 것보다 파트너와 하는 것이 좋나요?

저항성 운동을 혼자 하는 것보다 파트너와 함께 하는 것이 좋다는 것은 운동을 해본 사람이라면 누구나 공감할 것이다. 왜냐하면 저항성 운동은 정적인 운동에 속하기 때문에 참 지루하고 힘들다. 본 저자도 혼자 운동을 할 때는 금방 지루함을 느끼고 파트너와 함께 운동할 때의 강도가 아닌데도 쉽게 지치고 운동을 짧게 하곤 하였다. 그리고 파트너가 운동을 하지 않는 날이면 운동에 대한 흥미가 없어 나 자신도 운동을 쉬곤 했던 기억이 있다.

이처럼 저항성 운동을 하는 데 있어 파트너의 역할은 매우 중요하다. 그 이유로 첫 번째는, 파트너와 운동을 하면 지루하지가 않다는 것이다. 자신의 순서에서 1세트를 하고 다음 세트로 넘어가기 전 파트너의 운동 수행 시 보조역할을 하거나 중간중간 담소를 나누게 되면 지루함을 느끼지 못하는 경우가 많기 때문이다. 두 번째로, 최대한의 근력을 끌어내어 운동의 효과를 극대화시킬 수 있다. 대부분의 사람들은 혼자 운동을 하게 되면 자신의 근력의 80% 수준밖에 끌어낼 수 없다. 하지만 파트너가 근력을 끌어낼 수 있도록 밀고 잡아주면 100% 이상의 힘을 끌어낼 수 있고 더불어 근육에 더욱 부하를 주게 되어 운동의 효과를 극대화시킬 수 있다.

세 번째는, 기구를 잘못 사용하여 부상이 일어날 확률을 매우 줄여준다. 프리웨이트 기구(덤벨, 바벨 등)는 중량운동을 반복하다가 마지막 동작에서 못 들어 부상이 일어나는 경우가 많기 때문에 파트너가 위급한 상황에서 도움을 주어 부상을 예방할 수 있다.

마지막 네 번째는, 가장 중요한 요소로서 자신이 지금 어떻게 운동을 수행하고 있는지 피드백을 당장 얻을 수 있다는 점이다. 저항성 운동에 있어 가장 중요한 것은 자세이다. 예로 현재 10 kg의 중량으로 운동을 하고 있는 사람이 올바른 자세로 사용하고자 하는 부위에만 부하를 가하게 되면 절대로 기존의 운동량만큼을 소화해낼 수 없다. 그만큼 자세가 중요하기 때문에 현재 자신의 운동자세에 대한 조언을 받아 자세를 교정하고 운동수행능력을 극대화시킬 수 있으며, 상해를 예방할 수 있다. 이 외에도 날씨나 회식자리 등과 같은 자기합리화를 통해 운동을 기피하려는 것을 막아줄 수 있으며, 서로 경쟁심을 자극하여 운동의 효과도 극대화시킬 수도 있다. 이와 관련하여 Handfield 등(1990)은 파트너 상호간의 원활한 커뮤니케이션은 운동의 효과성과 효율성을 향상시킨다고 보고하여 파트너의 중요성을 일깨워 주었다[158]. 따라서 다음의 파트너 섭외 시 고려사항을 참고하여 운동을 수행한다면 운동의 효과를 극대화시킬 수 있을 것이다.

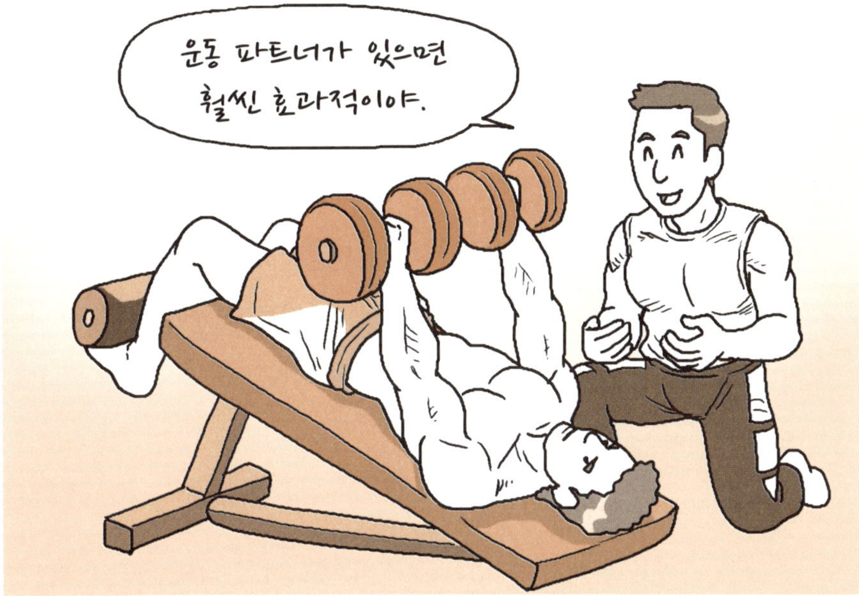

• 파트너 섭외 시 고려사항

① 운동경력 및 수준: 당신이 초보자라면 운동수준이 높은 사람과의 파트너 구성은 적합하지 않다. 서로 운동강도가 맞지 않아 파트너가 곧 싫증을 내고 당신도 좌절을 하게 되어 운동에 대한 흥미가 떨어질 것이다.

② 개성: 당신과 비슷한 성격 및 성향을 가진 사람을 선택하라. 운동을 정말로 진지하게 여기는가? 그렇지 않으면 놀면서 하기를 좋아하는가? 말이 많은 사람인가? 그렇지 않으면 조용한 사람인가? 운동 중 불필요한 대화의 연속은 운동 시간을 허비하고 운동

의 효과를 낮추게 된다.

③ 음악취향: 운동하면서 어떤 종류의 음악을 듣는가? 많은 연구에 의하면 운동 중 음악은 운동수행에 도움이 된다. 따라서 비슷한 취향의 음악성을 갖고 있는 사람이 동일한 음악을 들으며 운동을 할 경우 운동의 효과는 높아질 것이다.

④ 성별: 어떤 여성들은 여자들과 운동하는 것을 편하게 여기는 반면 어떤 여성들은 남자들이 운동에 에너지를 불어넣어 주는 것을 좋아한다. 또는 남자들은 여성들을 보조해주고 본인의 능력을 과시하며 최대의 운동능력을 발휘하기도 한다. 따라서 본인의 운동을 위한 동기를 부여할 수 있는 성별의 파트너 선택도 중요하다.

27

C·h·a·p·t·e·r

운동을 하다 그만두면 근육이 지방으로 변하나요?

여러분들의 주변을 살펴보면 여름에는 근육질 몸매였는데 겨울에 보니 지방형의 몸으로 바뀌어 있는 사람들을 흔히 볼 수 있을 것이다. 이와 같은 체형의 변화는 대부분 운동중단으로 인해 나타내는 현상으로, 많은 사람들은 이와 같은 체형의 변화가 운동을 하지 않아 근육이 지방으로 바뀐 것이라고 생각을 한다.

여기에서 말하는 운동중단이란 불충분한 운동 자극에 대한 반응으로써 운동에 의해 유발되었던 적응에 대한 부분적 또는 완전한 소실을 말한다[159]. 그리고 운동중단은 규칙적인 운동으로 개선되었던 여러 가지 생리적 변화들이 단기간 내에 빠르게 퇴화하면서 운동 실시 이전의 상태로 돌아가게 만든다[130]. 특히 근육운동의 경우 운동을 중단하게 되면 근부피의 감소에 따른 현상인 근위축이 발생하게 되고 이로 인해 근원섬유(myofibril)의 단백질 함량이 감소되어 근섬유(muscle fiber)의 횡단면적(cross-sectional area)이 줄어들고 근육의 부피(muscle mass)가 감소하게 만들어 기초대사량도 낮추게 만든다[160]. 즉, 평상시 운동을 통해 사용하던 칼로리도 소모하지 못하고 기초대사량까지 낮아져 평상시 섭취하던 칼로리만으로도 몸에 많은 양의 칼로리를 축적하게 되는 상태로 만드는 것이다. 이와 같은 현상들로 인해 근육은 점점 소실되고 축적되는 칼로리는 점점 지방으로 몸에 쌓여가 지방형 체형으로 변하게 되는 것이다.

다시 말하면 운동을 하다가 그만두면 근육세포가 지방 세포로 변환되는 것이 아니라 점차 약화되는 것이며, 평소 하던 운동을 안 하니까 에너지 소모가 줄고 남아도는 잉여 에너지를 지방으로 만들어서 따로 저장하기 시작하기 때문에 팔,

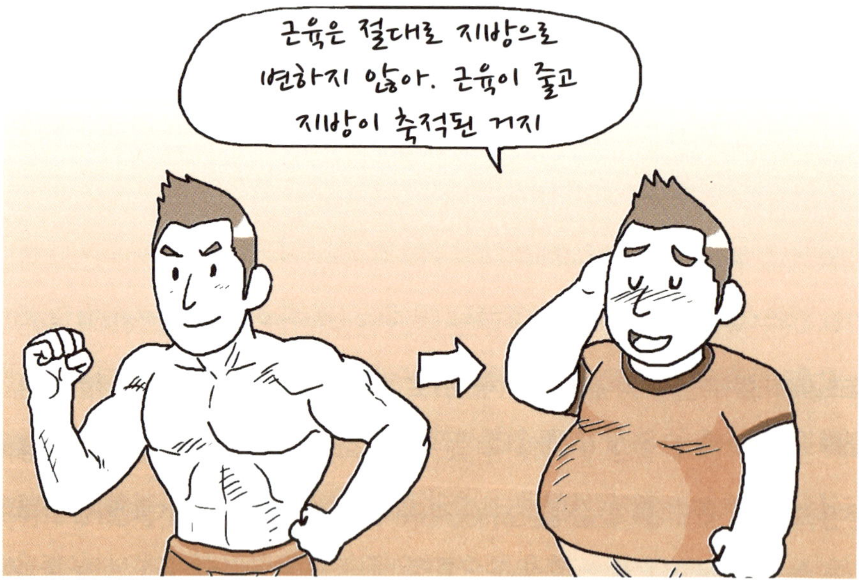
근육은 절대로 지방으로
변하지 않아. 근육이 줄고
지방이 축적된 거지

다리의 근육량은 줄고, 배 쪽의 지방은 늘어서 흔히 말하는 복부 비만의 형태가 되는 것이다. 한번 생성된 근육이 지방으로 바뀐다는 것은 생리학적으로 불가능하다. 즉, 근육이 지방으로 변화한 것이 아니라 근육의 소실과 함께 지방의 축적이 일어나는 것이다. 따라서 근육을 유지하고 지방의 축적을 방지하기 위해서는 꾸준한 근육운동을 수행하는 것이 최선의 방법이다.

28

C·h·a·p·t·e·r

아무리 **먹어도 마르는 이유**는 뭔가요?

여성들에게는 전혀 말도 되지 않는 이야기겠지만 남성들의 경우 살이 찌고 싶어 하는 경우가 많다. 왜냐면 별것 아니지만 남성들은 체형조건에 따라 자신감을 갖거나 혹은 위축되는 경우가 많기 때문이다. 이처럼 남성들은 보다 더 건장한 몸을 만들어 자신감을 갖고 싶어 한다. 그런데 왜 그렇게 되기가 힘든 것일까? 먼저 살이 찌지 않는 이유를 찾아보는 것이 우선일 것이다.

살이 찌지 않는 유형은 크게 두 가지로 나눌 수 있다. 첫 번째 유형은 마르고 강인한 유형이다. 마음껏 음식을 섭취하지만 체중이 잘 늘어나지 않는 형태로, 이는 지속적인 신체활동에 따른 에너지 소비 증가에 기인하는 것이다. 이런 유형의 사람들은 여러 가지 형태의 질병 발생에 대해 걱정을 할 필요가 없는 건강한 특성을 지닌 경우이다. 두 번째 유형은 에너지와 활력이 부족한 경우로, 이

유형의 사람들은 적절한 음식을 필요량만큼 섭취하지 못하고 많은 음식을 섭취하면 오히려 질병을 유발하는 특성을 갖고 있다. 더불어 이 유형의 사람들은 지방 세포가 부족하기 때문에 지방이 필요한 곳에 쓰이거나 저장할 수 없으며, 대부분 바로 에너지원으로 쓰이게 되는 특성을 지닌 경우이다.

살이 찌지 않는 원인을 좀 더 세부적으로 살펴보면 첫째, 스트레스를 받는 경우이다. 정신적인 자극이나 스트레스가 유발되게 되면 위장 활동이 저하되어 불쾌감이 야기되고 신경이 위장으로 그대로 전달되어 위장의 소화액이 필요량만큼 분비되지 않아 영양분의 분해를 통한 소화 흡수를 잘 못하게 된다. 따라서 신경 쓰는 일이 많거나 화가 나게 되면 식욕이 저하되고 음식물을 많이 먹지 않았는데도 불구하고 체한 듯 답답한 증상이 나타나게 되어 필요량만큼의 에너지 섭취량을 충족시켜주지 못하기 때문에 살이 찌지 않게 된다. 따라서 스트레스로 인한 신경성 자극 때문에 마른 경우는 신경을 진정시킬 수 있는 칼슘이 풍부한 우유, 미역, 멸치 등을 섭취하는 것이 도움이 되고, 반대로 당분이나 염분은 되도록 적게 섭취하는 것이 도움이 될 것이다. 그리고 위에 물이 자주 차는 것 같은 느낌이 드는 경우에는 국물이 많거나 부피가 큰 음식은 절제하는 것이 도움이 되며, 신체에 이상이 없는 경우라면 군고구마 같은 전분질이나 동물성 단백질, 지방 등의 고칼로리 음식을 섭취하거나 약 10 g 100칼로리에 가까운 참기름을 매일 한 스푼씩 밥에 비벼 먹는 것도 도움을 줄 수 있다.

살이 찌지 않는 원인의 두 번째로 갑상선 이상을 말할 수 있다. 갑상선은 목 아랫부분에 위치한 기관으로, 우리 몸의 신진대사에 필요한 호르몬을 분비시켜 혈액을 통해 우리 몸 전체로 보내는 일을 맡아서 한다. 그런데 이 갑상선 기능에 이상이 생겨 갑상선호르몬이 과다분비되거나 혹은 적게 분비되면 호르몬 불균형이 발생하게 되고, 나아가 갑상선 기능 항진증과 같은 질환이 유발되면 전신의 장기나 조직에서 산소 소비량을 증가시키고 기초대사량을 증가시켜 음식물을 아무리 많이 섭취하더라도 체중이 오히려 감소하게 된다[161].

따라서 무엇보다 갑상선 이상에 의한 체중저하는 치료가 중요하다. 치료를 위한 방법 중 식사요법은 체내 대사량이 크게 증가되어 나타난 열량의 저하를 충분한 열량의 고단백질, 고탄수화물, 고비타민, 고무기질의 식사를 섭취시키고 카페인과 알코올이 함유된 음료를 제한하는 방법을 말한다. 그리고 요오드 성분을 섭취하는 방법으로 요오드가 다량 함유된 해조류, 해산물 및 채소, 육류 그리고 알류 등 음식을 통해 섭취하는 방법을 말한다. 하지만 요오드요법에 있어 주의할 사항은 요오드를 충분히 먹었다 하더라도 goitrogen(갑상선호르몬 생성을 억제하는 물질)이 많은 식품은 갑상선호르몬의 생성을 방해하여 요오드결핍과 같은 결과를 가져올 수도 있기 때문에 섭취 시 주의를 해야 한다[162].

Goitrogen 함유식품으로는 브로콜리, 케일, 겨자류의 종자, 양배추, 무청, 컬리플라워, 순무와 같은 채소식품들이 있으며, 이런 생채소를 장기적으로 다량 섭취하게 되면 요오드결핍과 같은 갑상선종 증세가 나타나기 때문에 식품 섭취에 있어 주의를 기울여야 한다. 하지만 이와 같은 생채소 내에 함유되어 있는 goitrogen은 열을 가하게 되면 기능이 상실되기 때문에 익혀 먹는 경우는 발생할 수 있는 문제를 예방할 수 있다.

세 번째로 음식물 섭취이다. 자기로서는 대식하고 있다고 느끼고 있으나, 실질적으로는 자기가 사용하고 있는 열량을 채우지 못하는 양을 섭취하는 경우이다. 예로 하루 활동량이 많은데 비해 칼로리가 높지 않은 음식들을 섭취하여 몸에 영양소가 저장되지 않는 경우이다. 그리고 하루쯤은 대식을 할지 모르나 장기적으로 보면 제대로 열량을 섭취하지 못하고 있는 경우도 포함된다. 따라서 신체적으로 이상이 없는데도 불구하고 체중이 잘 늘어나지 않는 사람은 섭취 음식물의 칼로리를 점검해보는 것도 중요한 일 중 하나이다.

네 번째로 체질이다. 오장육부가 약하여 영양분을 소화를 시키지 못하고 모두 몸 밖으로 배출시키는 체질을 말한다. 여기에는 위장이 약한 것이 가장 큰 원인이기도 하지만 체질에 따라서는 위장과 연관된 다른 장기들이 너무 약하여 위장까지 약해졌거나 아니면 다른 장기가 너무 튼튼해서 상대적으로 위장을 약하게 할 수도 있다. 이것은 한의사를 찾아서 진맥을 하면 쉽게 원인을 찾고 진단이 가능하다. 이러한 경우에는 한약으로 체질을 보완할 수 있으며, 더불어 운동을 통해 오장육부가 튼튼해질 수 있게 하면 살이 찌는 것을 가능하게 할 수 있다.

마지막으로 체형이다. 앞서 설명한 것처럼 마른 체형인 사람인 외배엽은 운동을 어떻게 하고 뚱뚱한 내배엽은 어떻게 운동을 하라고 하더라는 이야기는 알고 있을 것이다.

외배엽 체형은 저항성 운동의 고중량 저반복이 효과적이다. 하지만 초보자가 고중량 저반복은 할 수가 없다. 그렇기 때문에 기초체력을 형성시켜준 후 외배엽형 운동을 적용하여야 한다. 그리고 외배엽 체질은 위가 적고 소식하는 편이기 때문에 될 수 있으면 적게 자주 먹는 것이 좋다. 더불어 한번 먹을 때 배가 부를 정도로 먹으면 다음 번 먹는 식사에 지장을 주고 소화가 잘 안되기 때문에 적당히 조금씩 먹어서 본래 3끼 식사 기준으로 볼 때 2끼 정도 더 먹는 양으로 먹으면 도움이 된다. 또한 근육의 증가를 위해서는 단백질 섭취가 중요하기 때문에 단백질 섭취량은 저항성 운동 강도에 맞게 비례해서 차츰차츰 늘려가면서 섭취하게 되면 효과적이다.

종합해보면 스트레스를 받지 않고 신체에 문제가 없다면 대부분 체중이 늘어나지 않는 이유는 체형과 음식물 섭취 방법의 문제 때문일 것이다. 그렇다고 해서 무조건 체중을 늘리기 위해 저항성 운동 등을 하지 않는 상태에서 음식물만을 섭취하게 된다면 체중은 잘 증가하지 않고 혈중 콜레스테롤 증가와 신체 구성성분 중 지방의 구성만을 증가시키게 되어 성인병을 유발하게 될 것이다.

따라서 체형이나 체질, 음식물 섭취량 등의 문제로 인해 체중이 증가하지 않는 경우라면 적절한 저항성 운동을 수행하고 알맞은 양의 음식물 섭취를 병행한다면 건강하고 자신감 있는 몸으로 변모할 것이다.

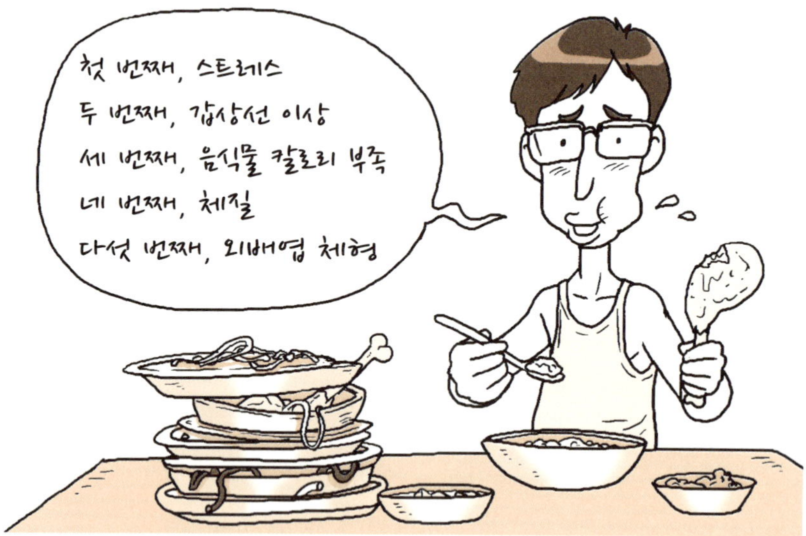
첫 번째, 스트레스
두 번째, 갑상선 이상
세 번째, 음식물 칼로리 부족
네 번째, 체질
다섯 번째, 외배엽 체형

29

C·h·a·p·t·e·r

체중증가는 남녀 차이가 있나요?

불행하게도 여자는 남자보다 체구가 작아서 열량 사용에 있어서 남자보다 경제적으로 적게 사용한다. 예로 일반적인 남성의 일일 에너지 소비량은 평균적으로 1,700 kcal의 범위에 있으며, 이와 비슷한 체격의 여성은 1,200~1,400 kcal 정도이다. 그 결과 남자와 동일한 양의 음식을 섭취했다고 하더라도 남자보다 여자가 더 많은 체중증가를 보이게 된다[109]. 예를 들어 식당에 가서 남자와 여자가 똑같은 돈까스를 하나씩 시켰을 때 식당에서 여자라고 적은 양의 돈까스를 주지는 않는다. 만약 동일한 금액으로 적은 양의 돈까스를 준다면 아마 난리가 날 것이다. 이처럼 여자의 경우 일일 에너지 소비량이 적음에도 불구하고 대부분 남성과 동일한 양의 음식을 섭취하게 되고 이로 인해 남성보다 에너지 축적 가능성이 높아지게 된다.

그리고 여성호르몬은 지방 저장을 크게 촉진시키는 역할을 하기 때문에 언제나 남자보다 여자에게 비만증이 많이 나타나며[163], 대사증후군의 위험도도 남성에 비해 2배 이상 높아지게 된다[164].

따라서 여성은 남성에 비해 동일한 양의 칼로리를 섭취하더라도 제지방량 등의 차이로 인해 기초대사량에 있어서도 차이가 나기 때문에 평상시 운동을 생활화하고 음식물 섭취 시 주의를 기울여야 비만과 성인병을 예방할 수 있다. 특히 꼭 한 가지 당부하고 싶은 건 남은 음식이 아깝더라도 억지로 먹지 말라는 것이다. 어차피 남은 음식을 버리는 것이나 먹어서 불필요한 칼로리를 몸에 축적시키고 찌꺼기를 내변으로 비리는 것이나 마찬가지이기 때문이다. 따라서 가정에

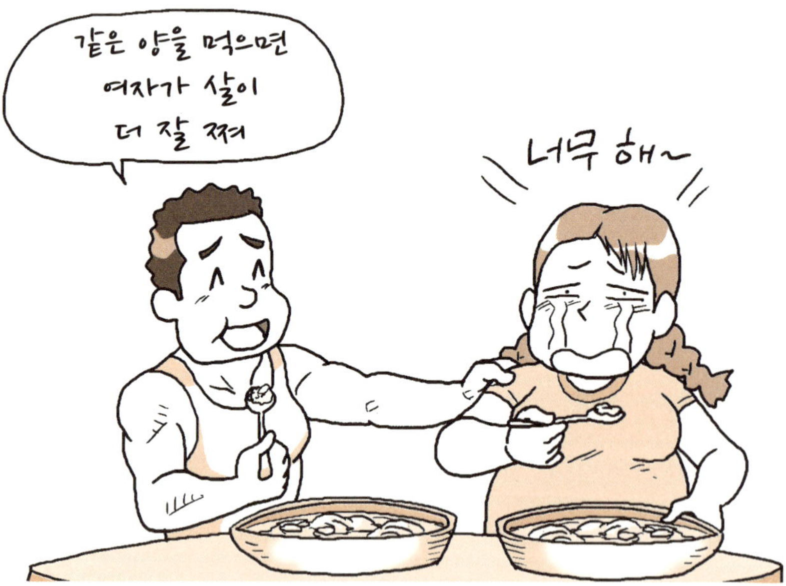

서 음식을 하게 될 경우 될 수 있으면 조금 아쉬울 정도로 음식을 조리하고 혹여 음식물이 많이 남더라도 과감하게 버리라는 것이다. 특히 우리나라의 경우 어려서부터 '음식 버리면 죄 받는다'는 말을 어머님들에게 들으면서 자라기 때문에 이와 같은 습관을 고치는 게 쉽지 않은 게 사실이다. 하지만 오히려 몸을 망가뜨릴 수 있다는 점을 항상 염두에 두고 과감하게 남은 음식물을 버리는 습관을 길러야 할 것이다.

30

C·h·a·p·t·e·r

다리가 잘 붓는데 운동을 어떻게 해야 하나요?

다리가 붓는다는 것을 전문용어로는 하지부종이라고 한다. 하지부종은 영양분의 이동을 위한 확산거리가 멀어져 영양분 공급과 노폐물 배설이 되지 않아 부어오르며 무거운 느낌, 조이는 느낌 등을 유발시키게 된다[165]. 하지부종의 원인은 하지정맥류, 피부 깊은 곳에 있는 정맥의 혈전증, 정맥 및 림프 순환의 장애, 간 기능 등의 이상으로 인한 알부민 감소를 통한 삼투압 변화, 과다한 염분 섭취, 장시간 서 있거나 앉아 있는 경우, 심장 질환이나 콩팥 및 갑상선 이상 등이 있다[166]. 그리고 다이어트를 너무 자주 하거나 생활이 불규칙한 사람에게도 잘 나타나게 되며, 무리한 다이어트와 지나친 음식섭취, 정신적 스트레스 등은 몸의 손상을 야기시켜 신체 내 각 기관에 이상을 가져와 몸을 붓게 만든다.

일반적으로 오래 앉아서 일하는 경우 다리 쪽으로 부종이 발생할 수 있는데,

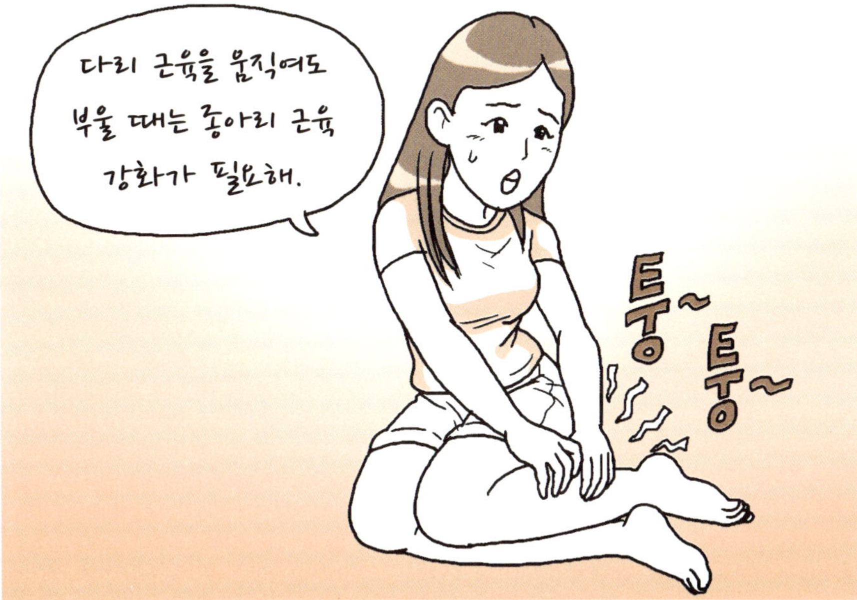
다리 근육을 움직여도
부울 때는 종아리 근육
강화가 필요해.
퉁~ 퉁~

이것은 정맥 순환 부전으로 인해 다리 쪽의 혈액이 심장으로 다시 올라가지 못하고 정체 현상이 발생하기 때문에 발생하게 된다. 그리고 심할 경우 하지정맥류가 발생할 수도 있기 때문에 예방을 위한 방법으로 쉴 때에는 다리를 올려놓거나 자주 다리에 힘을 주고, 압박스타킹을 신는 것도 도움이 된다. 하지만 정맥에서 피가 심장 쪽으로 가는 힘은 거의 근육의 운동에 의존하기 때문에 다리 근육을 움직여 주는 운동을 수행하는 것이 제일로 좋은 방법이다[167, 168].

그러나 근육을 움직여 운동을 하더라도 다리가 잘 붓는 사람이 있는데, 이런 경우는 종아리 근육이 약한 것이 그 원인 중의 하나이다. 혈액은 심장으로부터 온몸의 말단 부분까지 흘러나간 후 다시 심장으로 되돌아오게 되는데, 근육이 약하거나 몸이 냉한 사람들은 종아리 근육이 제대로 작동하지 못하게 되어 하체의 혈액을 심장으로 되돌리는 힘이 약해서 부종의 원인이 된다[169]. 예컨대 종아리는 제2의 심장이라고 불리며 심장으로부터 송출된 혈액을 심장으로 되돌리는 데 중요한 작용을 한다. 따라서 발에 머물러 있는 혈액을 조금이라도 더 심장으로 되돌리고 부기나 냉증을 예방하기 위해서는 평상시 종아리를 강화할 수 있는 트레이닝을 수행할 필요가 있다.

종합해보면 다리가 잘 붓는 이유는 순환과 관련이 높다. 따라서 운동을 통해 하체근육을 강화하는 것이 중요하다. 하지만 운동을 처음 접하게 되면 오히려 부종이 심해지는 경우도 있기 때문에 처음 운동을 시작할 때 피로하지 않을 정도로 시작하고, 운동 후에는 미지근한 물로 목욕을 해서 신진대사를 활발하게 만들어야 한다. 그리고 마사지를 통해 히스타민 방출을 유도하여 혈관을 이완시켜 정맥혈의 순환을 증가시키게 되면 림프액의 흐름을 개선시켜 부종을 경감시킬 수 있기 때문에 허벅지, 종아리, 발목, 발의 부기를 심장이 있는 방향으로 아래에서 위를 향하게 하여 그날그날 풀어주게 되면 부종을 예방할 수 있다[170].

31

Chapter

운동 중 옆구리 통증은 어떻게 해야 하나요?

운동 중 옆구리 통증이 발생하는 이유는 인체가 갑작스런 운동부하를 감당하지 못해서 혈류 흐름장애가 발생하여 횡격막과 늑골 사이의 내늑간근 근육에 산소 부족현상이 발생하여 유발되는 것이다[171].

횡격막은 흉강(胸腔)과 배를 구분해주는 근육으로, 숨을 들이쉴 때 내려가고 뿜어낼 때 올라가며, 호흡을 할 때 중요한 역할을 한다. 하지만 평상시 익숙해져 있는 호흡량보다 더 많은 연습과 더 높은 운동 자극이 가해지게 되면 호흡량의 증가가 유발되는데, 이때 횡격막이 자극을 견디지 못하게 되면 경련이 발생하면서 통증을 나타나게 되는 것이다. 즉, 운동으로 인한 오버페이스에 의한 내장허혈[혈액이 근육이나 피부에 우선적으로 대량으로 흘러가기 때문에 소화기계(장관)의 혈액량이 감소하여 장경련이 발생하는 것]이 원인으로 작용하게 되는 것이다.

그리고 음식물을 섭취한 후 운동 시 자주 옆구리 통증이 발생되는데, 원인은 소화에 필요한 에너지를 공급하기 위해 혈액의 순환이 빨라진 상태에서 운동에 필요한 에너지가 추가로 필요해져 피를 저장하고 있는 비장(spleen: 비장은 피를 담고 있는 탱크라고 생각하면 되며, 심장이 펌프라면 비장은 탱크다. 이 비장은 우리 몸의 왼쪽 윗배 즉, 왼쪽 갈비뼈 밑에 있으며 이곳에서 통증이 많이 유발된다.)이 갑자기 피를 내보내게 되기 때문이다. 다시 말해 음식물을 섭취하고 바로 운동을 하게 되면 음식물을 소화시키는 혈액과 근육에도 혈액을 동시에 보내기 위해 비장이 심한 경우 1/6까지 축소되기 때문에 비장이 오므라들 때 생기는 통증이라 보면 될 것이다.

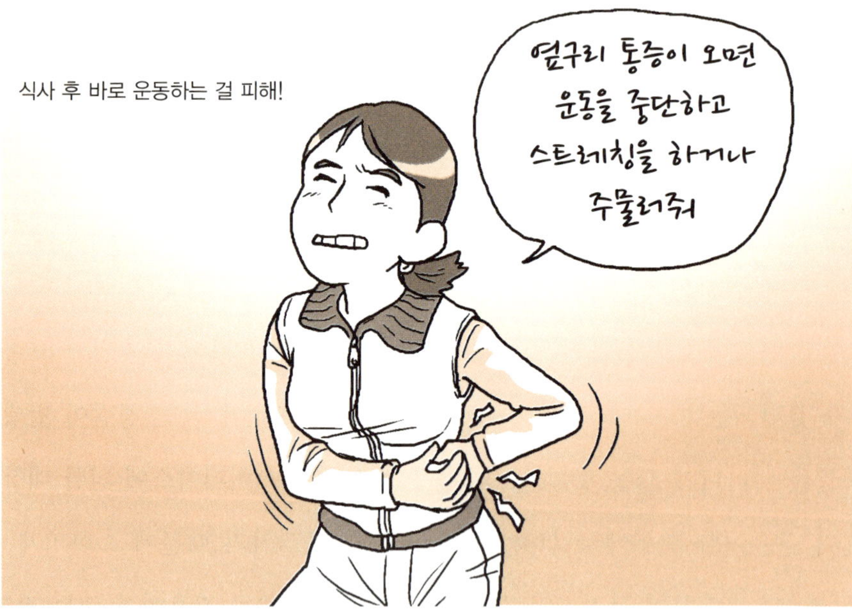

옆구리 통증을 예방하기 위해서는 먼저 식사 후 일정 시간이 지나서 운동을 해주는 것이 좋으며, 운동에 앞서 충분한 스트레칭을 해주는 것이 좋다. 그리고 옆구리 통증이 장관 내의 가스에 의한 것일 수도 있기 때문에 우선 장관 내에 가스를 발생시키는 음식은 섭취하지 않는 것이 좋다. 그리고 운동 중 옆구리 통증이 발생했을 경우에는 운동을 중단하고 스트레칭을 하거나 옆구리를 주무르면 쉽게 호전될 수 있다.

32

C·h·a·p·t·e·r

근육이 늘어나면 어떻게 해야 하나요?

여러분들도 준비운동 없이 바로 운동에 임하였을 때 갑작스러운 동작 시 근육 안에서 쭈뼛거리는 듯한 느낌을 받은 적이 있을 것이다. 이런 증상은 근육 내의 손상을 의미하는 것으로, 근육에 대한 손상은 주로 준비운동의 부족에 의해 많이 나타나게 되며, 원인으로는 타박상이나 염좌(muscle strains)가 주를 이룬다[172].

즉, 이와 같은 증상을 느낀다면 1차적 손상이 발생하였다는 것을 의미하며, 2차 손상의 방지를 위해서는 바로 운동을 중단하고 다음과 같은 증상별 유형에 따라 알맞은 방법으로 처치를 시행해야 한다.

경미한 증상인 1도 **좌상**은 근섬유의 20% 이하의 파열을 의미하는 것으로 움직일 때 날카로운 통증이 있으며 뻣뻣함을 느낄 수 있다. 그리고 2도 좌상은 20~70% 사이의 근파열을 의미하는 것으로 근육에서 뚝 소리를 들을 수도 있고, 힘을 주거나 무릎을 굽히고 펼 때 심한 통증과 기능 상실을 동반하며, 찢겨진 부위인 **근복** 근처에 함몰이 만져진다. 가장 심한 증상인 3도 좌상은 건 혹은 근조직이 끊어진 상태를 의미하는 것으로 많은 출혈과 기능 장애를 일으키며, 붓고 피부까지 출혈이 보이고, 큰 덩어리를 만질 수 있거나 근육에 갈라진 틈을 촉진할 수 있다. 이와 같은 증상이 발생하였을 경우 즉각적으로 병원에 가기 전 RICE (rest, ice, compression, elevation, 1도 12~24시간, 2도 24~48시간, 3도 48~72시간) 처치법을 시행해야 한다. RICE 처치법을 살펴보면 R은 Rest의 약자로 휴식을 의미하며, 손상부위를 사용 시 2차 손상이 발생할 수 있기 때문에 안정을 취하라는 것이다. I는 Ice로 얼음찜질을 의미하며, 손상으로 인해 모세혈관이 손상되어 혈관을 통해 혈액이 빠져나와 붓게 만들고 감염의 우려가 있기 때문에 얼음찜질을 통해 혈관을 수축시켜 붓는 것을 방지하고 감염을 예방하라는 것이다. 그리고 C는 Compression의 약자로 압박을 의미하며, 손상부위가 붓는 것을 방지하기 위해 인위적으로 붕대를 감아 수축시키는 것을 말한다. 하지만 이때 너무 꽉 매면 혈액순환을 방해하여 오히려 괴사가 일어날 수 있기 때문에 주의를 해야 한다. 마지막으로 E는 Elevation의 약자로 거상을 의미하며, 손상부위에 혈액이 정체하는 것을 방지하기 위해 손상부위를 심장보다 높은 위치에 놓이게 하는 것을 말한다[173]. 초기 RICE 처치법만 신속하게 실시하더라도 2차적 손상을 최소화할 수 있다. 그리고 근 손상이 발생하면 무조건 운동을 하면 안 된다. 왜냐하면 손상이 재발할 수 있기 때문이다. 이후 완벽하게 염증기가 지나면 등척성 운동(관절을 고정시키고 힘을 주는 운동으로 벽밀기, 철봉 매달리기와 같이 근육의 길이 변화 없이 힘이 들어가는 자세), 한랭요법, 초음파 치료

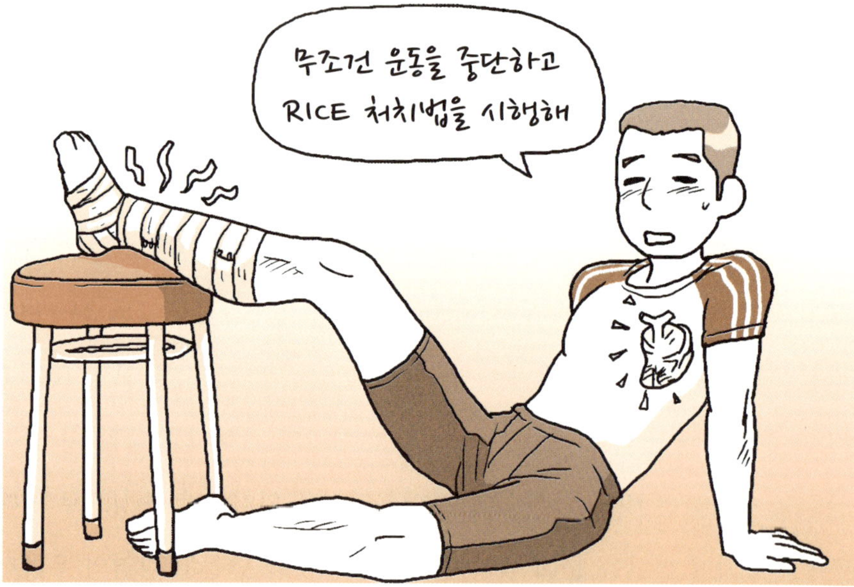

가 필요하고, 그 다음에는 가벼운 스트레칭, 걷기, 조깅, 자전거 등의 운동이 이어지도록 하면 무방하다. 완전한 회복은 1개월에서 6개월까지 소요되므로 기간 내 무리한 운동은 삼가도록 한다. 그리고 무엇보다 중요한 것은 준비운동을 통한 근육의 안정성 확보라는 것을 명심해야 한다.

용어설명

- **좌상:** 외부에 상처가 없이 근육 내부 조직이나 장기가 손상을 받은 상태
- **근복:** 탄력성이 있는 근육의 가운데 부분

33

C·h·a·p·t·e·r

운동을 하다 생긴 물집은 어떻게 해야 하나요?

물집은 찰과상이라고도 하며, 반복된 자극을 받은 피부의 표피와 진피 간에 림프액이 고여 주로 손발에 생기는 작은 수포 또는 혈포(血疱)를 의미한다. 파열되어 표피가 벗겨지면 진피가 노출되어 통증은 더욱 격화되며, 출혈은 비교적 적지만 감염되기가 쉽다[174]. 평소에 익숙하지 않은 철봉이나 노젓기, 그립을 잡는 운동 등을 심하게 하면 손바닥에 생길 수 있으며, 발에 맞지 않는 신발을 신거나 먼 길을 걸었을 때도 마찰에 의해 생기기가 쉽다.

물집을 예방하려면 100% 아크릴로 된 양말을 신는 게 습기를 제거하고 물집을 방지하는 데 효과가 좋다. 반면 순면양말은 피부가 예민한 사람에게 물집을 더 잘 유발시키기 때문에 피하는 게 좋다.

만약 물집이 생겼을 경우 처치 방법으로는 환부의 수분을 빼는 것이 가장 빠

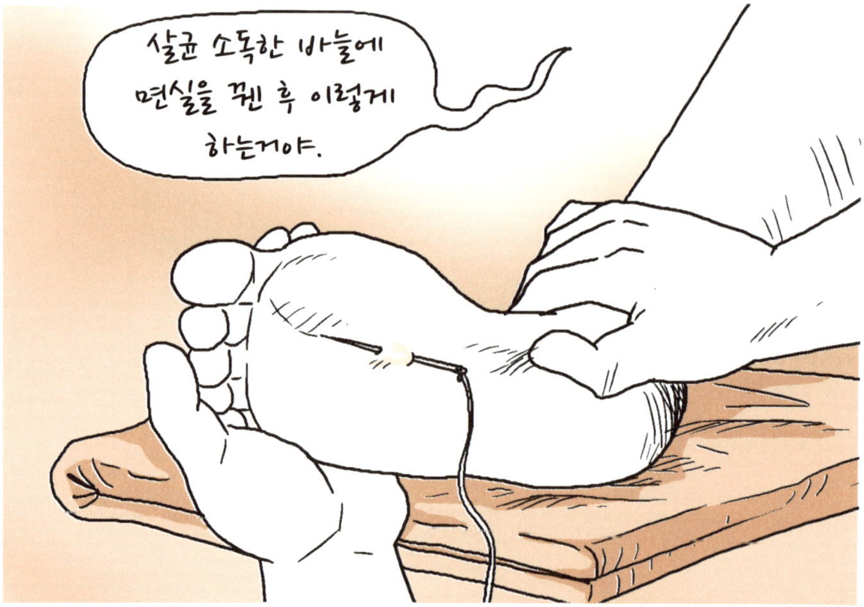

른 치유 방법이기 때문에 물집이 발생한 부위의 수분을 빼주는 것이 좋다. 수분을 빼주기 위한 방법으로는 우선 감염을 막기 위해 환부를 알코올로 깨끗이 소독한 후 바늘을 불에 살균 소독하여 면실을 꿴 후 물집의 끝을 찌르고 실이 통과하도록 관통시켜 수분이 실에 흡수되도록 한다. 그리고 마지막으로 감염이 되지 않도록 항생제를 발라준 후 밴드를 붙여준다.

34

Chapter

운동은 시작하면 지속적으로 해야 하나요?

많은 사람들은 운동지속시간이 길어질수록 지방 분해 호르몬이 증가되어 에너지원을 탄수화물에서 지방으로 동원시키는 비율이 증가된다고 알고 있다[175, 176]. 이와 관련하여 ACSM (2006)에서도 비만의 개선과 체력증진을 위하여 최대산소섭취량(VO_2max)의 40~60% 강도인 중등도 유산소성 운동을 20~60분 지속적 또는 반복적으로 실시할 것을 권장하고 있다[23].

하지만 직장인들이 바쁜 하루 일과에서 지속적으로 운동을 한다는 것은 결코 쉬운 일이 아닐 것이다. 이와 관련하여 최근 발표된 연구에서는 휴식 시간이 없는 지속운동과 하루에 나누어 운동을 하는 반복 운동이 유사한 효과를 나타낸다고 보고하여[177] 직장인들이 틈틈이 남는 시간을 이용하여 운동을 하더라도 효과를 볼 수 있다는 희소식을 전해주었다. 이 연구에서 하루 중 일정한 휴식

시간을 갖고 나누어서 하는 반복운동도 효과적이라고 보고한 이유는 첫 번째 운동 후 β-2 아드레날린 수용기 민감도의 감소로 인하여 두 번째 운동에서 더 큰 에피네프린의 증가와 인슐린의 감소를 통한 높은 지방분해를 보이기 때문이라는 것이다[178, 179, 180]. 그렇다면 어느 정도의 시간 휴식 후 운동을 다시 시작하는 것이 좋을 것인가? 많은 연구에서 첫 번째 운동 후 두 번째 운동 시작 시간에 따른 실험을 한 결과 20분의 휴식 시간을 갖고 반복운동을 수행하는 것이 휴식 시간이 없는 지속운동보다 더 높은 지방분해를 보인다고 보고하고 있다[178, 181]. 즉, 다시 말하면 20분의 휴식 시간이 있는 반복운동이 휴식시간이 없는 지속 운동보다 더 높은 지방분해에 대한 효과를 나타낼 수 있다는 것이다. 하지만

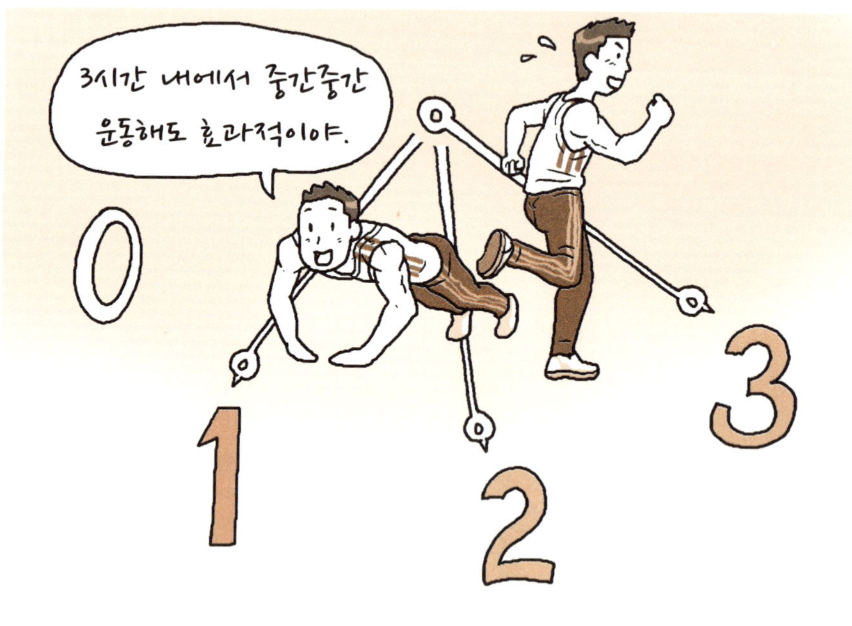

20분 쉬고 운동을 다시 하기에는 애매한 시간일 수 있다. 이와 같은 이유로 효율적인 휴식 후 운동시간을 찾기 위해 60분, 180분, 360분의 휴식 시간 후 반복운동에 대한 연구를 수행한 결과 180분까지의 휴식 후 운동은 에피네프린의 증가와 인슐린의 감소를 나타낸다고 보고하고 있다[180, 182, 183].

따라서 하루 중 운동 시간을 지속적으로 할애할 수 없는 직장인의 경우 3시간을 벗어나지 않는 시간 내에서 중간중간 쉬는 시간을 이용해 운동을 수행한다면 시간을 효율적으로 활용할 수 있으며, 나아가 체중관리에 효과적으로 작용할 수 있을 것이다.

35

C·h·a·p·t·e·r

채식을 하면 운동 시 힘을 못 쓰나요?

흔히들 말한다. "풀만 먹으면 힘을 어떻게 쓰냐" 그리고 "고기 먹었으니 힘좀 써라." 그렇다면 정말로 채식을 하면 힘을 못 쓰고 고기를 먹으면 힘을 잘 쓰는 것일까?

정답은 '아니다'이다. 왜냐하면 우리가 힘을 쓰기 위해 주로 사용하는 에너지는 탄수화물이며, 채식을 하더라도 충분한 탄수화물을 섭취할 수 있기 때문이다.

이와 관련된 연구를 살펴보면 비채식인의 경우 평균 에너지 섭취량은 2,103.2 kcal, 단백질 77.3 g, 지방 45.6 g, 탄수화물 342.0 g을 섭취하고 있으며, 채식인들의 평균 에너지 섭취량은 2,177.1 kcal, 단백질은 63.8 g, 지방은 28.5 g, 탄수화물은 399.1 g을 섭취하고 있어 비채식인에 비해 에너지 섭취량과 탄수화물의 섭취량은 많고 단백질의 섭취량과 지방의 섭취량은 적은 것으로 보고되었다. 특히 채식인의 지방 섭취량은 비채식인의 60%에 지나지 않았으며, 영양소 결핍 부분에서는 채식인이 비채식인의 영양상태를 상회하였다[184]. 즉, 힘을 쓸 수 있는 충분한 에너지를 섭취할 수 있다는 것이다.

그리고 건강적인 측면에서 보면 채식은 성인병 발생요인인 혈청 콜레스테롤 및 혈청 지질 수준에서 채식인이 일반식인에 비해 낮게 나타나고[185], 고혈압을 비롯한 심혈관질환, 비만, 당뇨병, 암 및 기타 성인병 발생위험도 채식인이 비채식인에 비해 현저히 낮게 나타난다[186].

또한 채식주의자의 모유로 자란 유아와 비채식주의자의 모유로 자란 유아를 비교한 결과 리놀레산(linoleic acid) 및 불포화지방산 유도체의 농도는 채식주의자에서 높았으며, 유아의 체중, 피부 두께, 비타민 B12 , 콜레스테롤, 중성지방의 농도는 낮게 나타났다[187].

채식인들이 비채식인보다 혈청콜레스테롤과 지질 수준이 낮은 것은 지방과 포화지방산의 섭취량이 적고 다가불포화지방산의 섭취량이 많을 뿐 아니라 섬유소의 섭취량이 많기 때문이며, 특히 섬유소는 콜레스테롤의 흡수를 낮추고 담즙산의 배설을 촉진함으로써 혈청콜레스테롤을 저하시키는 효과가 있기 때문이다[188]. 또한 채식의 녹황색 채소와 암 관련 연구에 따르면 카로틴은 해독, 활성산소 제거, 동맥경화를 일으키는 과산화지질 제거 작용을 하고 면역능력을 높여주고 암 발생을 억제해주기 때문에 건강 측면에서도 매우 이롭다[189].

그렇다면 여기에서 '인체에 적정 수준의 단백질과 지질이 필요할 텐데…'라는 의문이 생길 것이다. 하지만 전혀 걱정할 필요가 없다. 콩을 섭취하면 이와 같은 걱정은 안 해도 된다. 왜냐하면 콩은 단백질(40%)과 지질(20%)이 많아 필요한

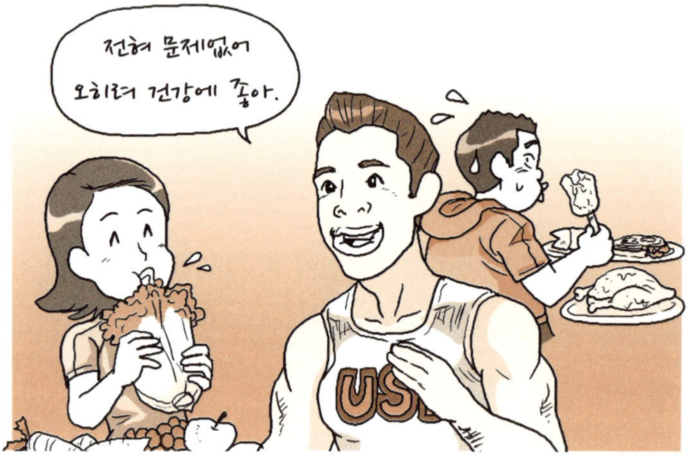

칼 루이스

단백질과 지질 성분을 충족시킬 수 있으며, 전분이 없어서 혈중 콜레스테롤치를 낮출 수 있기 때문이다[190].

종합해 보면 우리가 힘을 쓰기 위해서 혹은 육체노동자나 운동선수들은 꼭 고기를 먹어야 한다는 생각은 오산인 것이다. 왜냐하면 육체적인 활동에 필요한 에너지원은 탄수화물이기 때문이다. 따라서 식물성 섭취만 하더라도 신체에 아무런 문제가 없고 오히려 건강에 효과적이라는 것을 명심하여야 하며, 콩을 필수적으로 포함한 채식만을 하더라도 힘을 쓰는 데 아무런 상관이 없음을 알아야 할 것이다.

채식주의자

우리가 잘 아는 칼 루이스나 무하마드 알리도 채식주의자였으며, 어느 누구도 두 번 이상 우승기록을 갖지 못한 '하와이 철인 3종 경기'에서 4번씩이나 우승을 차지한 전설적인 인물인 데이브 스콧과 400미터 장애물 8년 연속 우승으로 미국 스포츠 역사상 현재까지 없는 대기록을 수립한 에드윈 모세도 채식주의자였다.

36

C·h·a·p·t·e·r

허벅지살과 뱃살을 진동 마사지로 뺄 수 있나요?

우리는 목욕탕에서 진동벨트 마사지기로 뱃살을 뺀다는 목적아래 마사지를 하는 사람을 흔히 볼 수 있다. 그리고 최근에는 다이어트를 위한 진동운동기구를 홈쇼핑에서 판매하는 것도 쉽게 볼 수 있었다. 그렇다면 진동운동기구가 실제로 다이어트에 효과가 있는지 알아보도록 하겠다.

Flieger가 1998년에 개발한 진동운동기구는 특별한 움직임이 요구되지 않는 수동적인 형태의 운동기구로, 운동을 자유롭게 할 수 없거나 운동을 싫어하는 고도 비만자 또는 노약자 및 허약자들이 근력강화와 다이어트 효과를 보기 위한 운동기구로 사용되고 있다.

진동운동은 운동선수들에게 적용되는 새로운 신경근 훈련과 골다공증의 예방과 치료를 위해 개발된 운동유형으로[191] 미세한 진동에너지를 통해 근육의 수축과 이완을 빠르게 진행시켜 근섬유를 키워주고 뼈의 저항력을 길러주어 골다공증의 궁극적인 치료에도 효과적이다[192]. 더불어 폐경기 이후 여성들의 뼈의 손실 방지에도 효과가 있으며[193], 혈중 적혈구(RBC)를 증가시키고 적혈구 내 헤모글로빈(Hb), 헤마토크리트(Hct)를 증가시키며, 혈액량 증가를 통해 혈액의 산소능력에 긍적적인 영향을 미쳐 산소이용률을 개선시킨다[194]. 그리고 근력증가에도 효과가 있어 중 · 저강도의 진동자극이 근육에 주어지면 운동단위의 흥분성을 유발하여 근신경의 작용을 원활하게 함으로써 근력의 증가를 가져오며[195], 노인에게는 의자에서 앉았다 일어나는 신체적 능력을 향상시킬 수 있다[196]. 종합해 보면 진동운동기구는 다이어트의 효과보다는 근력과 골밀도 증가에 긍정적으로 적용될 수 있다.

이와 관련하여 몇 해 전 본 저자도 진동운동기구 개발 업체로부터 진동운동기구의 체중감량 효과 입증을 위한 실험을 의뢰받고 연구한 경험이 있다. 당시 유사한 강도의 일반 프리웨이트 트레이닝과 진동운동의 효과를 분석한 연구결과 진동운동이 피로물질 축적량 저하에는 효율적으로 나타났으나 다른 부분에 있어서는 비슷하거나 낮은 효과를 나타내었다. 더불어 체중감량의 효과도 미약하게 나타났다. 이와 같은 결과를 통해 다이어트에 미치는 영향이 적다고 분석되었으며, 사실대로 업체에 보고한 결과 지원금을 받지 못했던 에피소드가 있다.

즉, 광고에서 보여지는 것처럼 진동운동이 다이어트를 위한 운동방법으로 효과적이라 말할 수 없다는 것이다. 예로 시동을 걸어놓은 자동차를 밖에서 흔들어 준다고 해서 기름이 더 연소될 리는 만무하며, 사우나를 한 후 일시적인 체내 수분량 저하로 체중이 감량된 후 정상으로 신속하게 돌아오는 것처럼 진동 운동

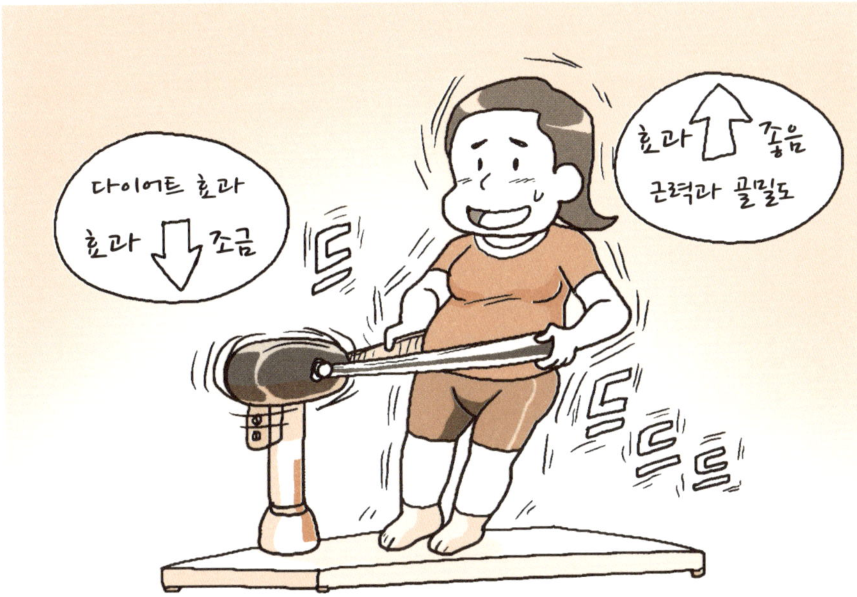

기구도 지방은 분해되지 않고 수분만 빠져나갔다 원상태로 돌아오기 때문이다.

따라서 노약자나 환자가 아닌 경우는 편하고 쉽다는 이유로 진동운동기구를 구입하여 사용하는 것보다는 시간이 들고 몸을 움직여야 하는 불편함이 있더라도 운동을 지속적으로 수행하는 것이 다이어트와 건강증진에 효과적임을 명심해야 할 것이다.

37

C·h·a·p·t·e·r

운동은 언제 하는 게 좋은가요?

많은 사람들이 '운동은 아침, 점심, 저녁 중 언제 하는 것이 좋을까?' 하고 궁금해 한다. 그렇다면 과연 시간대에 따라 운동효과가 다를까? 답은 '그렇다' 이다. 왜냐하면 같은 운동을 하더라도 운동 시기에 따라 여러 가지 요인들이 관련되어 있기 때문에 효과가 달라질 수 있으며, 특히 단백질 합성 및 지방 분해와 관련된 leptin과 같은 다양한 호르몬의 변화와 관련이 깊다[197].

다시 말해 호르몬은 시간대에 따라 주기적 또는 규칙적으로 일정량을 분비하게 되는데, 특히 운동과 같은 특수한 상황에 의해 보다 많은 양을 증감시키기 때문이다. 일반적으로 시간변화와 관련하여 영향을 받는 호르몬의 종류는 하루 24시간을 주기로 하는 부신호르몬, 한 달(28일)을 주기로 하는 여성호르몬, 수년을 주기로 하는 성장호르몬 등이 있으며, 시간변화에 따라 영향을 받지 않지만 상황이나 환경의 변화에 따라 증감되는 인슐린 등이 있다[198, 199].

하루를 주기로 하는 부신호르몬 중 **ACTH(부신피질자극 호르몬)**는 이른 아침(5~8시)에 가장 높고 당류코티코이드는 아침과 기상 전에 증가한다. 또한 아침 식전에 혈당치가 가장 낮을 때 cAMP가 상승하여 lipase가 활성화됨으로써 TG 분해가 유도되어 FFA 발현량이 높기 때문에 체지방 감소를 위한 운동시간으로 아침 식전이 가장 효율적으로 작용할 수 있다. 하루 중 혈청 FFA가 가장 높을 때는 새벽시간대와 공복시이며, 성장호르몬은 식사 후와 저항성 운동 후 및 수면 중에 증가한다[200]. 즉, 체중감량을 위한 운동시간은 아침 운동이 효율적이라는 것이다.

운동 시기에 따른 혈장 베타엔돌핀의 농도는 오전운동 및 오후운동 모두 운동강도가 증가함에 따라 증가하는 경향이 있으며, 오후운동보다는 오전운동 시 증가량이 더 많다. 이와 같이 오전에 베타엔돌핀이 증가하는 이유는 오전운동의 경우 아침에 자고 일어나 몸의 기능이 활발하지 않고 식사도 하지 않은 상태이기 때문이다. 신체적으로 열악한 상태에서 운동을 통해 발생하는 신체적 스트레스를 극복하기 위해 더 많이 분비되는 것이다. 따라서 체중을 감량하기 위한 목적으로 운동을 수행한다면 아침운동이 효율적일 것이다. 하지만 관절이 약한 비만인이나 노인 및 아동의 경우 아침은 근육이 이완되어 있는 상태이기 때문에 무리한 조깅이나 웨이트 트레이닝을 하게 되면 근육이나 인대 및 건이 관절을 튼튼하게 받쳐주지 못해 관절의 손상이 야기될 수 있기 때문에 주의를 해야 한다. 그리고 심혈관계 질환자나 고혈압 환자의 경우 새벽 찬 공기에 노출되면 혈

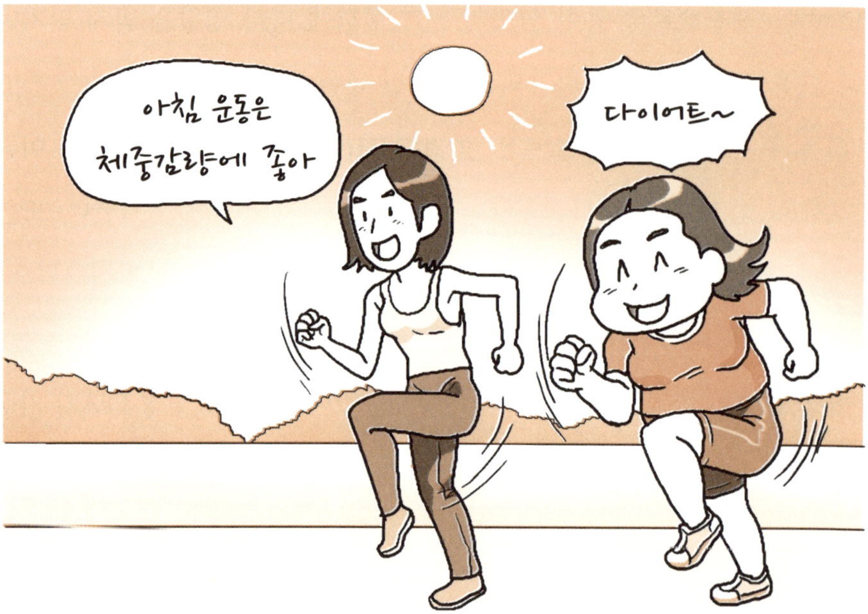

관이 급격하게 수축하고 혈압이 상승하여 뇌출혈의 위험이 높아지기 때문에 이른 시간의 운동은 피하는 것이 좋다.

당뇨병 환자는 아침 공복 상태에서의 운동이 저혈당을 유발하는 빈도가 적기는 하지만 많은 임상가들이 설폰요소제(sulfonylurea)를 복용하고 있는 환자들에서 저혈당의 우려로 인하여 공복 시 운동을 권고하지 않고 있기 때문에[201] 저녁운동을 권장한다. 하지만 너무 늦은 시간의 운동은 저혈당을 유발할 수 있기 때문에 6시 정도의 이른 저녁의 운동을 권장한다.

저녁운동의 경우 청소년들은 멜라토닌과 성장호르몬의 분비량을 증가시켜 발육에 도움을 주고, 성인은 항산화작용으로 면역력이 증가되고 노화를 방지할

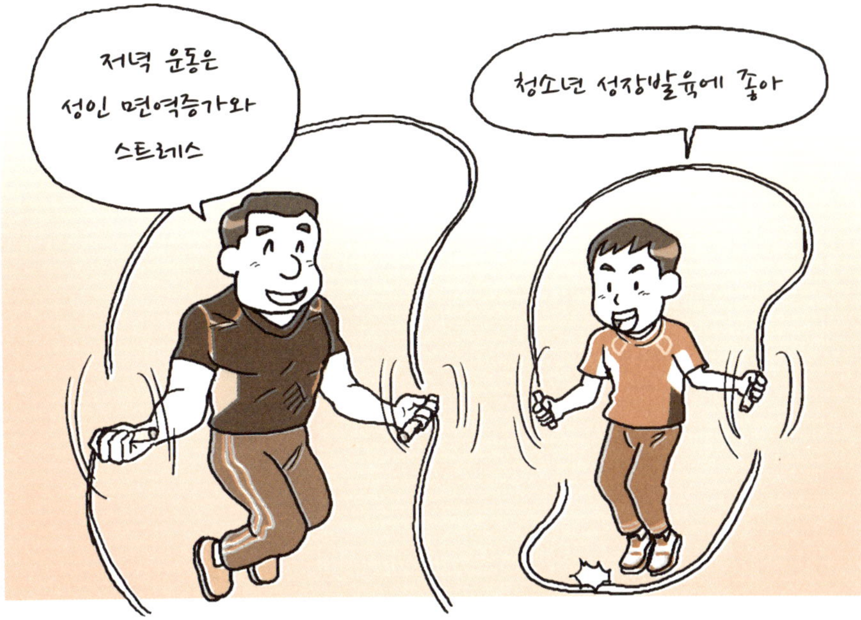
저녁 운동은
성인 면역증가와
스트레스
청소년 성장발육에 좋아

수 있을 뿐만 아니라 하루 동안 쌓였던 스트레스로 지친 자율신경계를 조절해 줌으로써 소화불량과 두통, 변비, 설사 같은 증상들을 개선하는 데 도움을 줄 수 있기 때문에 권장된다.

따라서 비만자나 질환자는 적절한 시간대에 맞춰 운동을 해주면 도움이 되며, 질환자가 아니라면 가장 중요한 것은 자기의 신체리듬을 알아낸 후 매일 일정한 시간에 하는 것이 효과적임을 명심하고 꾸준한 운동을 수행하는 것이다.

38

C·h·a·p·t·e·r

식전운동과 식후운동은 차이가 있나요?

많은 사람들이 식사와 관련하여 운동을 식전에 하는 것이 좋은지 식후에 하는 것이 좋은지 궁금해 한다. 그럼 식전운동과 식후운동은 차이가 있을까? 물론 차이가 있다.

공복 시 운동을 하게 되면 피하와 간에 축적되어 있는 지방이 에너지원으로 사용되어 체내 지방량을 줄이는 데 효과적이기 때문에 공복 시 운동이 일반적인 운동보다 더욱 효과적이다[202, 203].

하지만 지나친 공복상태에서의 운동은 신체의 저혈당 수준을 증가시키고 이로 인한 인체 내 스트레스를 증가시켜 시상하부-뇌하수체-부신에 자극을 주어 스트레스 호르몬인 코티졸 농도를 증가시킨다[204]. 이렇게 증가된 코티졸의 농도는 항체생성을 억제하여 면역글로불린의 농도를 감소시키며[205], 식이제한에

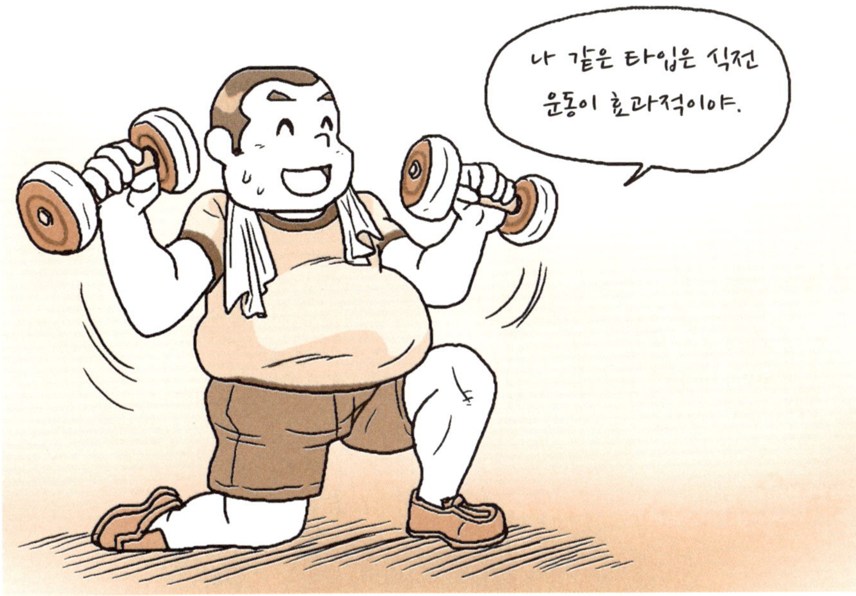

따른 영양섭취의 감소 또한 면역기능을 감소시키게 되기 때문에 주의를 해야 한다[206].

식후운동은 저혈당에 따른 부수적 증상은 나타나지 않지만 운동 중 지질보다는 탄수화물의 이용을 보다 촉진하여 비만인에게는 그 효과가 떨어질 수 있다. 그리고 식후 2시간 이내의 운동은 소화기계에 영향을 미쳐 흉통이나 위산역류에 의한 속쓰림 등의 위장 증상을 일으킬 수 있다[207, 208]. 음식을 섭취해서 완전히 소화흡수되는 데는 약 2시간 소요되며, 대사 과정까지 합치면 대략 4~6시간이 소요된다. 따라서 완전히 대사되지 않은 영양소를 가지고 잠자리에 들게 되면 장기 중 특히 간에 무리를 줄 수 있기 때문에 식후 잠자리에 드는 것은 해로우며, 식사 직후에 운동을 하면 왠지 기운이 없는 듯한 느낌을 받게 되는데, 이

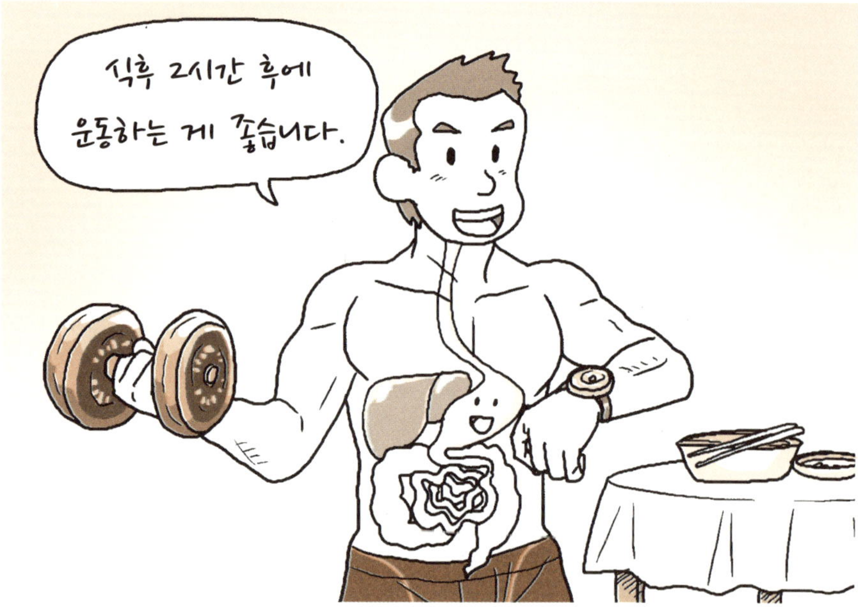

는 소화를 위해서 모든 장기가 매우 바쁘게 움직이고, 이를 위해 많은 혈액이 장으로 집합되어 있기 때문에 운동 시 근육에서 필요로 하는 혈액의 부족 현상을 일으키기 때문이므로 식후 바로 운동을 하는 것도 금물이다.

종합해보면 공복운동은 지방을 효율적으로 사용하기 때문에 비만인에게 효과적이지만 지나친 공복상태의 운동은 오히려 손상을 증가시킬 수 있다. 따라서 앞서 설명한 것처럼 질환이 없는 경우라면 아침 공복 시 가벼운 운동을 수행하는 것이 효율적일 것이다. 그리고 식후운동의 경우 2시간 정도 지나 운동을 수행하여야 소화기관 및 대사기관에 부담을 줄일 수 있기 때문에 식사 후 일정 시간이 지난 후에 운동을 수행하는 것이 몸에 부담을 주지 않고 효과적임을 명심하여야 할 것이다.

39

C·h·a·p·t·e·r

운동 시 쥐가 자주 나는데 어떻게 해야 하나요?

흔히 “쥐”가 난다고 하는 것은 근육의 경련을 말하며, 영문으로는 cramp라고 한다. 쥐가 나는 것은 근육이 통증을 동반하면서 갑자기 불수의적으로 수축하는 현상을 말한다. 즉, 나의 의지와 상관없이 근육이 수축한 후 이완되지 않는 근육의 상태를 말하는 것이다. 근육경련은 몇 초에서 15분까지 지속될 수 있으며, 때로는 더 오래 갈 수도 있고 여러 번 재발하며 일어날 수도 있다. 또한 경련은 근육 하나의 일부분에서 일어날 수도 있으며, 발가락이나 손가락이 같이 수축하는 것처럼 여러 근육에서 동시에 일어날 수도 있다. 경련은 아주 흔하게 일어나기 때문에 많은 사람(95% 정도로 추정)들이 살아가면서 몇 번씩 경련을 경험한다. 그리고 경련은 어린아이보다 어른에서 흔하게 발생하고 나이가 들면서 점점 더 증가하게 된다.

근육 경련의 종류는 4가지로 첫째, 진성 경련(true cramp), 둘째, 테타니(강축, tetany), 셋째, 연축(contraction), 넷째, 실조성 경련(dystonic cramp)으로 나눌 수 있으며, 이 중 운동과 관련된 가장 흔한 경련은 "진성" 경련이다[209, 210].

진성 경련은 골격근 경련의 가장 흔한 형태로서 근육의 일부나 대개 여러 손가락을 굴곡시키는 근육과 같이 함께 운동하는 한 그룹의 근육에서 발생한다. 그리고 대부분의 학자들이 진성 경련은 근육을 자극하는 신경의 과흥분에 의해서 발생된다고 생각을 같이하고 있다.

운동과 관련된 진성 경련의 원인을 크게 세 가지로 나누어 살펴보면 첫 번째 원인은 운동 시 발생한 외상으로 인해 생기는 경련으로, 지속적인 자극이 발생할 때 근육의 경축이 골절과 같은 외상을 방어하기 위해 일어난다.

두 번째 원인은 과격한 운동으로 인해 발생하는 경련으로, 근육의 과격한 운동과 근육피로(적응되지 않은 운동 또는 한계 이상의 운동)가 주원인이며, 이 경련은 활동 중에나 활동 후, 때로는 몇 시간 뒤에도 발생할 수 있다.

세 번째 원인은 운동 시 과다한 체액 손실로 인해 발생하는 탈수 경련으로, 더운 날씨에 더 잘 일어나고 열사병(heat stroke)의 초기 징후로 나타날 수 있다. 땀으로 인해 발생하는 수분과 전해질의 소실로 인해 발생하는 나트륨(sodium)과 칼륨(potassium) 결핍이 경련을 일으키게 된다.

자주 쥐가 나는 사람은 평상시 근육에 피로가 쌓여 있어 운동을 시작하는 시점에 이미 근육이 경직되어 있을 가능성이 높다. 따라서 쥐가 자주 발생하는 사람은 평소 수시로 스트레칭이나 마사지 등을 이용해 쥐가 자주 발생하는 부위인 장딴지나 허벅지의 근육을 잘 풀어주어야 경련을 예방할 수 있다. 그리고 체

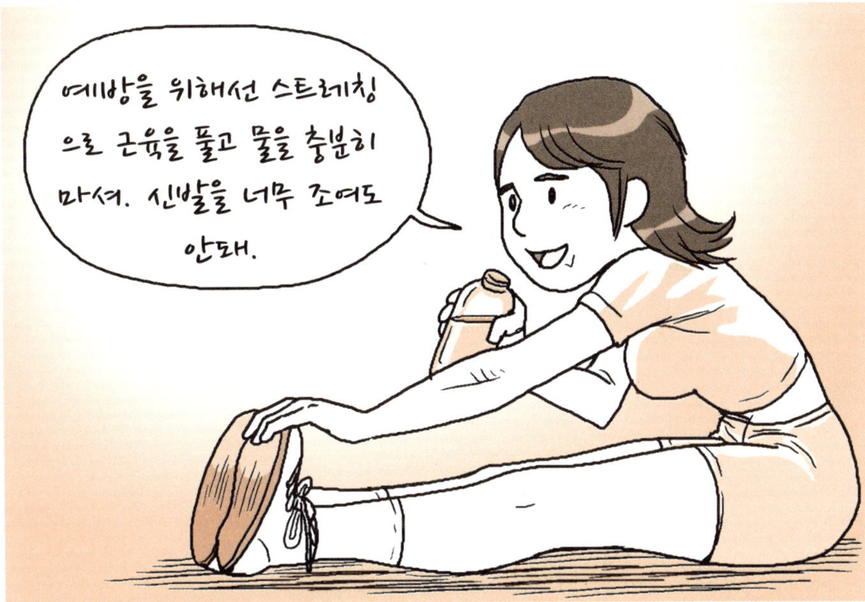
예방을 위해선 스트레칭으로 근육을 풀고 물을 충분히 마셔. 신발을 너무 조여도 안돼.

내에 수분이 부족하면 전체적인 혈액순환능력이 저하되기 때문에 근육에 충분한 산소를 공급할 수 없게 된다. 이러한 산소 공급이 충분하지 않으면 근육의 경련이 잘 일어날 수 있으므로 운동 전이나 운동 중에 충분히 물을 마셔두는 습관을 기르는 것도 좋다. 또한 신발의 끈을 너무 단단히 조여 혈액의 순환을 방해하는 경우도 쥐가 나는 원인을 제공할 수 있다. 그리고 무엇보다 중요한 점은 평상시 자신의 체력에 맞지 않는 한계 이상의 지나친 운동을 삼가고 근육을 피로하게 만들 정도의 운동을 했다면 근육이 쉴 수 있는 충분한 시간을 주어야 한다.

경련이 발생했을 경우 처치 방법으로는 대부분의 경련은 수축된 근육을 펴질 수 있게 신전시켜 주면 멈추기 때문에 다리나 발의 경련이 서있는 상태에서 발생하면 발끝을 몸 쪽으로 당기거나 벽에서 떨어져 손을 벽에 대고 벽으로 기대

서서 무릎과 등을 일직선이 되게 편 상태에서 발뒤꿈치를 바닥에 딱 붙여 종아리를 신장시키면 멈추게 된다. 그리고 누워서 발생한 경련의 경우 가능한 다리를 쭉 편 상태에서 발가락을 머리 쪽으로 당기면 멈추게 되며, 손에서 경련이 발생할 경우는 손을 평편한 곳에 대고 눌러서 경련이 일어난 손가락의 굴곡근을 펴주게 되면 멈춘다.

그리고 오일을 이용한 부드러운 근육마사지도 경련을 이완시키는 데 도움을 주며, 열패드나 뜨거운 물을 이용해 열찜질을 해주는 것도 도움이 된다. 또한 차가운 냉찜질을 이용하면 근육의 수축을 유발시켜 경련을 풀어줄 수도 있다.

마시막으로 경련이 땀을 많이 흘려 체액 소실로 인해 발생한 것이라면 수액

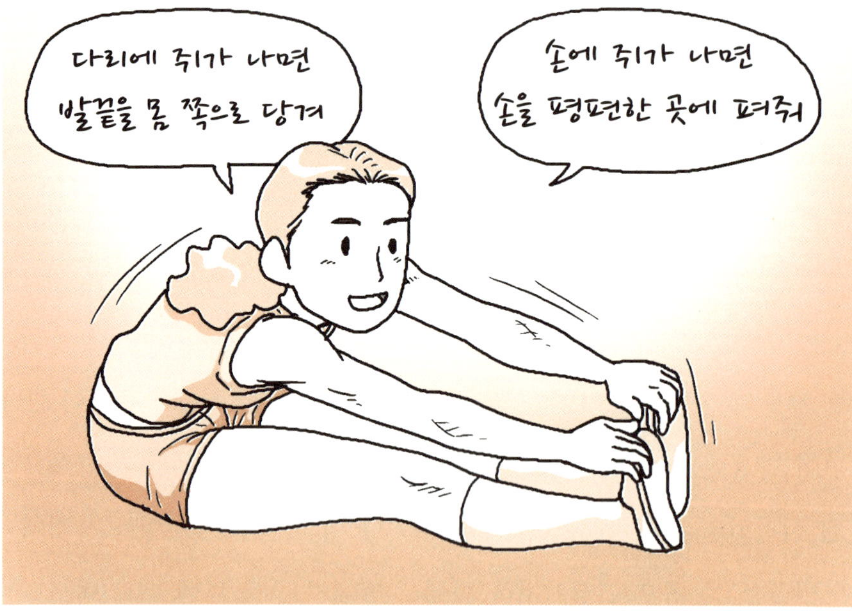
다리에 쥐가 나면
발끝을 몸 쪽으로 당겨
손에 쥐가 나면
손을 평편한 곳에 펴줘

과 전해질을 보충하는 것이 필수적이기 때문에 전해질 음료를 섭취하는 것이 좋다. 그리고 약은 흡수되기 전에 경련이 저절로 사라지기 때문에 운동에 의해 일시적으로 발생하는 경련에는 불필요하다.

종합해 보면 쥐가 나는 것은 준비운동 부족, 피로 누적, 수분 소실에 의해 발생한다. 따라서 운동 전 충분한 스트레칭과 운동 중 충분한 수분섭취를 하도록 하고, 자신의 한계를 넘어서는 운동은 자제하고 운동 후 정리운동을 수행한다면 쥐가 나는 것을 예방할 수 있을 것이다.

40

C·h·a·p·t·e·r

뼈에서 소리가 나는데 괜찮나요?

영화나 드라마 혹은 주변에서 보면 많은 남성들이 힘의 상징인 것처럼 손가락을 누르거나 목을 옆으로 젖히며 관절 사이에서 소리를 내곤 한다. 이와 같이 관절을 꺾을 때 나는 '우드득', '오도독'의 소리의 정체는 관절 속에 형성된 활액 주머니가 터지는 소리이다. "활액"이란 관절 움직임을 부드럽게 하기 위한 윤활유 같은 것으로 관절뼈와 뼈 사이의 관절강에서 분비되며, 손가락을 꺾거나 잡아 뽑으면 당연히 관절강이 확장되기 때문에 관절 사이에 들어 있던 활액 주머니는 비누방울처럼 터지면서 '우드득', '따닥' 파열음을 내게 된다. 따라서 심각한 문제는 아니라고 말할 수 있다.

하지만 문제는 어깨나 무릎 등의 관절에서 나는 소리이다. 어깨나 무릎 등에서 나타나는 탄발음(snapping)의 원인은 아직 확실하게 밝혀져 있지는 않지만 무

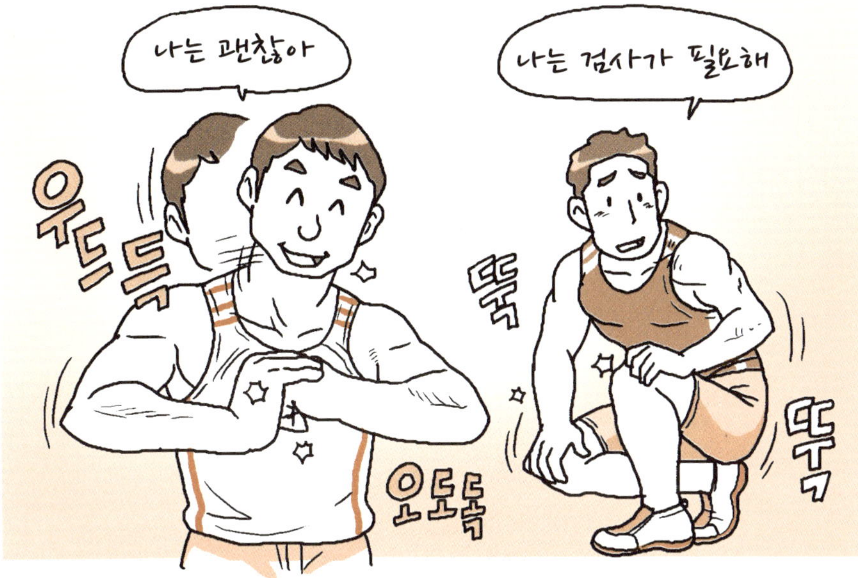
나는 괜찮아
나는 검사가 필요해
우드득
오도독
뚝
뚝

릎에서 나는 탄발음은 질환을 의심해 볼 수 있는데, 이 질환은 '탄발음성 슬관절 증후군'으로 불리며, 특징적인 증상으로 원판형 연골판이 파열된 이후 탄발음이 발생하기 때문에 소리가 날 경우에는 검사를 받거나 주의를 해야 한다[211].

그리고 어깨와 고관절에서 소리가 날 경우 탄발음성 견관절(snapping shoulder)과 탄발음성 고관절(snapping hip)이라는 병을 의심해볼 수 있다. 이 병은 어깨나 엉덩이 부위에서 관절운동을 할 때마다 소리가 나지만 대부분 동통은 없다. 그리고 간혹 주변 사람에게 들릴 정도로 큰 소리가 나는 경우는 관절을 둘러싸고 있는 힘줄이나 관절막이 뼈의 돌출 부위와 부딪힐 때 발생하는 것으로서 치료는 환자가 생활 속에서 불편함을 느끼는 정도에 따라 수술보다는 정기적으로 검진을 하며 관리를 하도록 한다.

하지만 심한 경우 수술치료가 필요한 경우도 있는데 예를 들어 통증과 함께 소리가 발생한다면 병적 상태가 동반되었을 수 있으므로 미리 진료를 받고 치료를 받아야 중증으로의 진행을 막을 수 있다.

41

C·h·a·p·t·e·r

운동은 식욕을 증가시키나요?

운동을 하면 과연 식욕이 증가될까? 정답은 '운동 수행시간에 따라 다를 수 있다'이다. 왜냐하면 하루 1시간 이내의 운동은 오히려 식욕을 감소시키고, 1시간 이상의 운동은 식욕을 증가시킬 수 있기 때문이다(Mayer, 1954; Bergouignan, 2006).

다시 말해 매일 수행하는 운동은 대부분 1시간을 넘지 않기 때문에 열량섭취의 감소효과를 나타낼 수 있으며, 1시간 이상 5~6시간까지 장시간의 운동은 식욕을 증가시킨다. 반면 운동을 통한 체온의 증가와 5시간 이상의 강도 높은 운동에서는 과로로 인한 피로가 겹쳐 식욕을 급격하게 저하시킬 수 있다(Duclos et al., 1999).

그리고 식욕은 인체내 호르몬과도 밀접한 관련이 있다. 식욕과 관련된 대표

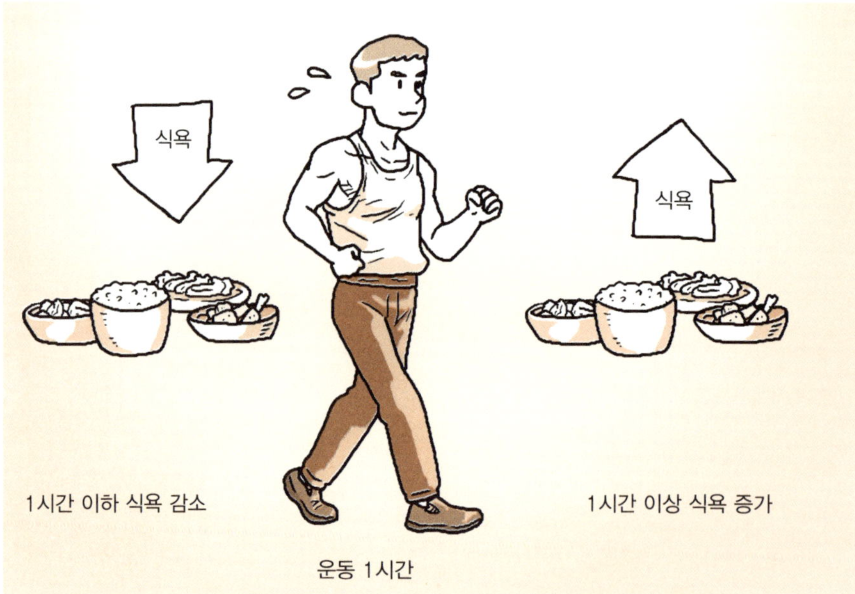

적인 호르몬 중 leptin은 지방조직에서 분비되는 호르몬으로 중추신경계 중 시상하부에 작용하여 식이조절과 에너지 대사에 관여하며, 체중 조절 및 골격근의 발달, 뇌의 발달 및 호흡중추에 영향을 미쳐 내분비계와 에너지 대사에 직접적으로 영향을 주는 단백질이다[212, 213]. Leptin은 음식 섭취량이 많으면 높은 수준의 신호가 뇌로 전달되고 허기반응을 느끼게 되면 낮은 수준으로 뇌에 신호가 전달된다. 따라서 leptin의 수준이 증가하게 되면 포만감을 느낌과 동시에 음식섭취 중지 신호를 뇌로 보내고, 반대로 leptin 수준이 낮아지게 되면 가장 강한 식욕자극제인 신경펩타이드를 증가시켜 식욕을 증가시킨다. 하지만 비만인들은 일반인들과 달리 leptin의 민감성이 저하되어 음식을 많이 섭취하더라도 조절기능이 원활하게 작동을 하지 못해 지속적인 허기를 느낄 수 있다. 따라서 비만인은 특히 식이조절을 위해 leptin 호르몬의 조절이 필요하며, 이 호르몬을 조절하기 위한 가장 효율적인 방법은 유산소 운동을 통한 조절이다[214, 215]. 따라서 비만인의 경우 밥을 충분히 먹더라도 허기를 지속적으로 느낀다면 운동을 통해 leptin 호르몬의 민감성을 증가시키는 게 식욕을 조절하는 데 도움이 될 것이다.

그리고 비만인을 비롯한 일반인의 경우도 적절한 강도로 1시간 이내 운동을 하면 식욕을 오히려 감소시키고, 1~5시간의 운동은 저혈당을 유발시켜 떨어진 혈당치를 보충하기 위해 식욕을 증진시킬 수 있다는 점을 염두에 두고 알맞은 강도 및 시간을 적용하여 운동을 수행하여야 할 것이다.

42

C·h·a·p·t·e·r

굶어서 뺄까요?

많은 사람들이 운동은 귀찮다고 여기며 체중감량을 위한 방법으로 손쉽게 할 수 있는 체중감량 보조제 섭취 및 음식섭취 제한 즉, 굶는 방법을 이용한 체중감량을 한다. 하지만 운동 이외에 약물이나 식이만으로 체중을 감량할 경우 일시적으로는 체중감량이 수월하게 이루어지지만 장기적으로는 제지방량과 기초대사율이 낮아지고[216], 유산소성 지구력의 저하와 근기능 장애 등을 유발하여[217] 감량된 체중을 장기간 유지하기가 어렵게 만든다[218].

특히 체중감량 후 체중이 증가되는 현상인 요요현상을 막기 위해서는 장기간 적극적인 노력을 해야 하며, 감량된 체중이 유지되는 시간이 길면 길수록 장기적으로 체중이 증가될 가능성도 적어진다는 것을 명심하여야 한다[219]. 감소된 체중을 유지하는 어려움은 반복적인 체중 조절 시도를 하게 만들고, 이러한 체

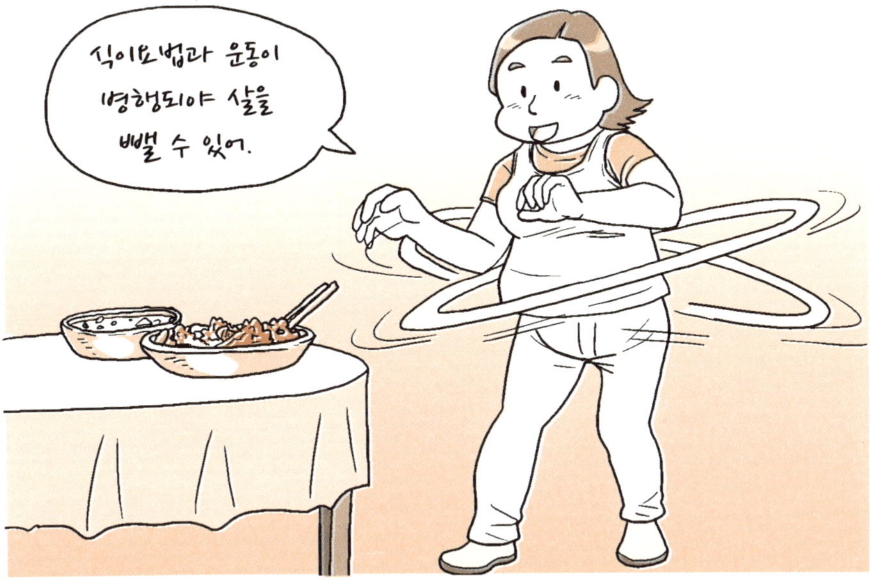

중 증감은 최근 비만보다 오히려 건강에 더 해롭다는 견해의 연구들이 보고되고 있다[220, 221]. 이와 관련하여 요요현상을 보인 사람은 심장병의 위험률이 증가되고[222], 체내 지방의 비율 중 복부 지방률을 증가시켜 건강의 위험률을 높여 결론적으로 사망률을 증가시킨다고 보고되었다[220].

요요현상이 체중감량에 미치는 영향을 분석한 연구를 보면 처음 늘어난 체중을 줄이는 데 21일이 걸리고 다시 원래의 체중으로 돌아가는 데 45일이 걸렸으나 두 번째 똑같은 체중을 빼는 데는 46일이 걸리고 같은 양의 살이 찌는 데 걸리는 기간은 14일로 나타났다[223]. 즉, 요요현상은 처음 체중을 감량할 때는 쉽게 빠지고 천천히 찌지만 그 다음 이 같은 행동이 반복되면 체중이 빠지는 시간은 점점 오래 걸리고 체중이 늘어나는 기간은 빨라진다. 꾸준한 운동이 아닌 굶어서 빼는 체중감량 방법을 이용하면 점점 체중을 빼기 힘든 체질이 된다는 것이다[224]. 따라서 반복되는 다이어트는 오히려 점점 살을 빼기 힘든 체질로 변한다는걸 명심하고 체중관리를 위해 평상시 꾸준한 운동을 해야 한다.

운동을 통한 비만 조절은 체지방의 감소뿐만 아니라 근육을 비롯한 무지질과 제지방 체중의 증가에 의해 건강의 증진 효과를 볼 수 있다. 운동을 시작하고 처음 6~8주 동안에는 체지방이 감소되어도 제지방 체중이 증가되기 때문에 체중의 변화를 못 느끼는 경우가 많다. 따라서 운동이 효과를 주지 못한다고 여기며 중도에 포기하는 사례가 많다. 하지만 체성분 분석기 등을 이용하여 측정하면 쉽게 변화량을 확인할 수 있기 때문에 중도에 포기하면 안 된다.

다시 말해 식사요법에 운동이 병행되면 체중감소는 적으나 제지방 체중의 증가로 신체 상태가 좋아지고 체력이 증가되며, 요요현상을 막고 적정 체중을 오랜 기간 유지할 수 있다는 점을 인식해야 할 것이다.

43

C·h·a·p·t·e·r

음주 후 운동이 술 깨는 데 좋나요?

운동을 즐기는 많은 남성들이 운동 도중(조기축구 등) 중간 중간 술을 마시거나 술을 마신 다음날 운동을 통해 땀을 흘리면 술이 깬다고 여기며 운동을 수행한다.

그럼 술의 주성분인 알코올은 운동에 어떠한 영향을 미칠까?

먼저 운동 중 알코올 섭취와 관련지어 살펴보면 알코올 섭취량이 소량일 때는 골격근의 운동을 제어할 수 있기 때문에 운동에 큰 영향을 주지는 않는다. 하지만 혈중알코올농도 0.035%에서 운동능력이 저하되기 시작하고, 0.1~0.2%에서는 단순반사 시간이 10~15% 정도 늦어지며, 최대운동 시 산소섭취량, 심박출량, 심박수, 1회박출량, 말초저항 등에 차이가 나게 되고, 0.2~0.3%일 때는 착시현상이 일어나 상해를 입거나 운동을 수행할 수 없게 된다[225].

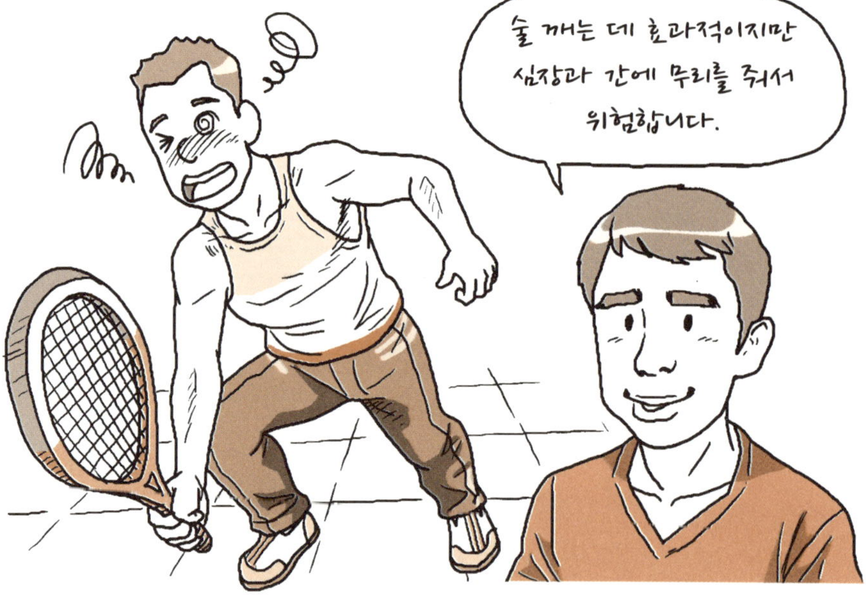
술 깨는 데 효과적이지만
심장과 간에 무리를 줘서
위험합니다.

그리고 알코올 섭취 후 운동이 인체에 미치는 영향을 알아보기 위해 안정회복, 사우나회복, 운동회복을 시켜 알코올의 분해 능력을 측정한 연구결과 운동을 통한 회복이 가장 빠른 알코올 분해 능력을 나타냈지만 간손상 지표도 높게 나타나 운동이 알코올 분해에는 효과적이지만 간에 무리를 줄 수 있다는 점도 확인할 수 있었다[226].

특히 알코올섭취 후 안정 시 산소섭취량, 심박수, 심박출량, 혈압 등의 증가와 동 · 정맥의 산소 차, 말초혈관 저항의 감소 등이 나타나며, 이러한 변화들은 운동 중 위험요인으로 작용하기 때문에 알코올 섭취 후의 운동은 신체에 무리를 줄 수 있다[227].

그렇지만 운동이 무조건 부정적인 것만은 아니다. Perreault 등(2017)이 40세 이상 36,370명을 대상으로 10년간 추적 관찰한 결과 5,735명이 사망하였는데, 이 중 중증 음주를 하는 사람들의 사망률이 높았지만 주간 권장 운동량인 150분 가량의 유산소 운동을 할 경우 알코올로 인한 암 사망의 증가율을 완벽하게 저하시키는 것으로 나타났다고 하였다[372]. 즉, 장기적인 측면에서는 운동이 효과적임을 입증하여 준 것이다.

종합해 보면 운동 중 알코올 섭취는 상해를 유발하고 심장에 부담을 줄 수 있기 때문에 제한하여야 한다. 그리고 음주 후 운동은 알코올 분해에 효과적이지만 간에 무리를 줄 수 있다. 따라서 걷기 등의 가볍게 땀을 낼 수 있는 운동을 통해 숙취를 해소하는 것은 유용하지만, 숨이 찰 정도의 땀을 많이 흘리는 운동은 탈수를 유발하고 신체에 무리를 줄 수 있기 때문에 주의를 기울여야 하며, 술을 마시지 않는 날에는 운동을 생활화해야 할 것이다.

44

C·h·a·p·t·e·r

운동이 정력에 좋나요?

예로부터 남성들은 정력에 좋다면 혐오스러운 음식도 가리지 않고 스스럼 없이 먹고 있다. 본 저자도 은근히 아닌 걸 알면서도 몸에 좋은 음식이라면 가리지 않고 먹는 편이다. 그리고 음식 이외에도 최근에는 비아그라 등과 같은 발기부전 치료제가 유행처럼 번지고 있다. 그럼 이와 같은 음식들이나 약물들은 왜 유행처럼 번지는 것일까? 물론 효과가 있기 때문일 것이다. 왜냐하면 흔히 말하는 스태미나 음식들은 음식 내 성분 중 일부가 체력을 증가시키는 성분이 들어 있기 때문이며, 비아그라는 혈행을 향상시켜 발기능력을 향상시키기 때문이다. 하지만 이와 같은 현상은 일시적으로 효과를 보일 뿐 오히려 장기간 이용할 경우 득보다는 실이 많아지게 된다. 따라서 다양한 스태미나 음식과 약물보다는 운동이 최고로 스태미나를 증진시킬 수 있는 방법이라는 것을 알아두어야 한다.

왜냐하면 운동은 체력 증가를 통해 스태미나를 향상시켜주고 심혈관계를 활성화시켜 혈행을 좋게 만들기 때문이다. 좀 더 자세히 설명하자면 정액은 정자와 정장으로 구성되어 있으며, 이 중 정장은 다양한 화학성분들을 포함하고 있는 생리활성액이다. 이러한 정액은 나이, 질병, 계절, 성욕 등에 따라 질적, 양적 변이가 다양하기 때문에 심리적 상태나 특히 신체적 상태에 따라 영향을 많이 받는다.

운동과 관련하여 운동이 정자에 미치는 영향에 대한 연구가 수많은 학자들에 의하여 수행되어 왔다. 이와 관련하여 운동이 생리학적인 남성 생식기계에 미치는 영향을 보면 최대강도의 자전거 에르고미터 운동 수행 후 20분이 경과하면 테스토스테론 농도는 유의하게 증가하게 되며[228], 자기 능력의 최대 운동을 실시하면 테스토스테론이 증가하게 된다[229, 230]. 그리고 고강도와 많은 양의 저항운동은 테스토스테론을 증가시키고, 저항성 트레이닝 프로그램에 조기 참가했을 때 호르몬 측면에서 효과적인 반응이 나타나게 된다[231]. 이와 같이 운동을 통해 증가되는 테스토스테론의 농도는 2차 성징의 발현, 성욕, 발기유지, 피로, 행복감 등에 영향을 미치게 된다[232]. 그리고 좌업식 생활자들과 비교했을 때 지구성 운동이나 저항성 운동을 하는 사람은 정자 밀도, 정자 운동성과 형태가 다르게 나타난다[233].

또한 70% 강도의 저항성 운동과 최대심박수의 70% 강도의 유산소운동은 정자 수와 정자 운동성이 두 운동 모두에서 각각 운동 8주 후, 운동 10주 후부터

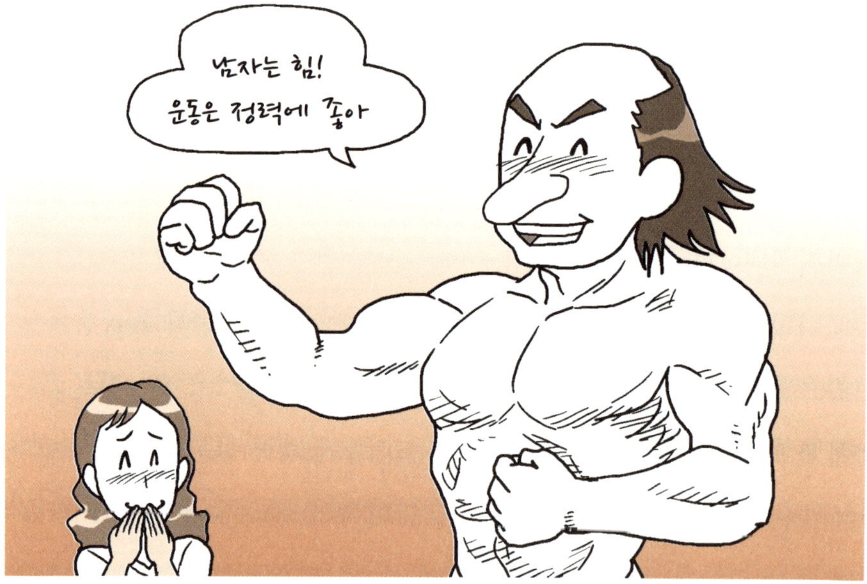

유의하게 증가한다[234]. 그리고 80% 강도의 복합운동 수행은 정자 수, 정자 운동성 및 정자 형태에서 효과적으로 작용하기 때문에 고강도로 복합운동을 하는 것은 현대 남성들의 남성생식기계 개선, 남성 불임 조기 방지 또는 예방을 할 수 있는 운동으로 작용할 수 있다[235].

더불어 비만은 테스토스테론 수준을 저하시켜 성욕 및 근육과 뼈의 질량을 감소시키고 피로를 증가시키지만 비만인에게 유산소 운동은 테스토스테론을 증가시켜 성욕을 높일 수 있다[370].

이상을 종합해 보면 스태미나 음식물의 섭취는 칼로리 섭취의 증가로 혈중 지질을 쌓이게 만들어 장기적으로는 오히려 혈행을 저하시켜 정력감퇴의 원인이 될 수도 있다. 따라서 혈중 지질을 저하시키고 체력향상을 증가시키며 혈중 남성호르몬을 증가시킬 수 있는 운동 수행만이 장기적으로 건강한 정력 증가에 도움을 줄 수 있다는 것을 명심하고 불필요한 음식보다는 운동을 통한 정력증진에 힘쓰는 것이 가장 효과적인 방법이라는 점을 명심하여야 한다.

45

C·h·a·p·t·e·r

수영은 왜 살이 잘 안 빠지나요?

수영은 심폐기능과 호흡 순환기능을 발달시키는 효과적인 전신운동으로 상해가 비교적 적으며, 인체의 신체구성 변화와 혈중지질 감소 효과뿐만 아니라, 허혈성 심질환, 비만, 고혈압, 당뇨병 등 소위 운동부족으로 발생할 수 있는 질환을 개선시키기 위한 효과적인 운동이다[236].

특히 물속에서는 부력이 작용함에 따라 거의 무중력에 가까운 상태가 되어 체중에 의한 중력을 거의 받지 않지만 공기중의 무중력 상태와는 달리 물속에서는 물의 저항이 있기 때문에 충분한 운동 효과를 낼 수 있다[237]. 그리고 Nancy 등(2008)이 32년 동안 좌식 생활자, 걷기 운동, 달리기 운동, 수영 운동을 하는 4만 명의 사람을 대상으로 분석해본 결과 수영참가자의 사망률이 가장 낮게 나타났으며, 혈압, 콜레스테롤 및 관절염, 폐기능도 가장 좋은 결과를 나타내었다고 하였다[369].

이처럼 수영의 다양한 효과들로 인해 많은 사람들이 수영을 하고 있다. 하지만 또 많은 사람들에게서 나오는 말들이 초기에는 살이 좀 빠지더니 열심히 하는 데에도 불구하고 뱃살이 잘 안 빠진다는 것이다. 그럼 왜 열심히 하는데도 불구하고 뱃살이 잘 안 빠지는 것일까? 수영의 특징을 살펴보면 쉽게 알 수 있다. 수영은 부력이 상당히 많이 작용하는 운동이다. 즉, 몸이 물에 잘 뜨도록 신체의 지방이 피부 밑 피하 지방층으로 몰리는 특성을 갖고 있다. 왜냐하면 피부 밑에 있는 지방층이 두꺼우면 두꺼울수록 몸이 물에 뜨는데 유리하기 때문이다. 결국 지방이 소비되기까지는 너무 오랜 시간이 걸린다는 얘기다.

또 다른 하나는 열의 생성이다. 우리 인체는 열이 일정량 발생되어야 지방이 에너지원으로 원활하게 사용될 수 있는데, 수영은 수온으로 인해 열의 발생을 방해한다. 왜냐하면 보통 수영장의 수온은 24도 내외로 체온이 평균 36.5도인 것을 고려할 때 수온이 12도 가량 낮다. 따라서 낮은 수온 때문에 근육에서 발생하는 열의 전도로 인해 열 생성을 방해받아 지상에서 하는 다른 유산소 운동에 비해 체지방의 연소가 적게 나타난다. 더불어 지상보다 수중에 있을 때 25배 열전도율이 높다. 즉, 수중에 있을 때 우리 몸은 큰 열량을 방출하게 되고 이로 인해 우리 몸은 인체의 문제를 최소화하기 위해 자동적으로 방위체력이 발달한다. 즉, 물에 열을 빼앗기지 않기 위해 체지방을 쌓아두는 체질로 바뀔 수 있는 것이다.

이와 관련된 연구에서 20세 이상의 성인여성 30명을 대상으로 12주간 수영운

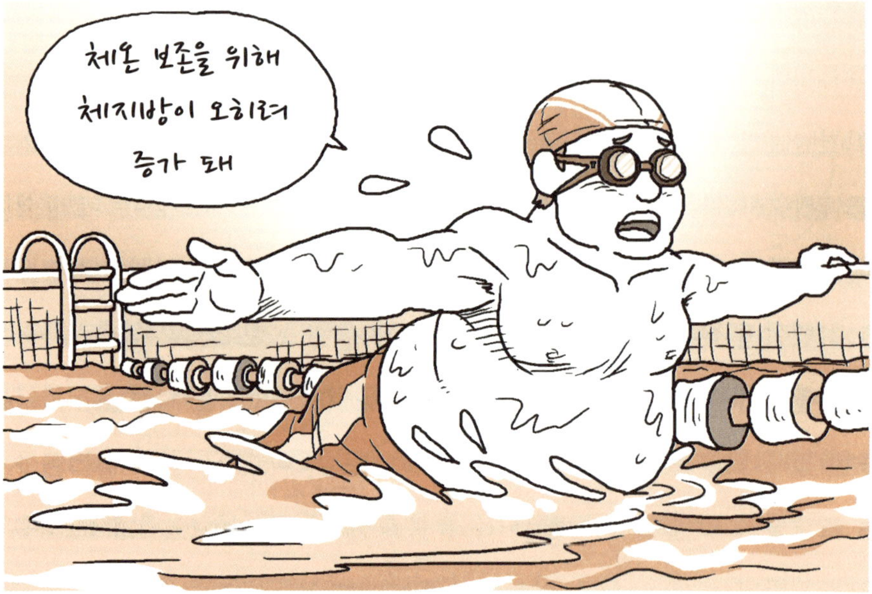

동을 실시한 결과 체지방이 유의하게 감소하지 않았으며[238], 40대 여성이 12주 동안 수영운동을 수행하였을 때 체중과 제지방의 유의한 차이가 없었다고 보고되었다[239]. 이와 같은 결과는 낮은 온도에서 수영을 하는 경우 체온을 보존하기 위해 체지방이 오히려 증가하거나 유지되고, 에너지 소비는 많지만 지방을 빼는 데는 썩 유리하지 않다는 Holmer(1992)의 이론에 일치하는 것이다[240].

종합해 보면 수영은 중력의 영향을 최소화하고 관절에 무리를 주지 않기 때문에 매우 효과적인 운동이다. 하지만 체지방을 감소하고 뱃살을 빼기 위한 운동으로는 효율성이 낮을 수 있다. 따라서 수영을 하더라도 저항성 운동이나 걷기 같은 지상 운동을 병행하여야만 운동의 효과를 최대화시킬 수 있을 것이다.

46

C·h·a·p·t·e·r

운동 중 호흡이 왜 중요한가요?

여러분들도 한번쯤은 학창시절 체육시간이나 체력검사를 앞두고 오래달리기를 하기 전 친구들과 "입으로 숨쉬는 게 좋냐, 코로 숨쉬는 게 좋냐?" 라고 대화를 해봤을 것이다. 그리고 저항성 운동을 할 때 호흡은 어떻게 해야 하나 생각해 봤을 것이다. 그렇다면 호흡의 종류는 무엇이 있고 운동과는 어떠한 상관이 있는지 살펴보도록 하겠다.

운동 시 호흡은 호흡을 통해 산소를 섭취하고 이산화탄소를 배출하며, 신체의 열을 발산하고[241], 운동 시 산 · 염기 평형상태를 신속하게 조절하는 중요한 역할을 한다[242]. 그렇다면 호흡은 어느 부위로 하는 것이 좋을까? 호흡은 코로 하는 비호흡(nasal breathing)과 입으로 하는 구호흡(mouth breathing)로 나눌 수 있다. 달리기를 할 때 호흡은 분명한 차이가 있는데, 관련된 연구를 보면 비호흡이 구호흡에 비해 기능적 수행량이 약 2.7배 효율적으로 나타나며[243], 특히 유산소 운동 시 비호흡이 구호흡에 비해 효과적으로 작용한다고 한다[244]. 즉, 달리기와 같은 유산소 운동 수행 시에는 입으로 숨을 쉬는 것보다 코로 숨을 쉬는 것이 효과적이라는 것이다.

그럼 저항성 운동 시 호흡은 어떤 역할을 하는가?

저항성 운동 시 힘을 발휘할 때 일시적으로 호흡을 중단하게 되는데, 이러한 현상을 발살바 조작(Valsalva maneuver)라 한다. 이 현상은 성문이 닫힌 상태에서 힘을 주기 때문에 나타나지만 저항성 운동 시 이러한 현상이 습관화되어 자주 일어나게 되면 매우 위험할 수 있으므로 주의해야 한다. 왜냐하면 힘을 발휘하면서 호흡을 중단할 경우, 흉강 내부의 압력이 증가되면서 심장으로의 정맥 흐름을 방해하게 되고, 이때 흉강의 압력이 심장으로 되돌아가는 정맥 내부의 압력보다 높아지게 되어 정맥을 눌러버리면 심장에서 박출되는 혈액의 양이 감소해 뇌로 공급되는 혈액의 양도 줄어들어 일시적으로 현기증을 느끼거나 의식을 잃는 경우가 발생하기 때문이다. 따라서 호흡을 일시적으로 중단하는 습관은 저항성 운동의 동작에 있어 매우 적합하지 못한 습관인 것이다. 특히 무거운 무게를 머리 위로 들어올린 상태에서 이런 현상이 발생하면 무거운 바벨이나 덤벨이 머리, 어깨 혹은 발등으로 떨어져 매우 위험한 상해를 유발할 수 있기 때문에 더욱 주의를 기울여야 한다. 그리고 운동 중 호흡이 고혈압 질환자들에게는 심장에 부담을 줄 뿐 아니라 혈압이 급상승하는 결과를 초래할 수 있기 때문에 주의를 해야 한다.

그래서 헬스클럽에 등록을 하게 되면 트레이너가 자세와 더불어 가장 기본적

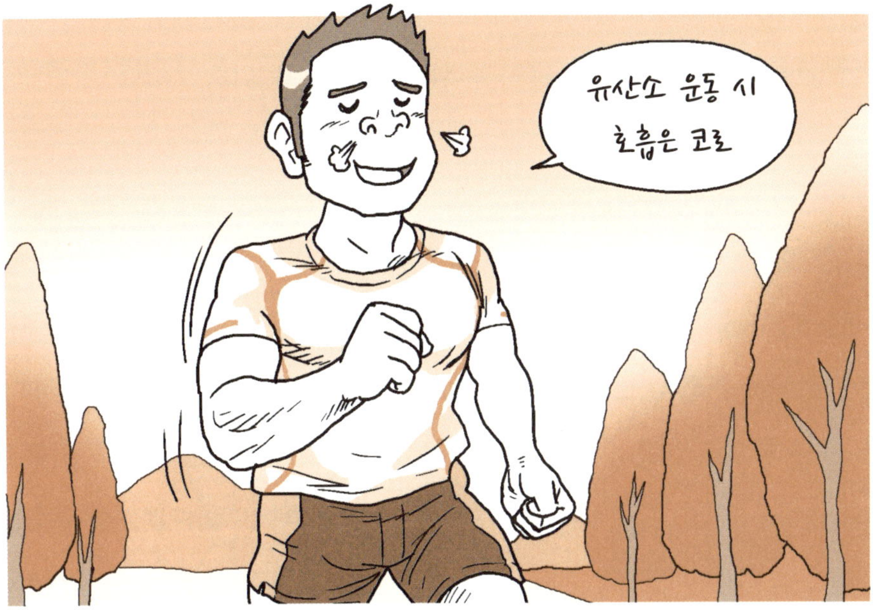

으로 알려주는 것이 호흡법이다. 가장 기본적인 호흡법은 근육을 최대한 수축시킨 직후 숨을 내쉬고, 이완시킨 직후 숨을 들이마시는 것이다.

벤치프레스를 예로 들면, 천천히 견디며 아래로 내린 직후 흉근의 근수축이 일어나기 직전의 순간에 바로 숨을 들이마시고, 위로 올려 절정수축에 다다른 직후 흉근의 이완이 일어나기 직전의 순간에 숨을 내쉬는 것이다.

이처럼 유산소 운동이든 저항성 운동이든 운동의 효과를 극대화시키고 상해를 예방하기 위해서는 호흡법이 중요하다. 따라서 자신이 수행하고자 하는 운동에 있어 호흡에 대한 기본을 알고 수행을 하면 몸의 손상을 최소화하고 효과를 극대화시킬 수 있을 것이다.

47

C·h·a·p·t·e·r

운동 후 휴식을 취해야 하는 이유는 뭔가요?

대부분의 사람들은 건강을 지키기 위해 운동을 시작하지만 운동의 더 빠른 효과를 보고자 하는 심리적 요인에 의해 운동의 강도나 시간에 치중하여 운동의 강도를 높여 과도한 신체적 스트레스를 유발시킨다[245]. 이때 운동을 하는 동안 발생하는 신체적 스트레스는 에너지 소비증대와 함께 비례적으로 같이 상승하며, 신경내분비에 의해 조절되는 혈중 스트레스 호르몬의 증가는 대사적 균형의 차이를 일으키고 이로 인해 피로가 발생하기 때문에 무조건 운동을 많이 한다고 해서 좋은 것만은 아니다[246]. 특히 잦은 스포츠 활동 참여는 신체에 지속적인 자극을 주어 수소이온(H^+), 암모니아(NH_3), 젖산(lactic acid), 무기인산(Pi) 등 여러 가지 대사물질을 축적시켜 신체의 기능감소를 야기하고 피로를 발생시켜 운동성 만성적 피로를 야기하여 일상생활로의 재참여 저해요인으로 작용한

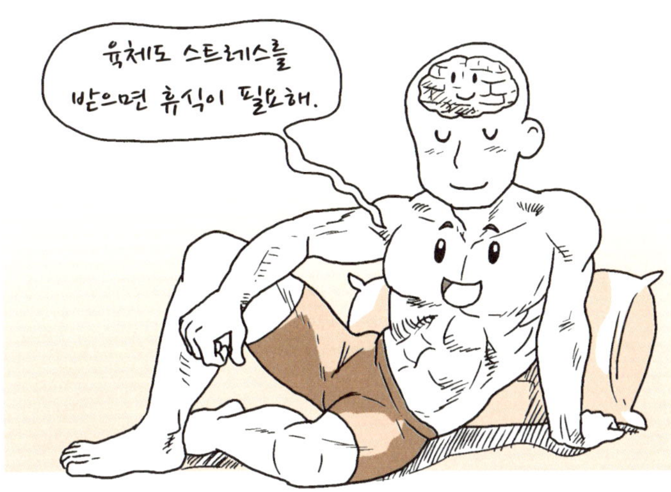

다[247]. 따라서 신체적 활동에 따른 대사적 균형을 맞춰야만 스트레스를 감소시킬 수 있기 때문에 운동 비율과 운동 강도의 설정은 매우 중요하다. 이와 관련하여 ACSM (2000)의 권장사항은 VO_2max 50~60%(무산소 역치 이하, 가벼운 조깅 정도)에서 30~45분, 주 3~4회 정도의 운동 수행 시 신체적 스트레스를 예방하면서 운동을 통해 건강을 지킬 수 있다는 적정 운동량을 제시하고 있다[248]. 이와 관련하여 현재 우리나라에서도 7330운동 즉, 일주일 3회, 하루 30분 운동을 적극 권장하고 있다.

즉, 운동 자체가 스트레스라는 것을 알고 우리가 정신적 스트레스를 받으면 안정을 취하듯이 육체적 스트레스를 받으면 휴식을 취해줘야 한다는 것을 알아야 한다. 하지만 걷기와 같은 강도가 낮은 운동은 인체에 큰 자극을 주지는 않기 때문에 매일 하여도 무관하다. 따라서 중강도 이상의 운동을 수행하였다면 하루 정도는 휴식을 취하고 운동을 수행하는 것이 몸의 손상을 최소화하는 방법이라고 할 수 있겠다.

48

C·h·a·p·t·e·r

운동중독이 뭔가요?

우리 주변을 보면 운동을 하루라도 하지 않으면 안절부절 못하는 사람들이 있다. 이와 관련하여 얼마 전 TV의 방송 프로그램에서 한 사람이 목발을 짚고 나온 것을 봤다. 이유인즉 아침, 저녁 매일 하루도 쉬지 않고 조기축구를 하다 무릎연골이 다 닳아 수술을 했던 것이다. 그런데도 비가 오나 눈이 오나 목발을 짚고 운동장을 찾아 부러운 시선으로 축구를 즐기는 사람들을 응시하곤 한다. 이러한 것이 운동중독의 한 예이다.

운동중독은 운동 지속시간, 강도, 빈도 혹은 경험 등을 포함한 행동적 관련성, 운동에 대한 병적 집착과 같은 심리적 관련성, 혹은 위의 두 가지 사항을 동시에 고려한 설명이 중점을 이루고 있다. 중독은 단지 행동뿐만 아니라 행동의 근저에 있는 심리적 이유들도 포함해서 규정된다. 운동중독은 통제할 수 없는 과도

한 운동 행동을 뜻하는 것으로서, 신체활동에 대한 강렬한 욕구가 충족되지 못했을 때 생리적 증상과 심리적 증상을 함께 가져온다.

심리적, 생리적 특성의 운동중독(exercise addiction)은 운동을 멈춘 다음 24~36시간이 흐른 후에 나타나 금단증상(withdrawal symptoms)으로 특징지을 수 있는 규칙적인 운동섭생에의 의존성이다[249]. 보편적인 금단증세들은 불안, 긴장, 죄의식, 신경과민, 나태한 감정, 화남, 강박적 참가, 약속불이행, 불안감, 성급함, 신경과민, 근육경련, 들뜬감 등으로 압축될 수 있으며[250, 251], 이러한 금단증세들은 운동중독의 존재와 그 수준을 결정하는 데 중요한 요인으로 활용되어 왔다.

운동중독의 원인 중 가장 큰 요인은 호르몬이다. 운동이 힘들어지면 뇌는 생화학적인 변화가 발생하면서 마약을 한 것과 같은 희열감을 갖게 해준다. 이때 작용을 하는 물질이 뇌에서 아편이나 모르핀과 같은 구조와 기능을 가진 오피오이드 펩타이드(엔도르핀, 리포트로핀, 다이놀핀 등)와 베타 엔돌핀이라는 내인성 호르몬이다. 이 호르몬들은 통증과 고통이 증가할수록 분비량이 증가하며, 일종의 마약과 같은 효능을 나타낸다. 이 호르몬이 발견된 상황도 1975년도 영국의 존 휴즈라는 박사가 돼지를 때리고 찌르면서 뇌 속에서 변화되는 물질을 확인한 후부터이다. 더 재미있는 사실은 이와 같은 특성을 이용해 러시아의 한 과학자는 알코올 중독자나 마약 중독자의 새로운 치료법으로 환자의 엉덩이에 매질을 하는 '매질 치료법'을 발표했다. 이유인즉, 매질을 하면 엔돌핀의 분비량 증가를 통해 행복감을 느끼게 되고 병세도 개선된다는 것이다.

운동에 중독된 사람은 잠시 동안 운동을 그만 두게되면 때때로 우울증, 불안을 느끼고 극도로 초조해지게 된다. 가정과 직장에서 불만, 불평, 그리고 일반적인 피로를 동반하면서 사회에서 대인관계가 소원해지게 된다.

심한 운동중독증은 운동을 의료적으로, 직업적으로 그리고 사회적으로 금지해야 할 때조차 계속 하게 되기 때문에 다음의 운동의 의존성에 대한 진단적 준거를 확인한 후 해당된다면 운동을 조금씩 줄여나가야 한다[252].

첫째, 매일 한두 차례 이상 정기적으로 하는 똑같은 형태의 운동

둘째, 운동량의 증가에 따른 참을성의 증가

셋째, 운동을 그만둔 후에 뒤따르는 정신혼란과 관련된 금단증세

넷째, 운동 이후로 금단증세가 없어짐

다섯째, 운동을 그만둔 후 금단증세와 이전에 실시한 운동 형태로 급격히 돌아가는 것

운동중독의 문제점은 신체 손상과 생활 단절이다. 그 첫 번째가 세포손상이다. 과도한 운동으로 프리라디칼이라는 활성산소가 활성화되고, 생성된 활성산소는 노화의 원인으로 작용하며, 활성산소에 의해 생성된 과산화지질은 간기능 손상과 암의 유발위험도 증가시킨다. 또한 지속적인 활성산소의 생성은 각종 혈관계질환, 내과계질환, 피부관계질환을 일으키기도 한다. 즉, 과격한 운동은 유해산소를 많이 만들어내고, 이로 인해 우리 몸의 면역력을 약화시켜 노화를 촉진하고 질환을 유발하여 수명을 단축시키게 되는 것이다.

두 번째로 앞서 말했던 한 축구 매니아처럼 근골격계 손상을 일으킬 수 있다. 무리한 운동은 관절 등 몸의 각 부분에 치명적인 손상을 입힌다. 예로 축구 동호

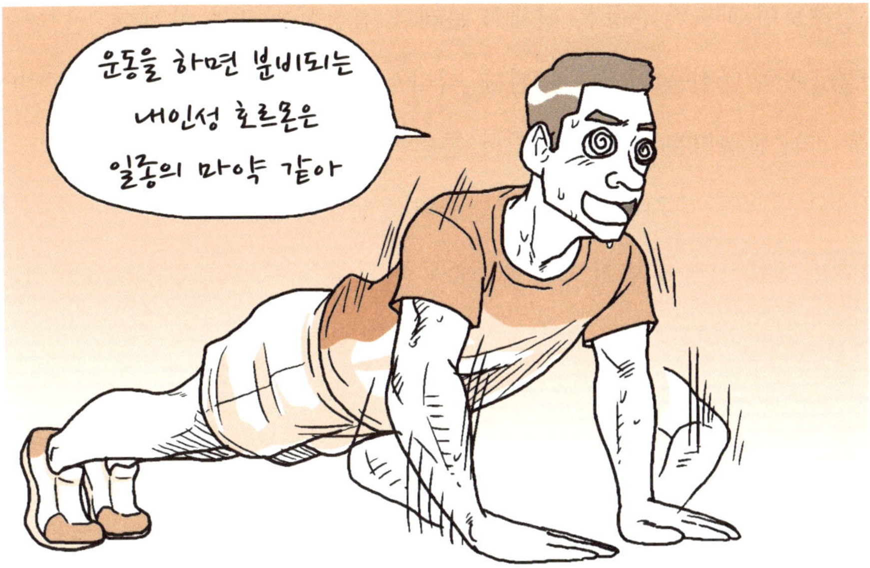
운동을 하면 분비되는
내인성 호르몬은
일종의 마약 같아

인들에게는 무릎부상과 발목부상이 많이 일어나며, 야구 동호인들에게는 어깨 및 팔꿈치 부상이 많고, 배드민턴 동호인들에게는 발목, 무릎, 팔꿈치, 어깨 부상이 많은 것을 보면 쉽게 알 수 있다. 세 번째는 가족 및 주변 인물들과의 단절이다. 운동을 너무 좋아해서 매일 운동 동호회에 참여하거나 주말마다 마라톤 대회, 동호회 리그 같은 대회에 나가게 되면 가족과 대화할 시간과 함께 여가를 즐길 시간이 없어지게 되기 때문이다. 그리고 마지막으로 주변 시선의 의식이다. 최근 몸짱 열풍이 불면서 몸을 보기 좋게 만들어 남에게 과시하려는 사람들이 많아지고 있다. 특히 이들은 보충제, 약물 등을 이용해 몸을 조금 더 보기 좋게 만들기 위해 노력하고 항상 몸이 망가질까 두려워 강박관념에 사로잡혀 있으며, 몸에서 필요한 필수 영양소를 제한하면서까지 다이어트에 전념하고 있다.

종합해보면 과도한 운동은 신체적 문제와 정신적 문제를 야기하고 나아가 주변 인물들과의 단절을 야기하게 된다. 따라서 자신의 운동상태에 대해 주변에서 운동을 과하게 한다는 소리를 듣거나 본인이 생각하기에 운동에 치중하는 시간이 많다고 느껴질 경우에는 주변 보건소의 운동처방실을 찾아 방문하여 운동중독 여부에 대해 상담을 받아보고 운동중독증 판정을 받으면 운동을 조금씩 줄여나가 건강을 해치지 않도록 주의를 기울여야 할 것이다.

49

C·h·a·p·t·e·r

운동에 의한 피로물질이 뭔가요?

일반적으로 운동피로는 근수축 활동에 요구되는 힘과 파워를 충분히 발휘하지 못하거나 일정한 힘과 파워를 유지하지 못하는 상태라고 정의된다[253].

운동피로는 대사작용에 의해 당질을 비롯한 에너지 공급물질들이 고갈됨으로써 피로가 발생된다는 고갈론(exhaustion hypothesis)이 있고[254], 젖산과 암모니아 등과 같은 대사성 부산물의 농도가 증가함으로써 피로가 발생된다는 축적론(accumulation hypothesis)이 대표적이다[255]. 더불어 격심한 운동에 의한 전해질의 손실, 대사산물의 축적, 신경전달물질의 감소 등에 의해 생리적 항상성이 무너지는 것으로 설명하기도 한다.

이 중 대표적인 것이 젖산 축적으로, Fletcher와 Hopkins (1906)가 젖산농도가 높을 때 근피로가 발생한다는 가설을 세운 이후[256] 세포내 젖산의 축적으

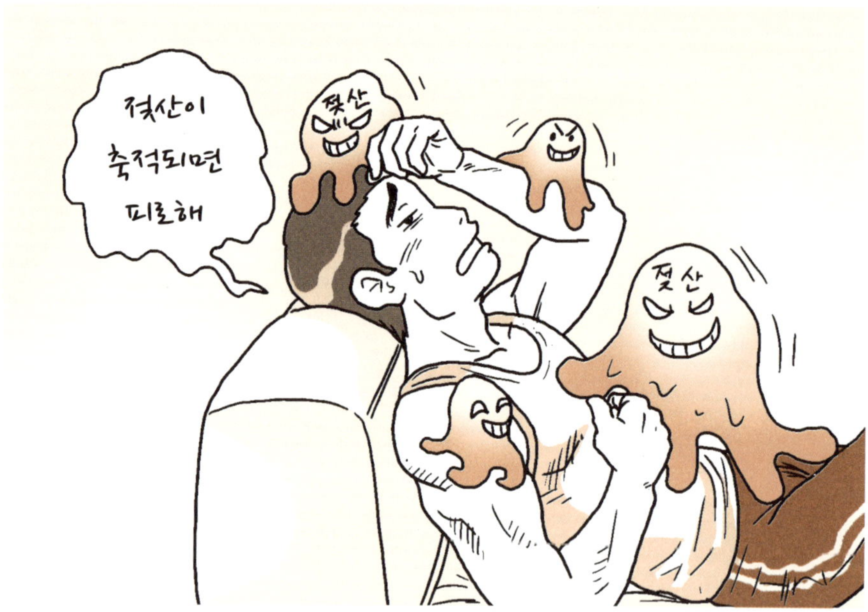

로 인한 산성화가 피로를 유발해 운동수행을 방해한다는 연구가 1924년도 Hill과 그의 동료들에 의해 보고된 이후로 널리 알려졌으며[257], 실질적으로 근육 내 최대 젖산 농도와 피로는 밀접한 관계가 있다고 Karlsson (1971)이 보고한 이후 젖산은 피로의 대표적인 물질로 대변되고 있다[258, 259]. 젖산 축적으로 인한 피로의 원인은 조직의 산성화가 주원인으로, 이때 인체가 산성화되면 조직의 pH를 떨어뜨리게 되고 이로 인해 효소의 활성화, 미토콘트리아의 산화 그리고 근육의 이완과 수축 활동이 억제되며[260], 마이오신 ATP 효소(myosin ATPase)의 활성도가 낮아지고[261], 칼슘이온이 근형질세망(sarocoplasmic reticulum) 내에서 단백질과 결합하는 양이 많아져 피로가 유발되게 된다[262].

즉, 근수축 시 젖산의 축적으로 인한 산성화는 근세포에서 화학적 에너지가 기계적 에너지로 바뀌는 여러 과정에 영향을 주어 결국은 근피로를 초래하게 되는 것이다[263].

따라서 운동 후 다음날 피로를 최소화하기 위해서는 젖산의 빠른 제거가 가장 중요한 요소로 작용하기 때문에 운동성 회복(정리운동) 등을 통해 젖산을 신속하게 제거할 수 있도록 주의를 기울여야 할 것이다.

50

C·h·a·p·t·e·r

흡연은 운동에 영향을 미치나요?

동호회에서 운동을 하다 보면 많은 흡연자들이 운동 전 혹은 운동 중간 흡연을 하는 모습들을 쉽게 볼 수 있다. 그러면서 이들이 하는 말들은 "역시 운동하면서 피우는 담배 맛이 최고야~!!"라고 한다. 그렇다면 흡연은 운동에 있어 어떠한 영향을 미치는지 궁금하지 않을 수 없다.

일단 결론부터 말하자면 흡연과 운동수행에 관한 연구들에서 공통적인 결론은 흡연이 지구성 운동능력에 불리한 영향을 미친다는 것이다[264]. 왜냐하면 흡연을 통한 혈중 일산화탄소 함량의 증가는 헤모글로빈의 산소운반능력을 저하시키고 폐의 산소 수용 및 사용 능력을 감소시켜 운동 시 증가하는 최대산소섭취량에 영향을 미치고[265, 266, 267], 흡연 후 기도저항의 증가는 호흡근 운동 시 더 많은 환기작용으로 인해 많은 산소가 소비되게 하기 때문이다[268]. 더불

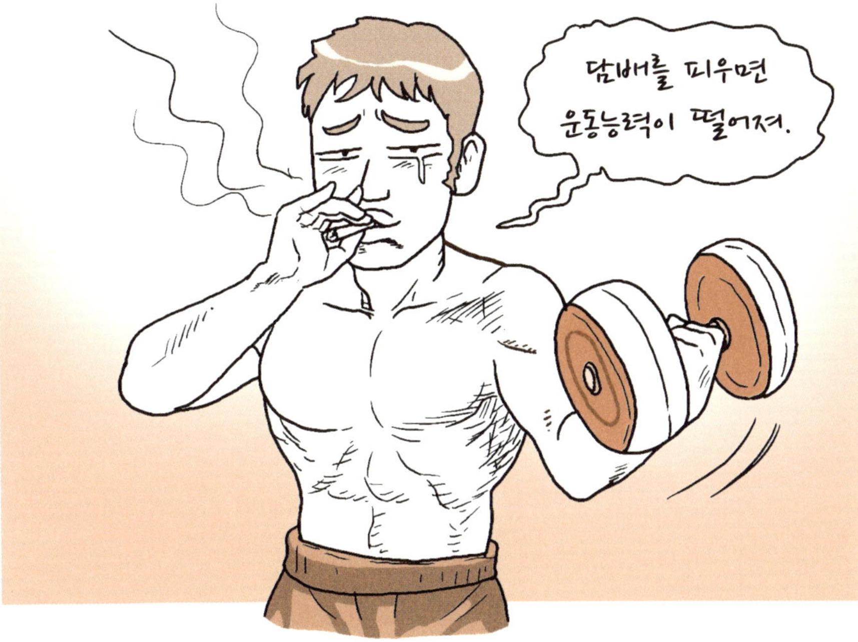

어 흡연은 환기역치에까지 영향을 미치기 때문에[269] 피로를 빨리 느낄 수 있게 만든다.

즉, 상습적인 흡연의 결과로 호흡근에 의한 부가적인 산소소비량 증가는 골격근에 공급할 산소를 빼앗아 최대 운동 중에는 운동수행능력을 감소시키고 최대하 운동 시에는 무산소성 대사작용을 촉진해서 피로가 빨리 오게 하여 운동능력을 제한하는 것이다[270].

따라서 운동 전이나 운동 중에는 가급적이면 흡연을 삼가고 운동에 임해야 운동능력을 최대한 발휘하고 피로를 최소화할 수 있다.

51

C·h·a·p·t·e·r

저항성 운동은 뼈를 약하게 만드나요?

가끔 나이 드신 분들 중에 "역기를 많이 들면 뼈가 약해지나요?"라고 물으시는 분들이 있다. 이와 같은 질문은 무게가 자꾸 뼈를 누르기 때문에 약해질 것이라는 막연한 생각에서 나오는 말들이다.

하지만 규칙적인 저항성 운동으로 인한 체력의 증가는 골량의 증대, 골강도, 골밀도 향상에 기여하며, 나이가 들어가면서 발생하는 골절의 위험 감소를 위한 적절한 골밀도를 유지시켜준다[271].

저항성 운동을 통한 근육활동은 근골격계에 인위적인 부하를 발생시켜 근육량, 근력과 골밀도를 증가시킨다. 이와 관련하여 뼈에 가해지는 물리적 스트레스의 중요성은 체중부하가 없는 장기적인 침상 안정이나 무중력 상태의 우주 생활 후 골소실 정도가 증가한다는 연구 결과를 통해 알 수 있으며[128], 35~65세 여

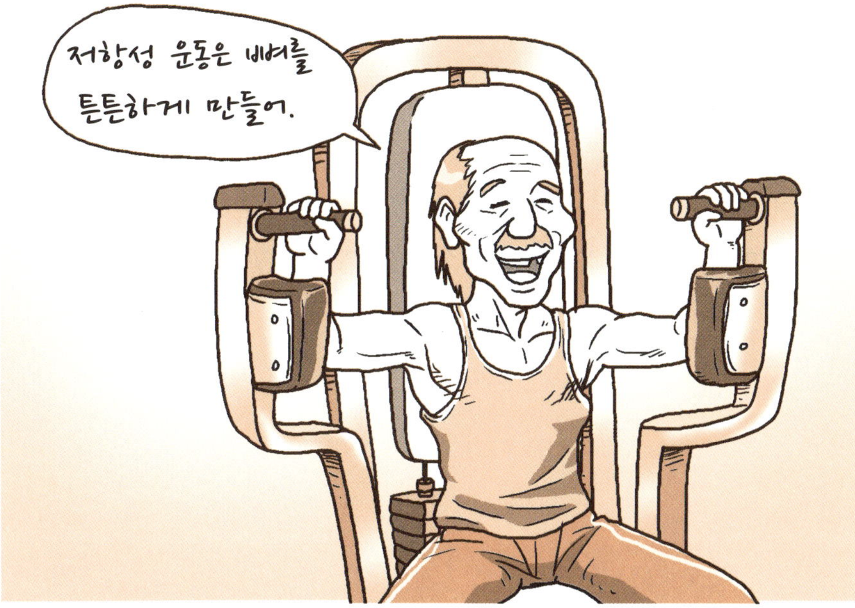

성을 대상으로 근력운동을 수행시킨 결과 운동을 하지 않는 그룹에 비해 골밀도가 증가하였다고 보고한 결과를 통해서도 알 수 있다[272].

뼈에 가해지는 역학적인 부하는 골량의 유지 및 증대에 필수적이며, 뼈에 가해지는 부하가 강한 운동일수록 뼈의 강도를 증대시킨다[273, 274]. 사람의 경우 골량 증대를 위한 최적의 조건은 고강도이면서 단시간의 부하를 점진적으로 증가시키는 저항성 운동이다.

따라서 나이가 증가할수록 뼈를 튼튼하게 하려면 저항성 운동을 필수적으로 실시하여야 하며, 특히 여성의 경우 저항성 운동은 기피하는 현상이 많은데 오히려 남성보다 더 관심을 갖고 저항성 운동을 실시하여야 한다. 더불어 Brooke-

Wavell (2007)의 연구에서 여성의 경우 하루에 50회씩 깨금발 뛰기만 하여도 골밀도를 유지하거나 증가시킬 수 있다는 연구결과도 있기 때문에 집안에서 시간이 날 때마다 깨금발 뛰기를 하는 것도 도움이 될 것이다. 또한 여성의 경우 폐경기 이후의 저항성 운동은 폐경기 전 운동에 비해 골밀도에 미치는 영향이 적다는 연구도 있기 때문에 젊어서부터 저항성 운동을 생활화하는 것이 효과적일 것이다.

52

C·h·a·p·t·e·r

운동을 하면서 음악을 들으면 효과가 있나요?

대부분의 스포츠 센터에서는 볼륨을 높여 음악을 틀어주고 우리는 아무렇지 않은 듯 음악을 들으면서 운동을 한다. 그렇다면 왜 음악을 틀어주는 것일까? 아마도 여러분들은 당연한 듯 여기면서 운동을 해왔을 것이다. 하지만 본 저자는 어느날 문득 싫어하는 음악이 나왔을 때와 좋아하는 음악을 들을때 운동부하에 대한 느낌이 다른 것을 느끼며, 궁금해 했던 적이 있었다.

그렇다면 음악은 과연 운동 수행 시 어떠한 영향을 미칠 수 있는지에 관해 살펴보도록 하겠다.

음악은 생리적으로 근육의 반사작용을 일으키게 하여 에너지를 증가시키기도 하고 감소시키기도 할 수 있기 때문에 피로를 이겨나가게 할 수도 있으며, 정신적, 정서적, 암시 감응성(Suggestibility)에 영향을 미치기도 한다[276]. 그리고 운동 시 음악사용은 신진대사, 근력, 호흡, 심박수 및 혈압과 내분비계 호르몬에도 영향을 주며, 운동 시 객관적 운동강도는 높은 반면 주관적 운동강도를 낮게 해준다[277]. 또한 운동 중 음악을 듣고 운동할 경우 음악을 듣지 않고 운동할 경우보다 훨씬 더 긍정적으로 운동을 수행할 수 있게 하고 앞으로도 운동에 참여하고 싶은 욕구를 증가시켜 준다[364].

음악에 대한 반응은 연령, 성별, 몸의 컨디션, 심리적 상태뿐만 아니라 음악에 대한 개인별 선호도나 취향에 따라 달라질 수 있으며, 자신에게 익숙한 음악과 생소한 음악을 들었을 경우 똑같은 음악이라도 익숙한 음악이 생소한 음악보다 자극적인 반응으로 나타나 심장박동이나 근육반응을 활발하게 하는 경향을 보인다[278]. 그리고 선호도가 높은 음악을 들을수록 개인적 상태에 영향을 받지 않고 더 높은 운동강도를 이겨낼 수 있다[279].

좀 더 구체적으로 살펴보면 운동 시 청각자극은 심폐능력에도 영향을 미치기 때문에 빠른 음악에서는 달리기 속도와 심박수가 증가하며[280], 낮은 강도의 음악은 높은 강도의 음악보다 심박수가 더 낮게 나타난다[281]. 그리고 음악리듬은 심폐지구력 향상에 효과적이며[282], 근육운동 시에도 음악리듬이 긍정적 효과를 미친다[283, 284]. 더불어 음악은 수영시 Form과 속도, 즉 수영의 질과 양적인 측면 모두에서 효과를 얻을 수 있게 도움을 준다[285].

Mark Anshel(1985)은 음악을 이용한 신체운동의 효용을 다음과 같이 밝히고 있다[286].

첫째, 음악 리듬에 맞춰 필요로 하는 리드미컬한 움직임을 연속적으로 행할 경우 그 능력이 향상된다.

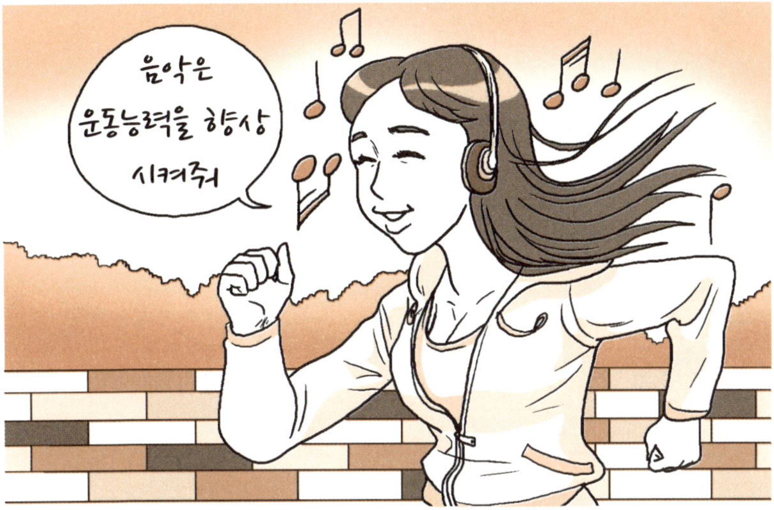

둘째, 협응성을 향상시킬 수 있다.

셋째, 운동효과를 얻기 위해선 과부하원칙에 따라 즐거운 수준 이상으로 힘든 운동이 요구되는데 이때 음악에 귀를 기울이며 즐거움이 수반된 리듬 운동을 함으로써 집중력을 신장시켜 운동 효과를 볼 수 있다.

넷째, 신체에 대한 의식을 향상시킨다.

다섯째, 운동학습에 동기 유발을 꾀한다.

여섯째, 즐거움과 흥분을 가져와 불안, 공포, 긴장감으로부터 해방시켜 보다 높은 운동효과를 가져오며 릴렉스하게 해준다.

이상을 종합해 보면 운동 중 음악은 피로도를 낮춰주고 운동능력을 향상시켜주며, 운동의 효과를 극대화 시켜줄 수 있게 도와준다. 따라서 본인이 선호하는 음악을 청취하며 운동을 수행한다면 운동에서 오는 스트레스를 줄여주고 운동의 효과를 높일 수 있음을 참고해야 할 것이다.

53

C·h·a·p·t·e·r

지방세포가 뭔가요?

인체의 체지방 증가는 지방조직의 세포 수가 증가하거나(hyperplasia), 각 지방세포의 크기가 증가하여(hypertrophy) 세포 내에 저장된 지방량이 증대됨으로써 이루어진다. 지방세포의 수가 증가되는 형태를 지방세포 증식형 비만이라고 하며, 지방세포의 크기가 커지는 형태를 지방세포 비대형 비만이라고 한다[288]. 지방세포 증식형은 주로 어린이에게 흔하기 때문에 유아기형 비만이라고도 하는데, 지방세포 비대형은 성인형 비만이라고도 하는데, 유아기에 잘 나타나는 세포증식형 비만은 정상인에 비해 지방세포의 수가 4~5배에 이르는 지방세포의 분포가 전신적이라는 특징을 갖고 있다.

이 두 가지 형태를 모두 포함하는 심한 비만을 혼합형 비만이라고 하며, 사춘기에도 나타날 수 있고, 어린 시절의 비만이 성인 후에도 계속되는 고도비만에서 볼 수 있다. 지방세포 수가 크게 증가하는 시기는 출생 전 3개월 동안과 출생 후 1년 그리고 사춘기의 급성장을 수반하는 13세 전후의 시기이다. 그러므로 이 시기 동안의 과다한 식사는 과다 지방세포생산의 계기가 되며, 일단 만들어진 지방세포는 일생 동안 존재하게 되기 때문에 이 시기의 관리가 중요하다[289].

지방세포의 수는 정상 체중인 사람이 약 300~500억 개이며, 비만자의 경우 약 900~1,500억 개로 지방세포 수가 정상체중을 가진 사람에 비해 약 3~5배 정도 많다[290]. 지방조직이 비후된 세포증식형 비만은 치료가 힘들고 비록 감량에 성공하더라도 그 효과를 지속시키기 어렵기 때문에 성인기에도 비만한 상태가 될 가능성이 매우 높다. 왜냐하면 일단 증식한 비만세포의 수는 이론상 감소시킬 수 없기 때문이다. 반면 세포비대형 비만은 지방세포의 수보다는 주로 지방세포의 크기가 증대된다는 특징을 갖고 있다. 따라서 성인기에 형성된 비만의 경우는 식이 조절이나 운동을 통한 감량의 효과가 어린 시기에 형성된 비만보다 훨씬 만족스럽게 나타나는 경향이 있다.

이상을 종합해 보면 성인 비만은 지방세포의 크기만 늘리는 양적 문제만을 야기하지만 소아비만은 지방세포의 수와 크기를 증가시켜 질과 양의 문제를 동시에 야기하게 되어 비만이 고착되어 진행될 가능성이 매우 크다[291, 292]. 더불어 청소년 비만은 성인 비만으로 지속될 위험이 커서 소아의 30~60%는 성인 비만으로 이어지며, 성인 비만 환자의 경우 30% 이상은 이미 아동기부터 과체중이었다는 연구결과가 보고되고 있기 때문에[293, 294], 이 시기의 비만관리가 이루어지지 않으면 신체적, 정신적 문제를 야기할 수 있다.

더불어 비만한 청소년의 약 25%는 7년 이내에 고혈압으로 인한 뇌혈관질환

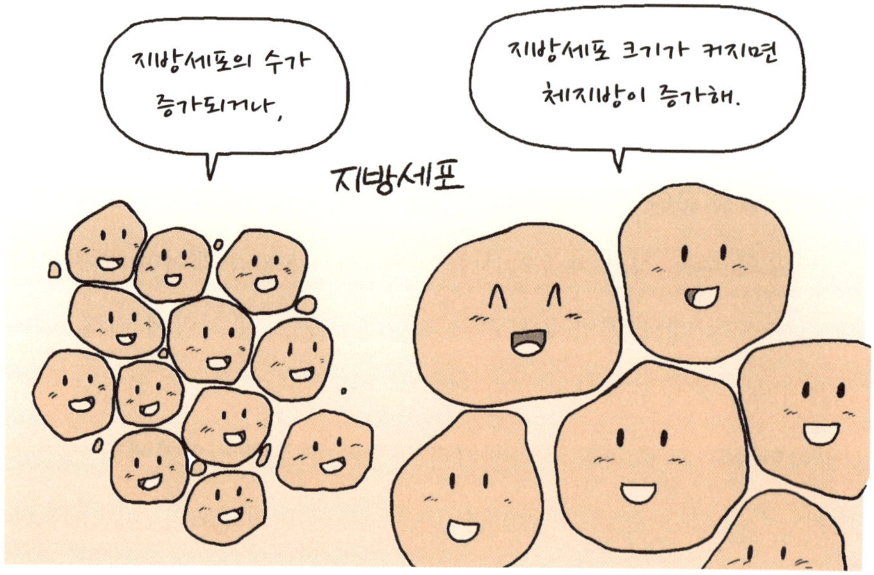

이나 심혈관질환으로 고통을 받게 된다[295]. 청소년기 비만은 성인기에 발전된 비만증의 경우보다 비만 증가 자체도 더 심하고 치료도 더 어려우며, 지속적인 놀림은 본인의 과체중에 대해 심리적인 낙인을 형성하게 함으로써[296] 사회적 응력을 심하게 훼손시켜 또래와의 관계에서 움츠러들게 만들어 결국 정상 체중 청소년에 비해 사회성을 키우는 기회를 박탈당하게 되어 대인기피현상을 초래할 수도 있다[297].

아동기와 청소년기에는 자기 조절능력이 없기 때문에 부모가 아이에게 관심을 갖고 비만으로 진행하지 않도록 주의를 기울여야 할 것이다.

54

C·h·a·p·t·e·r

고혈압 환자 운동 해도 되나요?

우리는 부모, 친척, 친구 등 주변 사람들이 고혈압이라는 질환을 앓고 있는 것을 쉽게 볼 수 있다. 이와 관련하여 2008년 국민건강영양조사에 따르면 30세 이상 성인의 고혈압 유병률이 27.9%에 이르며, 65세 이상 노인에서는 55.7%가 고혈압을 앓고 있는 것으로 나타나[298] 고혈압 질환을 보유하고 있는 인구가 얼마나 많은지 쉽게 확인할 수 있다.

빈번하게 발생하는 고혈압은 뇌졸중, 심근경색, 신부전, 울혈성 심부전, 죽상경화의 진행, 치매의 발생 등의 합병증을 증가시키게 되며[299], 뇌졸중의 54%, 허혈성 심장질환의 47%, 고혈압성 질환의 75%, 기타 심혈관질환의 25%는 고혈압이 그 원인으로 밝혀지고 있다[300].

따라서 고혈압이 발병하더라도 이와 같은 2차적 합병증을 예방하기 위해 노력해야 하지만 고혈압을 일반적인 의학적 질환이라 여기거나 증상이 없어 치료 시기를 놓치는 경우가 많다[301].

고혈압 환자의 혈압조절을 위한 치료는 항고혈압제 복용 등의 약물요법과 운동, 체중감소, 금주, 금연, 식이조절 등의 비약물요법이 있으며, 약물요법은 부작용에 대한 우려가 높기 때문에 약물투여보다는 협압강하와 더불어 여러 위험인자를 개선한다는 의미에서 운동요법을 권장하고 있다[302, 303, 304].

이와 관련하여 미국 고혈압 합동위원회의 제7차 보고서(The Seventh Report of the Joint National Committee on the Prevention, Detection, Evaluation, and Treatment of High Blood Pressure: JNC VII)에 의하면 고혈압 관리를 위한 생활양식의 변화 중 매일 30분 이상 활기차게 걷기(brisk walking)와 같은 규칙적인 유산소 신체활동의 실천을 통해 수축기 혈압을 4~9 mmHg 감소시킬 수 있기 때문에 운동을 수행할 것을 권장하고 있다[305].

운동이 고혈압 관리에 효과적인 이유는 운동 후, 총 말초혈관 저항과 심박출량 감소로 인하여 혈압을 강하시켜 주며[306], 교감신경계 활성 감소, 혈관 내피세포에서 이완물질 유리 증가[307], 대동맥의 탄성, 혈장량의 변화, 내분비계의 변화들이 작용하기 때문이다[308]. 즉, 운동 후의 혈관탄성 변화는 운동 중 혈류량의 증가로 인해 혈관 압력의 증가와 혈관 팽창을 야기하고[309], 심혈관계의 혈류속도를 개선시켜 동맥혈관 벽에서 탄성인자로 인해 혈관이 확장되기 때문에[310] 동맥혈관의 탄성력을 증가시켜 혈압을 감소시키게 되는 것이다[311].

따라서 규칙적인 운동은 고혈압을 유발시킬 수 있는 위험요소를 개선시키며, 특히 운동은 심장의 기능을 향상시켜 관상동맥의 심혈관계 질환을 예방하거나

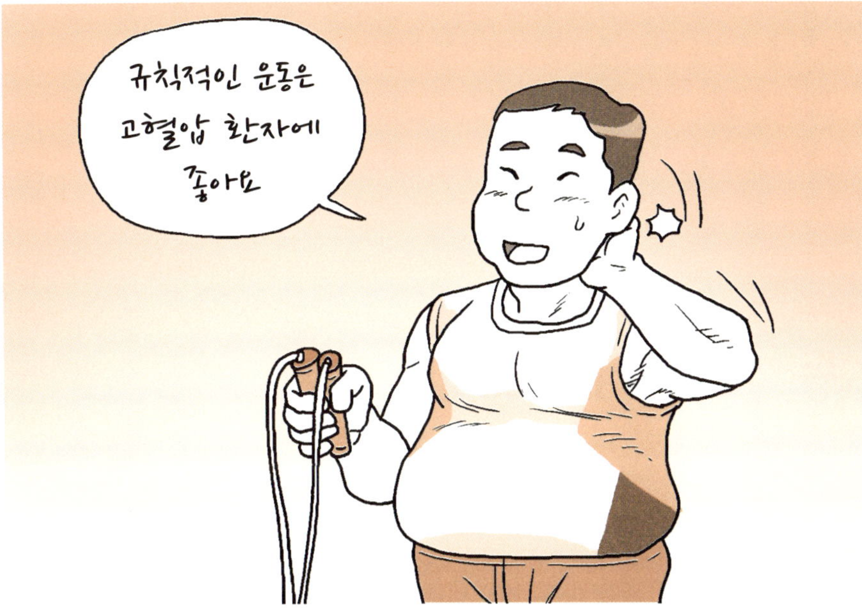

그 진행을 지연시킬 수 있기 때문에 고혈압 환자의 경우 운동을 생활화하여 2차 합병증을 예방할 수 있도록 하여야 할 것이다.

55

C·h·a·p·t·e·r

당뇨병 환자 운동 해도 되나요?

2035년에는 세계인 중 592만 명의 사람들이 제2형 당뇨병에 걸릴 것으로 예상되고 있는 만큼 매우 심각한 수준이다.

과체중이거나 비만, 높은 혈압, 비정상적인 콜레스테롤과 트리글리세라이드 수치 그리고 비활동적인 생활은 당뇨병의 잠재적인 위험요소로 작용한다는걸 누구나 쉽게 알고 있다. 더불어 주변 사람들과 TV로부터 당뇨병 합병증의 심각성에 대해 본 적이 있을 것이다. 당뇨병 합병증이 무서운 점은 아무렇지도 않게 일상생활을 영위하던 사람이 일순간 장애인이 될 수 있다는 점에 있다.

당뇨병 합병증의 문제점으로는 신경, 신장, 심장, 눈 등의 장기에 손상을 초래하여 활동장애 및 조기 사망을 유발하게 되고, 여러 가지 신체적, 정신적, 사회적 문제를 지니게 되는 것이 있다[312, 313]. 그리고 당뇨 합병증 중 관상동맥질환은 당뇨병과 높은 상관성을 나타내는 질환으로[314], 당뇨병 환자에서의 관상동맥질환은 진단 당시 이미 상당히 진행된 경우가 많고 심부전과 동반되거나 다발성 장기 부전으로 이환되는 경우가 많아 사망률을 높이는 데 중요한 요인으로 작용하기 때문에 문제가 심각하다[315]. 또한 당뇨병은 췌장(pancreas)에서의 인슐린(insulin) 생성의 부재 또는 결핍을 유발하여 심혈관계 조절능력에 부정적 영향을 미쳐 고혈압으로의 발전을 가속화 시키고 말초혈관의 저항을 증가시켜 혈액점성(blood viscosity)을 가져오게 만든다[316].

이처럼 당뇨병은 합병증을 예방하는 것이 중요한데, 그 중 약물치료와 더불어 주로 규칙적인 운동을 권장한다. 왜냐하면 운동은 당뇨병의 관리와 치료의 중요한 요소로서 신체적인 측면과 심리적인 측면에서 많은 이점을 가지고 있으며, 특히 체내 혈당 조절 기능을 강화시키고, 심혈관계 합병증을 예방함으로써 사망률을 감소시키는 데 중요한 요소로 작용하기 때문이다[317].

더불어 미국 당뇨병 학회에서는 주당 150분의 보통 운동이나 75분의 격렬한 운동을 수행할 것을 당뇨병 환자들에게 권고하고 있으며, 미국스포츠의학회 에서는 제2형 당뇨병 환자들의 건강과 관련된 이점을 달성하기 위해서는 주당 최소 1000kcal을 소비하는 유산소 활동을 권고하고 있다[23]. 이것은 사이클, 걷기, 스포츠 등이 포함되는 것이지만 질병관리본부(CDC)에 의하면 50% 이하의 사람만이 이 권고를 충족하고 있다고 한다.

이와 같이 당뇨병 환자에게 운동을 권고하는 이유는 운동이라는 자극이 인슐린감수성을 증가시켜[318], 골격근에 존재하면서 세포내로 포도당을 운반하는 역할을 하는 막 단백질인 GLUT-4(제4형 당수송체; glucose transporter-4)라

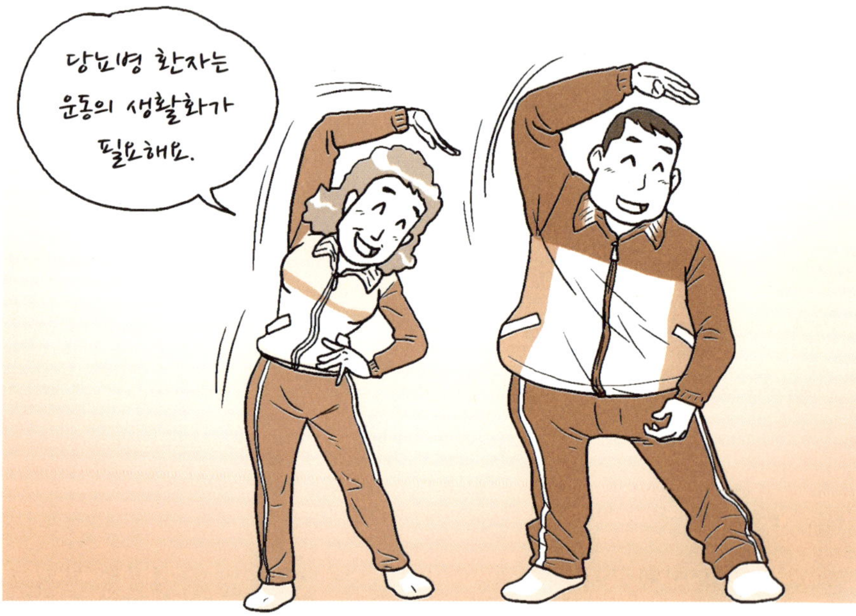

는 물질이 원활하게 세포로 포도당을 수송하는 역할을 수행하기 때문이다. 다시 말해 GLUT-4라는 화물차가 포도당이라는 화물을 세포라는 창고에 운반을 하지 못해 발생하는 당뇨병이라는 질환을 운동이라는 중개자를 통해 세포라는 창고에 포도당을 저장할 수 있도록 도울 수 있다는 것이다.

운동과 관련하여 당뇨환자 100만 명 이상의 정보가 수집되어 있는 런던대학교와 캠브리지 대학교에서는 미국, 아시아, 호주 그리고 유럽에서 온 23개의 연구를 대상으로 다이어트나 흡연 같은 다른 요소를 제외한 후 신체활동만을 대상으로 분석한 결과 레저를 포함한 모든 운동이 효과적이라는 것을 찾아내었다. 더불어 1주일에 사이클이나 걷기를 활발하게 하면 2형 당뇨병의 위험을 26% 이상 낮출 수 있으며, 중 · 고강도 운동을 매일 1시간씩 하는 사람은 위험을 40% 이상 낮출 수 있다[371]. 그리고 저항성 인터벌 운동은 혈관 확장 수치를 개선시켜 당뇨병 환자가 약해질 수 있는 혈관 건강을 유지, 개선시켜줄 수 있다.

즉, 운동을 수행하게 되면 포도당 조절을 원활하게 만들고 이를 통해 2차 합병증을 막을 수 있는 것이다. 따라서 당뇨병 환자의 경우 매일 식사를 하듯이 운동을 생활화한다면 2차 합병증을 예방하고 건강한 삶을 영위하는 데 도움이 될 것이다.

56

C·h·a·p·t·e·r

운동으로 스트레스를 줄일 수 있을까요?

우리에게 익숙한 스트레스라는 단어는 일찍이 서기 1400경부터 사용되기 시작하였으며, 인체에 악영향을 끼쳐 질병의 원인으로 작용한다고 알려지게 된 것은 20세기 들어서부터이다. 의학적 측면에서 스트레스는 신체적, 정신적으로 여러 가지 변화가 생겼을 때 외적인 원인에 의한 내부의 변화 상태를 원래의 안정상태로 되돌리려는 지극히 당연하고 필수적인 노력의 결과로 본다. 따라서 우리는 매일 육체적, 사회적, 정서적으로 스트레스를 주는 환경에 노출되어 있기 때문에 걱정을 하거나 화를 내면서 스트레스에 직면하는 것은 당연하다고 할 수 있다.

하지만 지속적이고 많은 스트레스에 노출되게 되면 우리 몸의 손상을 유발시키게 된다. 왜냐하면 생리적으로 자율신경계를 통해 에피네프린(Epinephrine)과 코티졸(Cortisol) 분비가 촉진되면 혈압을 높이거나 부정맥을 일으켜 동맥경화에 의한 심혈관계 질환을 유발할 수 있으며, 이차적으로는 면역을 담당하는 T-Cell과 B-Cell 및 NK-Cell의 활성도가 저하되어 결과적으로 질병(고혈압, 뇌졸중, 당뇨병, 심장질환, 위궤양, 요통 등)이나 암을 유발할 가능성이 높아지게 된다. 그리고 많은 사람들이 스트레스를 받으면 음식을 먹으면서 푼다고 하는데 이것은 코티졸이 렙틴의 분비를 저하시켜 허기를 느끼게 만들기 때문이며, 화가 났을 때 실수를 많이 하는 경우는 코티졸이 뇌 반응 속도를 저하시키기 때문에 실수가 많아지게 되는 것이다[322].

즉, 이와 같은 질병들을 예방하기 위해서는 무엇보다 스트레스를 받지 않는 것이 중요하지만 우리는 예견되지 않은 다양한 상황에 노출되어 있다 보니 부득이 스트레스에 노출될 수밖에 없는 것이 현실이다.

따라서 많은 연구자들은 스트레스를 이겨내고자 다양한 연구를 진행하였고 그 결과 운동, 음악, 미술, 호흡, 지압, 명상 등이 효과가 있다고 보고되었다.

이와 같이 스트레스를 이겨낼 수 있는 다양한 방법들 중 운동은 자율신경계의 회복 시간을 단축시켜 우리 몸이 효과적으로 스트레스에 대처할 수 있도록 신체적, 심리적 능력과 면역 기능을 향상시킬 수 있게 해준다. 또한 신체의 산소 이용 능력을 향상시키고 혈류를 개선시켜 뇌 기능에 직접적인 영향을 통해 엔돌핀 생성을 증가시키기 때문에 기분이 좋고 행복감을 느낄 수 있게 해준다. 더불어 장기적으로는 체력과 심폐능력을 향상시켜 스트레스를 덜 느끼고 이겨낼 수 있는 신체 능력을 만들어 준다. 그리고 운동을 규칙적으로 하게 되면 자연스럽게 부정적인 감정이 소비되고 적당한 피로감을 주기 때문에 깊은 스트레스로 인해 숙면을 취하지 못한 사람들도 제대로 된 숙면을 취할 수 있도록 도움을 준다.

하지만 주의할 점도 있다. 첫 번째, 너무 심한 운동은 삼가해야 한다. 매주 45마일(약 72 km) 이상을 중간 내지 고강도로 운동하는 사람들은 만성적으로 상승된 코티졸 수준과 부정적 기분 상태를 유발할 수 있기 때문에 오히려 몸을 망가뜨릴 수 있다[323]. 두 번째, 꾸준히 해야 한다. 운동이 초래하는 뇌 속의 스트레스 감소 변화는 하룻밤 사이에 생기지 않는다. 콜로라도 대학에서 연구한 결과 3주 동안만 달린 쥐들에게서는 스트레스를 유발하는 불안 요인이 감소하지 않았으나 6주 이상 달린 쥐에게서는 스트레스 감소 효과가 나타났다고 보고하여[324] 지속적인 운동이 효과적임을 알려주었다. 세 번째, 화가 난 상태에서 운동을 하면 안 된다. 극심한 정신적, 신체적 반응이 몸에 유사하게 작용하기 때문에 화가 난 상태에서 운동을 하게 되면 한 시간 이내에 심장 마비의 위험이 3배 이상 증가할 수 있다[325]. 즉, 스트레스를 받은 상태에서 운동을 하게 되면 혈관의 혈액 흐름이 나빠져 심장에 혈액 공급을 감소시키게 되며, 이로 인해 증가된 혈압과 심박수는 고지혈증이나 동맥경화가 있는 사람, 비만 중년 남성에게 심정지나 뇌출혈을 유발할 수 있어 매우 위험하다.

결론적으로 스트레스는 필연적으로 발생한다. 하지만 운동을 통해 얼마든지 이겨낼 수 있고 해소할 수 있다. 따라서 스트레스에 노출되어 있는 사람이라면 즐길 수 있는 운동을 심하지 않고 즐겁게 꾸준히 하는 것이 중요하다.

본 저자도 한때 스트레스를 많이 받았던 적이 있는데, 술을 좋아하던 터라 술을 이용해 스트레스를 풀고자 하였었다. 하지만 오히려 다음날 스트레스와 우울감이 더해감을 느꼈고 운동으로 스트레스를 풀고자 주변 사람들과 배드민턴, 테니스, 족구 등을 즐기기 시작하였다. 그리고 얼마 후부터는 정신이 맑아지고 의욕이 증가함을 느끼며, 이 시기를 기분좋게 이겨낼 수 있었다.

독자 여러분도 스트레스가 쌓인다고 느낄 때는 굳이 멀리 갈 필요 없이 주변 사람과 집 주변을 걸으면서 대화를 하거나 배드민턴을 한다면 스트레스 요인을 잊고 스트레스에 의한 호르몬을 없앨 수 있을 것이다.

참고로 스트레스가 높은 기간에 예방접종을 실시하면 효과가 없을 수 있다. 예로 1991년 걸프전 중 쿠웨이트에 막 침투하려던 부대원들에게 예방접종을 실시하였더니 그에 대한 항체 반응 검사가 기대했던 항체 반응률보다 낮게 나타났기 때문이다[326].

57

Chapter

운동이 치매에 도움이 될까요?

이제 치매라는 질환을 생소하다고 느끼는 사람들은 거의 없을 것이다. 왜냐하면 매스컴에서도 지속적으로 치매에 관한 내용들이 보도되고 있고 국가 정책적으로도 많은 의료 지원을 해주고 있으며, 주변에서도 치매를 앓고 있는 분들을 흔하게 접할 수 있기 때문이다.

하지만 치매가 우리 일상에서 관심의 대상이 된 기간은 그리 오래 되지 않았다. 그래서 다른 질환과 달리 미리 예방하고 초기에 치료하는 사례는 적고 중증으로 진행된 후 알게 되는 경우가 많아 안타까움을 자아내고 있다. 본 저자도 직접 경험한 적이 있는데, 작년 친한 후배의 집을 방문했다가 아버님을 뵈었다. 그런데 예전과는 달라지신 것 같은 느낌을 받았고 후배에게 조심스럽게 "아버님 예전과 달라지신 점 없니?" 라고 물었다. 그러자 후배는 "사소한 일에 신경질적이시고 물건을 주워오시는 집착이 생기셨다"고 하였다. 그래서 본 저자는 다음날 대학병원의 치매전문 선생님을 알아본 후 후배에게 전화하여 아버님을 모시고 방문해보도록 했고, 후배 아버님은 검사 후 치매초기 진단을 받아 약물 치료를 받으시고 현재는 일상생활에 크게 문제없이 생활하고 계신다.

이처럼 치매는 흔하게 나타날 수 있지만 알아차리지 못해 치료시기를 놓치는 경우가 많다.

치매의 종류는 알츠하이머(Alzheimer's disease)형 치매가 전체 50~60%로 치매 중 가장 많은 비중을 차지하고 있으며, 그다음으로 혈관성 치매(Vascular dementia)는 약 20~30% 비중을 차지하기 때문에 대부분 알츠하이머형 치매를 예방하기 위한 방안에 초점이 맞춰지고 있다.

알츠하이머형 치매의 발병 원인으로는 노화가 진행됨에 따라 뇌에 아밀로이드-베타(Amyloid-β)라는 단백질이 침착되면서 해마의 뉴런에 손실을 가져와 손상된 DNA의 복구를 어렵게 만들고 세포 사멸까지 이르게 하여 발생한다[327].

반면 알츠하이머형 치매를 예방해줄 수 있는 유리 신경성장인자(Brain-Derived Neurotrophic Factor; BDNF)라는 물질이 있는데, 이 물질은 신경세포 생성과 관련되어 있으며 발현되어 그 수준이 증가할수록 치매의 위험요인을 낮춰주고, 인지기능 발달에 긍정적인 역할을 하며[328], 인지능력과의 높은 관련성을 나타낸다. 그러므로 BDNF 농도를 유지 또는 향상시켜 치매를 예방하는 것이 중요하다.

즉, 중증 치매로 발전하기 전 미리 예방하고 늦춰주는 것이 중요하다는 것이다. 따라서 동일 연령에 비해 인지기능 특히 기억력이 떨어져 있는 상태이지만 독립적인 일상생활 수행능력은 보존돼 있어 아직은 치매 상태가 아닌 경도인지장애(mild cognitive impairment; MCI) 시점에서 발견한 후 관리를 해주는 것이 매우 중요하다. 왜냐하면 정상노인의 1~2%가 치매로 진행되는 것에 반해 MCI를 가진 노인은 1년 이내 10~15%에서 치매로 진행되기 때문이다[329].

그렇기 때문에 독자 여러분도 본인 또는 가족이 예전과 달리 인지기능과 기억력이 떨어진다고 느낀다면 각 지역에 자리하고 있고 국가에서 운영하는 치매관리센터에 방문하여 검사하면 현재 치매 유발 상태를 쉽게 확인할 수 있다.

종합해 보면 치매는 다른 질환들처럼 예방을 하는 것이 가장 확실한 방법이겠지만 현실적으로 쉽지 않기 때문에 전단계인 MCI 시점에서 관리를 해주는 것이 가장 확실한 방법인 것이다. 이와 관련하여 최근 Yogri Mavros 박사는 55~88세 사이의 MCI를 앓고 있는 사람을 대상으로 4개의 그룹으로 나누어 1RM의 80%를 사용하면서 6개월 동안 매주 두 번씩 근력운동을 수행시킨 결과 인지기능이 뚜렷하게 향상되고 운동이 끝나도 효과가 1년간 유지되었다고 보고하였다. 특히 저항성 운동 후 MRI를 통해 뇌의 특정 부분의 크기가 증가된 것은 매우 의미있는 결과라고 하여 근력운동이 치매예방에 효과가 있음을 확인시켜 주었다[330]. 본 저자도 몇 년 전 MCI 노인을 대상으로 CODI-X라는 협응력 운동을 수행시킨 적이 있었다. 그 결과 아밀로이드-베타가 감소하고 유리 신경성장인자가 증가함을 확인할 수 있었다[331]. 이 외에도 다양한 운동들이 MCI 노인에게 효과적으로 작용할 수 있음이 보고되고 있으므로 본인에게 맞는 운동을 생활화하는 것이 치매를 예방하는 데 효과적으로 작용할 수 있을 것이다.

따라서 인지기능 저하는 본인이 느낄 수 있는 증상이 나타날 경우 신속하게 병원을 찾아 치료를 받는 것이 중요하며, 치매 발병전 미리 운동을 통해 뇌 기능의 유지를 도모하는 것이 효과적일 것이다.

58

C·h·a·p·t·e·r

심장병에 운동이 좋죠?

2015년 대한민국 통계청 조사에 따르면 심장질환으로 인한 사망자수는 28,326명으로 전체 사망원인의 10.3%를 차지하고 있으며, 사망률은 2005년에 비해 41.6%가 증가하였고, 사망원인 순위는 2005년 3위에서 2위로 상승한 것으로 나타났다. 그리고 심각한 것은 예전에는 연령이 많은 사람들에게서 유발률이 높았으나 최근에는 30~40대에서도 많이 나타나고 있다.

본 저자도 심장질환과 관련하여 얼마전 너무 마음 아픈 경험을 한 적이 있다. 절친한 친구가 심정지로 쓰러져 병원으로 옮겨졌으나 뇌 손상이 너무 커 현재 무의식 상태로 계속 누워 있기 때문이다. 친구에게 항상 스트레스 받지 말고 운동하라고 말로만 했던 내 자신이 너무 후회스럽고 친구에게 미안한 마음만 든다.

이처럼 심장질환은 누구에게나 쉽게 나타날 수 있는 질환이기 때문에 심장질환을 예방하기 위한 방안이 다각도로 연구되고 있으며, 2000년 초반부터는 종합의료기관 및 지역 보건소에서도 심장질환자를 예견할 수 있는 운동부하검사가 일반화되고 있다. 운동부하검사를 실시하게 되면 안정 시에는 확인할 수 없었던 심장질환의 요인과 정도를 정확하게 분석하고 운동수행 가능 유 · 무 또한 확인할 수 있기 때문에 중요한 검사로 인식되고 있다. 다시 쉽게 설명하자면 노후된 차량이 시내 운행을 할 때는 아무런 증상이 없다가 고속도로를 운행하다 멈춰서거나 기관에 문제가 생기는 것처럼 우리 몸도 일상생활에서는 나타나지 않는 문제가 운동이라는 큰 자극이 가해졌을 때 문제가 나타나 미리 파악할 수 있는 것을 말하는 것이다.

따라서 30세 이상 비만자 또는 고혈압, 당뇨 환자 등의 질환자들과 40세 이상인 사람은 본격적으로 운동을 시작하고자 한다면 운동부하검사를 받아보고 실시하는 것이 필요하다.

운동이 심장질환에 효과적이라는 것은 널리 알려진 사실이다. 하버드대학 보건대학의 미하엘라 타나세스쿠 박사는 미국의학협회지(JAMA)에 발표한 연구보고서에서 4만 4천 452명(연구 시작 당시 45~75세)을 대상으로 1986~1998년 사이에 주기적으로 설문조사를 실시하고 이를 의료기록과 비교분석한 결과 일주일에 30분 이상 웨이트 트레이닝을 하는 사람은 그렇지 않은 사람에 비해 심장병 위험이 23% 낮은 것으로 나타났으며, 하루 30분씩 시속 약 5 km 이상의 빠른 걸음으로 걷는 사람은 전혀 운동을 하지 않는 사람에 비해 심장병 위험이 18% 낮고 시속 3 km로 걷는 사람은 거의 효과가 없는 반면 일주일에 1시간 이상 시속 10 km로 뛰는 사람은 심장병 위험이 42% 줄어드는 것으로 나타났다고 밝히면서 웨이트 트레이닝과 조깅 같은 유산소 운동을 병행하면 최대의 효과를 기대할 수 있을 것이라고 덧붙였다[332].

좌업 생활을 주로 하는 중년(45~64세, 평균 53세)이 유산소 운동을 2년 정도 수행하게 되면 퇴화된 심장 탄력을 회복시킬 수 있으며, 심부전증(HF)의 발병을 예방할 수 있다. 더불어 혈관이 뻣뻣해 심실과 동맥 연결 장애가 있는 경우도 운동을 통해 호전될 수 있다[358].

그리고 앉아만 있는 노인들의 경우 탄력이 저하된 뻣뻣한 좌심실(LV)을 갖고 있지만 일주일에 6일 동안 운동을 하는 노인들은 30살 정도의 심장상태를 보여준다. 그러나 70세가 넘어가면 운동을 통한 심장기능 향상의 효과가 적을 수 있기 때문에 최대한 이른 나이부터 시작하는 것이 효과적이다. 즉, 운동을 보다 빨리 시작할수록 심장마비의 위험을 줄일 수 있다.

이와 같이 적절한 운동은 심장질환 예방을 위해 도움을 줄 수 있기 때문에 운동을 생활화하는 것이 중요하다.

하지만 강도 높은 운동은 오히려 심장에 독이 될 수 있기 때문에 주의를 기울여야 한다.

이와 관련하여 삼성서울병원 연구팀은 40살 이상 60살 이하의 평균 나이 49살인 성인 남성 552명의 마라토너들을 대상으로 심장 초음파와 운동 부하 검사를 시행한 결과 14명에게서 심장이 불규칙하게 뛰는 부정맥이 발견되었고 이 중 10명은 심장을 가늘게 떠는 심방세동, 나머지 4명은 심장 박동수가 100회 이상 빨라지는 비지속성 심실 빈맥을 진단 받았으며, 연구시작 당시 이들은 심장관련

질환은 물론 고혈압 등의 병력이 없는 건강한 상태였다고 하였다. 또한 연구팀은 중년 마라토너에서 발견된 부정맥 비율은 2.5%로 일반 중년층 유병률보다 3배 가까이 높다고 밝혔으며, 부정맥이 나타나지 않은 마라토너 538명, 조사대상의 97%는 고혈압 전단계 또는 운동유발 고혈압 상태에 있다고 설명했다[333]. 고혈압 전 단계는 심혈관계 질환 발생 위험을 2배 높이고, 운동 유발 고혈압은 뇌혈관 질환까지 일으키는 위험 요소로 꼽힌다.

즉, 심한 운동을 오랫동안 지속해 피가 지나치게 빨리 돌면 심장이 커지게 되고 염증으로 혈관이 굳어지는데, 이 때문에 부정맥과 고혈압 같은 심혈관계 질환이 생길 수 있는 것이다.

특히 마라톤을 즐기는 사람들의 운동강도는 미국 심장학회에서 권장하는 운동강도에 비해 10배 정도 높기 때문에 주의를 기울여야 한다.

이와 관련하여 캐나다 심장 협회는 Caru 등(2016)의 연구 결과를 빌려 남성 205명과 여성 44명을 대상으로 고정식 사이클을 이용해 실험한 결과 심장질환을 예방하기 위한 운동 강도로 건강한 사람의 평균 운동 강도보다 20% 정도 낮은 강도가 적합하다고 보고하면서 운동강도가 높은 것이 꼭 효율적이지만은 않으며, 일주일에 150분 이상 운동만 하더라도 충분하다고 하였다.

즉, 적당한 중간 강도 정도의 운동을 하루 30분만 하더라도 운동의 효과를 충분히 만족시킬 수 있다는 내용이다.

따라서 여러분들도 오랜시간 달리고 숨이 목까지 차올라야 심폐계를 강화 시킬 수 있다 믿고 심장에 무리를 주는 어리석은 행동을 하지 않기를 바란다.

• 심장질환자를 위한 운동 팁

① 페이스 조절

– 너무 빠르게 하지 말고 운동 중간에 휴식할 수 있는 시간을 주어야 한다.

② 너무 덥거나 추운 환경에서 야외 운동 금지

– 고온 환경의 운동은 더 빨리 지치게 할 수 있으며, 덥거나 추운 환경에서의 운동은 호흡을 방해하고 가슴통증의 원인이 될 수 있다.

③ 수분공급

– 더운 날 운동 시에는 목이 마른 느낌이 나기 전 물을 마셔야 한다.

④ 운동 후 뜨거운 음식, 찬물 샤워 및 사우나는 제한한다. 극단적인 온도는 당신의 심장능력을 감소시킨다.

⑤ 고산지대 운동 금물

– 가파른 산길을 걷거나 높은지대에서 운동을 하게 될 경우 심장에 문제를 유발할 수 있다.

⑥ 운동 중단 후 다시 하게 되면 천천히.

– 질병, 휴가, 날씨 등으로 인해 운동을 중단했다가 다시 하게 되는 경우 중단전 강도로 다시 하면 안 되고 점진적으로 적응을 시켜 운동해야 한다.

59

C·h·a·p·t·e·r

근육이 녹는다구요?

운동에 대한 관심이 고조되고 운동에 참여하는 기간이 길어지면서 현재 하는 운동에 실증을 느낀 사람들 또는 운동을 새로 시작하더라도 지루하지 않은 운동을 찾는 사람들은 스피닝이나 크로스핏 같은 고강도 운동에 참여하게 된다.

하지만 이와 같은 운동들은 단시간에 많은 칼로리를 소비하고 지루하지 않다는 장점이 있지만 갑작스러운 고강도의 운동으로 인해 오히려 근육에 문제를 일으키게 된다. 이와 관련하여 포털사이트에서 스피닝 부작용, 크로스핏 부작용이란 키워드를 치면 횡문근 융해증이 발병했다는 블로그 글들을 쉽게 확인할 수 있다. 그리고 종종 뉴스에서 중 · 고등학교 학생들이 선생님에 의해, 대학생들이 선배들에 의해, 군대에서 고참에 의해 앉았다 일어났다 얼차려를 받은 후 횡문근 융해증으로 입원했다는 보도들도 자주 봤을 것이다.

이처럼 횡문근 융해증은 심한 운동 시 흔하게 나타날 수 있는 질환 중 하나이다. 하지만 문제는 감기처럼 쉽게 발병하고 증상도 쉽게 알아차려 초기에 치료할 수 있는 질환이 아니라는 것이다. 즉, 대수롭지 않게 여기다가 손상이 커진 상태에서 입원 후 치료를 하거나 평생 투석을 하면서 살 수도 있다는 것이 문제이다.

발병 원인으로는 운동으로 인해 녹은 근육 속 물질(칼륨, 칼슘, 마이오글로빈, 크레아틴 키나아제, 젖산탈수소효소 등)들이 혈액 속으로 스며들어 장기를 망가뜨리게 되는 것이 있으며, 신장에 문제를 야기하는 원인으로는 마이오글로빈이 신장 세뇨관 세포를 죽게 만들어 세뇨관 괴사 및 급성 신부전증을 40%나 일으키는 것이 있다[335].

증상으로는 근육손상으로 인해 근육통이 제일 먼저 나타나며, 무기력감과 더불어 소변색이 적색이나 갈색, 즉 콜라색과 비슷하게 나타날 수 있다. 이와 관련하여 과거 횡문근 융해증이라는 질환을 잘 모를 때에는 단순하게 원인을 알 수 없는 신장 손상으로 인한 신부전이 사망원인이라고 단정을 짓기도 하였지만 최근에는 조기 발견 후 치료하는 것을 쉽게 볼 수 있는 질환이 되었다.

그러나 문제는 운동을 하면 당연히 근육에 알이 베긴다고 여기며 근육통을 참고 방관하고, 오히려 운동을 제대로 하였구나 느끼는 것이다. 만일 이런 증상을 안이하게 넘긴다면 손상 정도가 커지고 치료 시기가 길어질 수 있기 때문에 심한 운동 후 근육통이 나타나거나 소변색이 콜라색처럼 진하게 나타난다면 주저하지 말고 병원에 내원하여 검진을 받아보아야 한다.

특히 횡문근 융해증은 용출된 유해 성분들을 소변을 통해 배출시키는 방법

외에는 완벽한 치료법이 없기 때문에 예방과 초기 발견이 최선이다. 따라서 자신의 체력 수준을 파악하고 운동의 유형을 선택한 후 참여하는 것이 중요하며, 무엇보다 운동 강도를 점진적으로 높여가면서 실시해야 한다. 더불어 피부온도가 상승하게 되면 근세포막을 이루는 지질성분이 녹기 시작하여 횡문근 융해증을 유발할 수 있는 요인으로 작용하기 때문에 습하거나 더운 환경에서의 운동을 피하고 수분을 자주 보충해주며 통풍이 잘 되는 옷을 입고 운동하는 것이 중요하다.

60

C·h·a·p·t·e·r

애가 머리가 나쁜데 어쩌죠?

베스트셀러 작가이면서 유명한 정신과 의사인 Ratey 박사는 운동이 뇌의 변화에 미치는 영향에 대한 혁신적인 연구를 진행한 결과 운동은 스트레스를 풀고, 기분을 좋게 하고, 기억 상실을 방지하는 등 에어로빅 운동을 통해 두뇌를 물리적으로 개선하여 최고의 기능을 발휘할 수 있다고 하였다.

특히 뇌파 측정기를 이용하여 분석한 결과 건강한 아이의 뇌에서 일어나는 활동은 훨씬 활발하게 나타났으며, 이와 같은 결과는 주어진 과제를 해결하기 위해 주의를 집중하는 데 훨씬 많은 뉴런을 동원시킬 수 있는 능력이 있다는 사실을 의미한다고 하였다. 달리 설명하면 신체가 건강하면 집중력이 높아져 성적도 좋아진다는 의미이다. 또한 유산소 운동은 신경전달물질의 생성을 촉진하고 성장인자의 통로인 혈관과 새로운 뇌 세포를 만들어내는 효과가 있으며, 복잡한 운동은 유산소 운동이 만들어낸 모든 것을 사용할 수 있도록 뇌의 네트워크를 강화하고 활성화시켜 준다. 즉, 움직임이 복잡할수록 시냅스 간의 연결도 복잡해지는 것처럼 운동을 함으로써 만들어진 회로라 할지라도 생각 등 다른 학습 활동을 하는 데에도 이용이 가능하다는 것이다[336]. 그리고 20분 동안만 운동을 하더라도 심장 박동을 증가시켜 뇌에 더 많은 산소를 공급하고 호르몬의 과다한 방출을 도와 뇌 세포의 성장을 촉진시켜 뇌의 정보 처리 기능과 기억 능력을 발달시킬 수 있다[337].

더불어 운동은 두뇌의 중요한 피질 영역의 다양한 배열에서 세포 간 새로운 연결 성장을 자극하여 뇌가 새로운 연결을 쉽게 하는 기능을 향상시킬 수 있으며[338], 달리기의 항우울제 효과는 학습과 기억을 담당하는 뇌 영역 인 해마의 세포 성장을 촉진시켜 준다[339].

즉, 아이들이 무조건 책을 보고 참고서를 보는 것만이 공부를 잘 할 수 있다고 생각하면 안 된다는 것이다. 물론 운동만 해서 뇌기능이 좋아진다고 공부를 잘 할 수 있는 것도 아니다. 하지만 싹도 토양이 좋아야 열매가 잘 열리듯 평상시 아이들이 뛰어놀 수 있는 시간을 할애해 주는 것도 공부를 잘 할 수 있는 밑바탕이 된다는 걸 염두해 두라는 것이다.

아울러 운동이 아이들의 뇌기능 향상뿐만 아니라 성인의 뇌기능 향상에도 도움이 될 수 있으므로 기억력이 감퇴되는 어른들도 운동을 생활화하면 도움이 될 것이다.

- 뇌 건강 운동 선택 Tip
  - 일반적으로 심장에 좋은 운동은 두뇌에도 아주 좋다.
  - 유산소 운동은 신체와 뇌에 좋으며 뇌의 기능을 향상시킬 뿐만 아니라 손상된 뇌 세포의 "응급 처치 키트"역할을 한다.
  - 아침 운동은 뇌 활동을 활성화시키며 하루의 정신적 스트레스에 대비하고 새로운 정보를 유지하며 복잡한 상황에서 보다 효과적으로 대처할 수 있게 해준다.
  - 운동을 바꾸려 할 때, 댄스 수업과 같이 심혈관 운동과 함께 조정력을 향상시키는 운동을 선택하면 좋다.
  - 혼자서 체육관에서 운동을 하려면 서킷 운동을 선택하는 것이 심장박동수를 증가시키지만 집중도를 증가시킬 수 있다.
  - 정신적으로 지친 상태가 됐을 때 뇌 기능 향상을 위해 몇 개의 팔 벌려 높이 뛰기를 이용하면 회복할 수 있다.

61

C·h·a·p·t·e·r

축구의 묘미는 헤딩골이죠?

축구는 전 세계 2억 6천만 명의 프로 및 아마추어 선수들이 즐기는 가장 인기있는 스포츠중 하나이다. 그리고 선수가 득점을 위해 임의적으로 공을 치고자 머리를 쓰는 유일한 스포츠이기도 하며, 경기중에는 연습 때보다 훨씬 빠른 속도의 공을 평균 6~12회 머리로 헤딩을 하게 된다.

이와 관련하여 Di Virgilio (2016) 등은 축구공을 헤딩하는 것이 뇌 기능에 미치는 영향을 보기 위해 실제 경기에서의 코너킥의 속도와 세기로 구성된 기계로부터 발사된 공을 20번씩 헤딩하도록 한 후 결과를 측정하였다. 그 결과 기억시험수행의 노멀라이징효과(정상상태로 되돌아가는 것) 측정값이 41~67% 사이로 감소되어 있음을 확인할 수 있었다면서 지속적인 헤딩으로 인한 뇌 충격은 장기적으로 뇌 손상을 야기할 수 있다고 하여 헤딩이 뇌 손상에 미치는 영향이 크다는 것을 입증해 주었다[340].

즉, 헤딩은 뇌 손상의 분자 마커를 크게 증가시키며[341], 수영선수처럼 뇌 충격이 없는 운동선수에 비해 축구선수는 뇌 회백질의 변화가 나타난다[342]. 특히 축구경기 중 헤딩을 가장 많이 한 선수는 헤딩을 전혀 하지 않은 선수들보다 인지능력이 떨어지고 두통, 어지럼증이 더 두드러지게 나타난다.

이와 관련하여 미국의 인터넷 미디어 허핑턴 포스트의 기사 중 '내 아내와 내가 딸에게 축구를 그만두게 한 이유'라는 제목의 기사가 이슈가 된 적이 있는데 내용을 보면 팬리그의 스포츠 정책 책임자로 활동하고 있는 켄 리드라는 사람이 축구가 뇌에 아주 해로운 운동이라는 결론을 내리고 13살의 막내딸을 설득해 축구를 그만두게 했다는 내용이다. 그리고 리드는 "축구를 하면서 단기간 또는 장기간 뇌손상을 입을 수 있는 위험은 축구가 주는 혜택보다 훨씬 크다고 판단해 축구를 계속 하고 싶어 하던 딸을 다독여 다른 종목으로 바꿨다"고 말해 다양한 반향을 일으켰었다.

실제로 영국 축구 스타 제프 애슬은 은퇴 뒤 치매를 앓았는데 2002년 59세의 나이로 사망한 뒤 부검에서 검시관은 그의 사인이 반복된 헤딩에 의한 것임을 발견했다.

이처럼 헤딩과 관련된 다양한 연구 및 현실을 통해 심각성을 깨달은 미국축구연맹(USSF)은 2015년 11월부터 10세 이하 유소년 선수의 헤딩을 금지하고 11~13세 선수는 헤딩 수를 제한한다는 안적수칙을 발표하기도 했다.

많은 스포츠 경기에서처럼 축구 경기에서도 선수들에게 운동중 부상이 발생할 수는 있다. 그러나 중요한 건 부상 부위가 인체에서 가장 중요한 뇌라는 사실에 주목해야 한다는 것이다. 특히 뇌손상은 어깨, 허리, 무릎, 발목의 손상과는 성격이 전혀 다르기 때문이다. 왜냐하면 뇌손상은 다른 신체 부위와 달리 회복이 완전하게 되지 않으며, 장기간에 걸쳐 2차적 손상이 증가하기 때문이다.

따라서 축구 선수가 되기 위해 운동을 하는 어린 선수들에게 헤딩 동작의 심각성을 일깨워 주고 주의를 기울일 수 있도록 지도하여야 하며, 비록 성인일지라도 한 경기에서 다수의 헤딩은 주의하면서 경기에 임하여야 할 것이다.

62

C·h·a·p·t·e·r

임산부도 운동 하라구요?

우리나라에서는 몇 년 전까지만 해도 여성들은 임신을 하면 출산을 할 때까지 외부 활동을 삼가해야 건강하게 아기를 낳을 수 있다고 믿었기 때문에 운동은 전혀 생각지도 않았다. 하지만 최근에 와서는 매스컴을 통해 미란다 커, 한채영, 고소영, 이시영, 이요원 등과 같은 연예인들이 출산 후 얼마 지나도 않았음에도 불구하고 임신 중 운동을 통해 처녀몸을 하고 있는 모습을 보면서 임신 중 운동 참여에 대한 관심이 높아지고 있는 추세이다. 하지만 아직까지도 운동에 참여하는 임산부는 많지 않을 것이다. 왜냐하면 카밀로 호세셀라 대학의 María Perales 교수는 연구를 통해 "임신 중 운동을 권유받고 실행에 옮긴 여성의 비율은 매우 낮다"라고 전하며, 그 이유로는 '어떤 운동을 해야 하고 어떤 운동을 피해야 하는지 불확실하기 때문이다'고 말하고 있다[343]. 즉, 막연하게 전해내려온 속설과 운동의 이점 및 방법을 모르기 때문에 운동을 실천하지 못하고 있는 것이 현실인 것이다. 따라서 임신 중 적당한 운동을 유지하는 것이 안전할 뿐 아니라 산모와 태아 모두에게 이롭다는 확실한 과학적 증거들이 있다는 점에 주목해야 한다.

임신 중 적절한 운동은 체중 증가 예방 및 우량아(4 kg 이상의 신생아) 출산, 임신중독증, 임신성 당뇨, 제왕절개술, 요통, 요실금의 위험을 더 낮출 수 있으며, 임신과 출산은 손과 발의 근육뿐만 아니라 복근이나 배근 등을 모두 사용하는 힘든 행위이기 때문에 보다 안정되고 건강한 출산을 바란다면 체력을 충분히 기르고 근육의 힘을 유지시키는 노력이 필요한 것이다. 더불어 임신 중의 체중 증가는 자연스러운 일이 아니라는 생각을 갖고 정상범위를 벗어난 과도한 체중 증가는 고혈압, 임신성 당뇨, 임신중독증 등을 초래 할 수 있다는 점을 인식해야 한다[344]. 그리고 임산부의 불안은 태아와 유아에게 좋지 못하는 결과를 초래할 수 있고, 임신 기간 동안의 불안은 산후 우울을 초래할 수 있기 때문에 심리적 안정을 도모하기 위해서도 운동에 참여 하여야 한다[345].

종합해 보면 임신 중 운동은 산모의 출산 후 회복 촉진, 임신 중 적정체중 유지, 근력 및 유연성의 빠른 회복, 임신기간 받게 되는 스트레스, 분노, 우울증의 감소를 통한 심리적 안녕과[346] 요실금에 덜 걸리게 하고 복직근 과 복근의 약화 예방을 통해 출산 후 배가 나오는 걸 방지하는 데도 효과적이다[347]. 그리고 분만과정에서 겪게 될 극심한 진통에 대한 두려움을 낮춰주는 반면 자신감을 높여주어 분만 시 진통을 덜 느끼게 하고 보다 긍정적인 분만을 경험하게 하는 데 기여하며[348], 특히, 중요한 효과는 임신중 운동은 본인과 자녀의 비만과 암, 심장질환, 당뇨병 등과 같은 질환을 예방해 줄 수 있다는 것이다[349].

임산부에게 권장할만한 운동을 몇 가지 살펴보면 먼저 요가는 분만 시 느끼는 진통과 분만 시 소요되는 시간을 감소시키는 데 효과적이며, 임신중기와 후기에 요가운동에 참여하게 되면 참여하지 않은 임산부보다 진통을 적게 경험하고, 분만 1기 시간이 짧아져 전체 분만시간도 짧아지게 도움을 준다[350].(보통 분만은 3기로 구분하는데 여기서 분만 1기란 규칙적으로 진통이 오기 시작하면서 자궁경부가 열리는 초기 분만단계를 의미한다.)

다음으로 수중운동은 태아에게는 안전하면서도 임산부가 겪는 부종의 불편감을 해결해 주는 적합한 운동으로 유산소성 운동과 근력운동의 혼합운동이기 때문에 하지 순환에 도움을 주며, 동적균형능력을 증가시켜주고, 신생아 몸무게 및 분만시간의 감소에 효과가 있다[351].

이 외에도 다양한 운동이 있겠지만 다수의 연구를 통해 검증된 대표적인 운동은 요가와 수중운동이 대표적이기 때문에 본 저자는 두 가지 운동을 권장한다.

하지만 운동을 무조건 한다고 도움이 되는 것이 아니기 때문에 다음 사항에 주의를 기울여야 한다. 먼저 착상이 진행되어 자리 잡는 임신 초기에는 운동을 하지 말아야 한다. 왜냐하면 12~16주 까지는 임산부의 안정을 요하고 신체활동에 주의해야 한다는 권고들이 많기 때문이다. 더불어 등을 대고 누운 자세로 오랜 시간 커진 자궁이 심장으로 향하는 정맥을 눌러서 혈류의 흐름을 방해할 수 있고, 기립성 저혈압이나 어지러움을 유발할 수 있기 때문에 누워 있다가 갑자기 일어나거나 앉아 있다가 갑자기 서는 등의 동작은 삼가해야 한다.

따라서 16주 이후 운동에 참여하는 것을 권장하며 임신 중 체내에서 생성되는 호르몬 릴렉신이 인대를 이완시켜 근골격에 변화가 생길 수 있기 때문에 과도한 스트레칭이나 과격한 동작 및 장시간 운동은 피하는 것이 좋다. 다음으로 임신 후반부로 가면서 배가 점점 더 나오게 되고 이로 인하여 무게 중심이 앞으로 쏠려 허리와 골반 주변의 뼈와 인대 및 근육에 무리가 많이 가기 때문에 주의를 해야 한다. 그리고 운동중 몸에 힘이 빠지거나 가슴이 답답함을 느끼면 임신부와 태아에게 산소가 부족하다는 신호이기 때문에 운동을 멈춰야 하며, 덥거나 추운 날씨에는 체온조절 기능이 저하되어 있기 때문에 운동을 쉬는 것이 좋다. 더불어 운동은 장시간 지속적으로 하지 않는 것이 좋으며, 중간에 휴식을 자주 취해주고 따뜻한 물을 자주 마셔줄 수 있도록 한다.

그리고 임산부의 체중과 관련하여 체질량지수(BMI)가 정상인 여성은 임신 후 체중증가가 10~15 kg 정도가 적당하고 체중 미달인 여성은 12~18 kg 정도, 과체중 여성은 6~11 kg, 비만인 여성은 9 kg 이상 체중이 늘지 않는 것이 좋다. 즉, 먹고 싶은 것이 많아진다고 하여 '애기가 먹고 싶어 해~' 하면서 무조건 먹는 것이 임산부 본인과 태아에게 도움이 되지 않고 오히려 만성질환 등을 유발할 수 있다는 점을 알고 체중관리에도 신경을 써야 할 것이다.

63

C·h·a·p·t·e·r

동안 운동이라구요?

우리는 평소 알고 지내던 사람과 오랜만에 만나서 '왜 이렇게 안 늙었어? 그대로다~'라는 말을 들으면 기분이 좋아진다. 그리고 오래간만에 동창회에 나가보면 전혀 늙지 않은 모습의 친구와 반대로 너무 늙은 모습의 친구를 보면 만감이 교차하기도 한다. 그리고 남녀 나이를 막론하고 어려 보인다고 하면 기분이 좋아지는 게 사실이다. 뭐, 본 저자도 나이보다 어려보인다는 말들을 자주 듣기 때문에 공감이 가는 부분이기도 하다(농담 ^^).

이유야 어떻든 많은 사람들이 젊어 보이기 위해 좋은 화장품을 쓰고 병원에서 시술 또는 수술을 받고 노력하는 것이 사실이다. 하지만 이와 같은 방법들은 비용 지출이 많고 부작용이 나타날 수 있으며, 지속적으로 해야 한다는 단점이 있다.

반면 최근 돈을 들이지 않고 어려 보이게 할 수 있는 방법에 대한 연구가 제시되어 화제가 되고 있는데, 이 연구는 JAMA Dermatology에 발표된 Murad Alam의 연구로 페이스 요가를 하루 30분씩 5개월간 하게 되면 주름이 줄어들고 얼굴이 3년 더 젊어 보인다는 것이다[352]. 즉, 안면 운동이 얼굴 모양을 개선하고 노화의 징후를 줄일 수 있으며, 페이스 요가가 노화된 얼굴을 젊어지게 할 뿐 아니라 근육 성장에도 도움이 된다고 하는 것으로, 페이스 요가를 통해 어려보이게 할 수 있다는 것이다.

최근에는 많은 연예인들도 방송에 출연해 자신의 뷰티 노하우로 페이스 요가를 추천하고 있으며, 그들은 양 볼을 밀어 올리는 V자 얼굴 만들기부터 얼굴의 부기를 빼주는 마사지까지 다양한 방법을 소개하고 있다.

페이스 요가의 원리를 보면 오랫동안 사용하지 않았던 얼굴 근육을 자극하여 얼굴의 비대칭을 바로잡아주며, 근육의 기능을 회복하여 늘어진 근육에 탄력을 가져다 준다. 또한 근육 수축력을 높여줘 윤곽이 또렷해지고 주름 생성을 방지해주며, 얼굴의 혈액순환력을 증가시켜 영양분 공급을 원활하게 하고 피부 재생력을 향상시켜 건강한 피부를 만들어준다. 특히 이점으로는 비침습적이고 독성이 없으며, 자신이 편한 시간에 장소의 제약 없이 관리가 가능하다.

페이스 요가를 통해 얼굴이 동안이 되는 원리는 지방 밑에 근육층을 자극하고 근육의 크기를 증가시켜 얼굴의 처진 피부를 탄력있게 바꾸어주기 때문이다. 즉, 인체의 다른 부위들도 운동을 통해 근육을 생성하면 탄력있게 바뀌는 것처럼 얼굴도 탄력있는 상태로 변화를 줄 수 있는 것이다.

여러분들도 틈나는 시간마다 페이스 요가를 생활화한다면 자연스럽게 보다 더 젊어진 얼굴을 확인할 수 있게 될 것이다.

64

C·h·a·p·t·e·r

어디에서 운동할까요?

우리는 주변 사람이 피곤해 하거나 의욕이 없어 보이면 "나가서 신선한 바람 좀 쐬고 와"라고 말한다. 왜 이같은 말을 하는 것일까? 그 이유는 간단하다. 야외에 나가게 되면 대기중 산소 포화량이 높고 호흡을 하게 되면 뇌로 충분한 산소 공급을 하게 되어 머리를 맑게 해주기 때문이다.

산소는 우리 생명을 유지하기 위한 매우 중요한 요소이다. 그리고 체지방 감소를 통한 비만 개선, 심 · 혈관계 강화, 당뇨병, 고혈압, 심장병 등 성인병 치료 및 건강 증진을 위한 최상의 방법인 유산소 운동에서는 핵심 요소로 작용한다.

우리가 섭취하는 지구상의 공기는 산소 21%, 질소 78%, 이산화탄소, 아르곤, 헬륨 등이 약 1%로 구성되어 있으며, 주변 환경이나 이산화탄소량 등에 의하여 각 농도는 영향을 받는다. 이와 관련하여 지역별 산소농도 차이를 살펴보면 동해안 바닷가의 산소 농도는 21.8%, 서울시의 산소농도는 20.5%로 이고, 실내환경에 따른 산소농도는 아파트 취침 후 20%, 지하철 내부 19.4%, 저녁 시간대 헬스클럽 19.3%로 환경에 따라 차이가 나타난다[353]. 더불어 5명 정도가 타고 있는 차량에서 30분간 창문을 열지 않고 있게 되면 차내 산소 농도는 약 18% 정도까지 떨어지게 되고, 반면 아마존강 유역 같이 숲이 울창한 지역은 산소 농도가 23%로 높게 나타나는 등 차이가 많이 나는 경우도 있다.

이와 같이 환경에 따라 영향을 받는 산소농도는 농도가 1% 떨어질 때마다 인체에 흡수되는 산소의 양도 5~10% 저하되게 때문에 건강에 미치는 영향 또한 매우 크다.

이와 관련하여 하버드대학 연구소에서는 세계 3대 장수촌을 선정하여 발표한 적이 있는데 이 장수촌들은 조지아의 압하지아(Abkhazia) 자치령, 파키스탄의 훈자(Hunza) 마을, 에콰도르 빌카밤바(Vilcabamba) 계곡으로 평균 수명이 95세로 조사되었으며, 이 장수촌들의 공통점은 산소 농도가 22% 유지된다는 것이었다. 즉, 산소농도가 높아질수록 신체손상을 최소화하고 건강을 유지할 수 있다는 것이다. 그리고 여러분들도 휴가철 바닷가나 산 혹은 계곡에서 술을 마시면 '캬~~ 역시 나와서 마시니 술이 안 취하네~!'라고 하시는 분들이 있는데 기분탓이 아니라 산소가 풍부한 환경에 노출되어 있기 때문에 알콜분해 대사가 활발하게 작용하여 인체적으로도 효과가 나타난 현상이라고 이해하면 될 것이다.

이와 관련하여 본 저자도 실내환경과 외부환경에서 유산소 운동시 인체에 미치는 영향을 분석해 논문으로 발표한 적이 있다. 실험결과는 실내 피트니스 센터 환경인 19% 산소 농도에서 운동을 하게 될 경우 활성산소와 피로 물질이 더 많이 생성될 수 있고 실외 환경인 21% 산소 농도에서 운동을 하게 될 경우 활성산소와 피로물질이 적게 생성되고 지방연소를 효율적으로 할 수 있는 것을 확인할 수 있었다[354]. 즉, 산소가 부족한 실내 운동보다는 산소가 풍부한 실외 운동이 보다 더 효율적임을 확인할 수 있었다. 그렇지만 실내 운동을 하더라도 공기청정기를 이용하거나 환기를 자주 시켜주어 적절한 산소농도를 유지한다면 인체에 큰 무리는 주지 않을 것으로 생각된다.

그리고 최근 캠브리지 대학에서 흥미있는 연구가 진행되었는데 실외환경에서 운동이 무조건 좋은 것이 아니라는 것이다. 이 연구에서 런던에 자리하고 있는 뉴욕 시의 센트럴 파크와 유사한 하이드 파크와 교통 혼잡이 심각한 옥스퍼드 거리에서 각각 두 시간 동안 무작위로 걸어 다니게 한 후 인체에 미치는 영향을 분석하였다. 그 결과 공원에서 걷고 난 후에는 동맥 기능과 관련된 요인들이 효과적으로 변화하였으나 붐비는 도심 거리를 걷고 난 후에는 기능변화가 없거나 오히려 나빠지기까지 하였다. 이 연구의 저자들은 연구 결과를 통해 도로변에서의 운동은 지속적인 차량들의 이동으로 인해 야기되는 다량의 대기 오염 물질들이 신장과 동맥에 부정적인 영향을 미칠 수 있으므로 공원에서 운동할 것을 권장한다고 하였다[355].

본 저자도 차를 타고 신호 대기중에 주변을 보면 도로변에서 조깅을 하는 사람들을 자주 보곤 하는데, 이 사람들은 운동이 끝나고 나면 자신의 코 밑이 대기중 오염 물질들로 인해 검게 변색되어 있는 걸 확인할 수도 있다. 즉, 우스갯소리지만 자신의 폐를 통해 대기 오염물질들의 필터 역할을 하고 있다고 할 수 있겠다. '여러분들은 깨끗한 공기에서 내 몸에 이로운 산소를 공급하며 운동을 하겠습니까? 아님 타인을 위해 내 한몸 희생하여 필터 역할을 하시겠습니까?' 선택은 독자 여러분에게 맡기도록 하겠다.

종합해보면 우리 주변 환경이 건강에 미치는 영향이 매우 크다. 특히 운동을 수행할 경우 그 영향은 더욱 크게 작용한다. 따라서 가급적이면 실외환경에서 운동을 하게 될 경우 공원, 바닷가, 강가 등에서 운동할 것을 권장하며, 실내에서 운동을 하더라도 환기 등 산소농도에 관심을 기울이며 운동할 것을 권장한다.

65

C·h·a·p·t·e·r

신발이 중요해

몇 년 전까지만 해도 선풍적인 인기를 끌면서 길에서 흔하게 볼 수 있었던 신발이 있었다. 일명 '마사이 워킹화'라고 불리는 신발로 하루에 수십 km를 걷는 마사이족 사람들은 특이한 보행 때문에 허리통증이나 관절염을 겪는 경우가 없다는데서 개발되었다. 마사이족 보행의 특징은 일반인이 걸을 때보다 무릎을 더 편 상태에서 땅을 딛고, 무릎을 더 굽힌 상태에서 땅을 차 발목의 움직임을 더 크게 만들어 발뒤꿈치가 닿을 때 충격은 더 줄여주고 발 앞쪽에 가해지는 압력을 강하게 함으로써 관절에 가해지는 충격을 적게 만들어 관절 손상을 최소화하는 데 있다. 그리고 마사이 신발이라고 판매되는 운동화들의 바닥이 반달 모양인 이유는 실제로 마사이족이 신고 다니는 신발은 타이어를 이용해 만들다 보니 자연스럽게 반달모양을 하고 있는데, 이 모양을 유사하게 만들다 보니 현재 판매되는 신발의 모양이 되었다고 한다.

즉, 마사이 신발은 뒤꿈치가 들려 있어 발뒤꿈치가 땅에 닿을 때 받는 충격을 줄여주고 보통 신발보다 바닥이 반달 모양으로 평평하지 않기 때문에 균형을 더 잡기 위해 다리와 허리에 더 많은 근육을 쓰게 한다. 하지만 문제는 이러한 장점들에서 비롯될 수 있다. 왜냐하면 사용하지 않던 근육을 갑자기 사용하게 되면 에너지 소비를 증가시켜 체중감량에 도움을 줄 수 있지만 다른 측면으로는 근손상을 유발하고 척추가 약하거나 무릎이 약한 사람에게 서는 통증 및 손상을 증가시킬 수 있이 때문이다. 그리고 마사이 신발은 걷기 운동전용 운동화이기 때문에 일상생활을 위한 신발로 착용하게 될 경우 보행의 불편을 증가시킬 수 있으며, 낙상의 원인으로 작용할 수 있기 때문에 착용하더라도 가급적이면 보행운동 시에만 착용하는 것을 권장한다[356].

현재 주변에서 마사이 신발을 쉽게 볼 수 없는 이유는 다양한 효과가 있다고 하지만 직접 신발을 신고 경험해보니 득보다는 실이 많음을 느끼고 주변에 알려졌기 때문일 것이다. 그리고 중요한 것은 마사이족은 어려서부터 보행 패턴이 몸에 습득되어 있기 때문에 도움을 줄 수 있는 것이지만 처음 마사이 보행을 접하는 사람은 사용하지 않던 인체를 사용하기 때문에 오히려 손상을 증가시킬 수 있는 것이다. 따라서 본 저자는 운동을 하는 독자에게 쿠션이 좋은 운동화를 권장하겠으나 마사이 운동화를 신고자 한다면 일상생활이나 조깅 운동에서는 사용하지 말고 걷기 운동을 할 때만 사용하기를 권장한다.

이 외에도 운동과 신발이 관련된 유형을 살펴보면 걷기나 조깅을 하는 사람들의 경우 밑창이 딱딱한 운동화나 구두 유형의 신발을 신고 운동을 하는 사람들을 보게 되는데 이런 경우 관절에 충격을 증가시켜 발목과 무릎 및 허리에 통증을 유발할 수 있기 때문에 주의해야 한다. 그리고 농구를 하는 경우 발목까지 올라오는 운동화를 신어야 갑작스러운 제동 시 또는 점프 동작 후 착지 시 발목의 손상을 최소화시킬 수 있으며, 테니스, 탁구, 배드민턴 같은 라켓 운동도 지면의 종류와 운동 종목의 특성에 따라 각기 다른 운동화를 착용해야 관절에 가해지는 자극을 최소화할 수 있어 운동에 의해 유발될 수 있는 관절 및 인대, 건의 손상을 예방할 수 있다.

더불어 최근 족저근막염으로 통증을 호소하는 경우가 많은데 건강보험 심사평가원에 따르면 족저근막염의 월별 진료인원 현황을 분석한 결과 매년 여름철에 진료인원이 늘어나고 겨울철에는 진료인원이 감소하는 경향을 나타내었다고 하면서, 여름철에 족저근막염 환자가 늘어난 이유는 여름 휴가철을 맞아 무리한 운동을 하게 되어 발바닥에 과도한 스트레스를 증가시켜 염증을 발생시켰기 때문이며, 또한 겨울철에 푹신하고 큰 신발을 신다가 여름이 되면서 바닥이 얇고 딱딱한 신발을 착용하는 경우가 증가하면서 족저근막염의 발생빈도를 높였다고 한다[357]. 따라서 족저근막염을 예방하기 위해서는 여름철에도 충격을 흡수할 수 있는 신발을 착용해야 하며, 겨울철에도 너무 푹신한 운동화를 피하고 꾸준한 운동을 생활화하여야 할 것이다.

아주 오래전부터 인간은 맨발로 산과 들을 돌며 생활을 하다가 날카롭고 뾰족한 물질들로 인해 발생할 수 있는 상처를 보호하기 위해 신발을 착용하기 시작하였지만 현재는 각자 개인의 발 모양과 생활 특성에 맞추어 신을 수 있는 맞춤형 기능성 신발까지 제작되어 판매되고 있다. 이와 같이 신발은 단순한 발 보호 목적을 넘어서 용도, 모양, 복장과의 조화, 착용감 등 여러 가지 조건을 참고하여 본인의 특성에 맞게 선택되어야 한다.

즉, 단순히 모양만을 우선시 하거나 운동화는 다 같다는 생각으로 아무 운동화나 신고 운동을 하게 된다면 운동을 통한 득보다는 관절 손상 등 실이 더 많아지게 될 것이다. 따라서 본인이 참여하고자 하는 운동의 특성을 파악한 후 운동에 알맞은 운동화를 착용해야만 부상을 예방하고 최대한의 효과를 이끌어 낼 수 있다는 점을 명심해야 할 것이다.

• 운동화 선택 요령

① 발가락과 발등을 압박하면 안 된다.

발가락이나 발등이 눌리게 되면 통증이 발생하거나 혈액순환이 원활하지 않아 근경련이 일어날 수 있다. 따라서 발가락과 신발 사이의 여유공간이 약 1cm 정도 있어야 하며, 발을 오무릴 수 있을 정도가 되어야 하는 것이다.

② 뒤꿈치를 잡아 주어야 한다.

뒤꿈치가 완벽하게 고정되지 않을 경우 신발이 벗겨져 운동 수행에 지장을 초래하거나 마찰에 의해 물집을 유발할 수 있으며, 걸음걸이에도 영향을 미쳐 관절 및 근육, 인대, 건 등에 염증을 유발할 수 있다. 따라서 신발끈을 꽉 묶지 않은 상태에서 뒤꿈치를 들어 올렸을 때 신발이 벗겨지지 않으면 된다.

③ 신발 안쪽의 마감을 확인한다.

요즘은 기능을 추가한 신발들이 많아 신발 외피와 내피 사이에

플라스틱 등의 보조물을 넣는 경우가 많다. 하지만 이 보조물들이 튀어나와 있거나 내피 마감이 잘 되어있지 않으면 피부 자극을 발생시켜 물집이 생기거나 벗겨지게 만들 수 있다. 따라서 신어본 후 안쪽의 마감을 살펴볼 수 있도록 한다.

④ 직접 양쪽을 한번에 신고 걸어본다.

개인마다 양발의 차이가 나는 경우가 많다. 따라서 양쪽 신발을 모두 신어본 후 가볍게 걸어보며 불편한 점이 없는지 살펴 볼 수 있도록 한다.

⑤ 양말을 신고 착용해본다.

일반 양발보다 스포츠 양말이 두껍기 때문에 꼭 스포츠 양말을 신고 착용해봐야 한다. 일반 양말이나 맨발로 신발을 신고 구매한 후 운동을 하기 위해 스포츠 양말을 신으면 꽉 끼는 경우가 있기 때문이다.

⑥ 보행 특성에 맞게 고른다.

운동화의 밑창이 닳는 패턴을 보면 보행의 특성을 알 수 있다. 첫 번째, 운동화 중간과 뒤꿈치 바깥쪽 부분이 많이 닳는다면 정상적이 패턴이기 때문에 크게 무리가 없다. 두 번째, 신발 안쪽이 많이 닳는 경우는 뒷축과 아치부분에 쿠션을 보강한 모션 컨트롤 화를 신는 것이 좋다. 세 번째, 신발 바깥쪽 부위가 닳는 경우는 쿠션이 좋은 신발을 신는 것이 좋다.

⑦ 같은 운동이라도 쿠션을 다르게 선택한다. 야외 조깅은 쿠션이

좋은 운동화를 착용해야 하지만 실내 트레드밀에서 운동하게 될 경우 과도한 쿠션은 오히려 발목 손상을 유발할 수 있기 때문에 적정 강도의 쿠션이 있는 운동화를 신는 것이 좋다.

⑧ 신발의 끈을 알맞게 묶는다. 운동 종료 후 신발끈을 적정한 수준으로 묶어 두어 신발 모양의 변형을 예방하고 운동 시작 시 끈을 신발이 발과 밀착될 수 있을 정도까지 묶는다. 하지만 너무 과도하게 묶게 되면 혈액의 순환을 방해하여 쥐가 나는 등 오히려 손상을 증가시킬 수 있기 때문에 본인이 느끼기에 발이 헛돈다는 느낌이 들지 않을 때까지 묶는다.

⑨ 통풍이 잘 되는 운동화를 선택하여야 한다. 통풍이 되지 않으면 냄새뿐만 아니가 세균도 번식하고 습기 때문에 물집 발생 확률이 높아진다.

⑩ 신발구매는 저녁에 한다. 오전보다는 일정 활동을 한 오후에 발의 부피가 증가하기 때문에 저녁에 구매를 해야 편안하게 운동을 할 수 있다.

참고문헌

1. 김진원(1982). 체력육성. 서울: 동양출판사.
2. 장명재(1996). 스포츠 의학. 서울: 대한미디어.
3. 송승건, 김문애, 김영비(1995). 21세기를 대비한 체육. 운동. 스포츠. 서울: 도서출판 홍경.
4. Essén, B., Kaijser, L.(1978). Regulation of glycolysis in intermittent exercise in man. J Physiol., 281, 499-511.
5. Bucher, C. A.(1975). Administration of health and physical education programs, including athletics. Saint Louis: Mosby.
6. ACSM(1998). Physical fitness testing. ACSM's guidelines for exercise testing and prescription 5th ed. Baltimore: Lippincott, Williams and Wilkins.
7. Anderson, B., Burke, E. R.(1991). Scientific medical and practical aspects of stretching. Clin Sports Med, 10(1), 63-86.
8. 김의주(1991). 운동요법 I. 스트레칭의 과학적 원리. 서울: 학술자료사.
9. Bandy, W. D., Irion, J. M.(1994). The effect of time on static stretch on the flexibility of the hamstring muscles. Phys Ther, 74(9), 845-850.
10. 한국체육과학연구원(2000). 1급 생활체육지도자 연수교재. 서울: 동원 출판사.
11. Knott, M., Voss, D. E.(1968). Proprioceptive Neuromuscular Facilitation: Pattens and Techniques. New York: Harper and Row.
12. Prentic, W. E.(1983). A comparison of static stretching and PNF stretching for improving hip joint flexibility. Athlet training, 18, 56-59.
13. 김수민, 이현옥, 배성수(1995). 동결견 환자에 대한 정지-이완기법과 관절가동범

위 운동의 비교. 대한 물리치료학회지, 7(1), 51-59.

14. Etnyre, B. R., Abraham, L. D.(1988). Antagonist muscle activity during stretching: a paradox re-assessed. Med Sci Sports Exerc, 20(3), 285-289.

15. Fox, E. L.(1981). The physiological basis of physical education and athletics. 3rd ed. Philadelphia : Saunders College Publishing.

16. 정진우, 최재청, 민영기(1996). 스포츠 물리치료학. 서울: 대학서림.

17. Carns, M. L., Schade, M. L., Liba, M. R., Hellebrandt, F. A., Harris, C. W.(1960). Segmental volume reduction by localized versus generalized exercise. Hum Biol, 32, 370-376.

18. Noland, M., Kearney, J. T.(1978). Anthropometric and densitometric responses of women to specific and general exercise. Res Q, 49(3), 322-328.

19. National Institutes of Health(2001). Exeutive summary of the report of the national cholesterol education program expert panel on detection, evaluation, and Treatment of High Blood Cholesterol in Adults(Adult Treatment Panel III), JAMA, 285, 2487-2497.

20. Boyko, E. J., Leonetti, D. L., Fujimoto, W. Y., Morris, L. N.(2000). Visceral adiposity and risk of type2 diabetes. Diabetes Care, 23(4), 465-471.

21. Ford, E. S., Giles, W. H., Dietz, W. H.(2002). Prevalence of the metabolic syndrome among US adults: findings from the third National Health and Nutrition Examination Survey. JAMA., 16, 287(3), 356-359.

22. Ardévol, A., Adán, C., Franco, L., García-Lorda, P., Rubio, F., Remesar, X., Fernández-López, J. A., Salas-Salvadó, J., Alemany, M.(1998). During intense exercise, obese women rely more than lean women on aerobic energy. Pflugers Arch., 435(4), 495-502.

23. ACSM(2006). ACSM's Guidelines for Exercise Testing and prescription 7th ed. Baltimore: Lippincott Williams & Wilkins.

24. Bjorntorp, P., Sjostrom, L., Sulivanm, L.(1988).The role of physical exercise in the management of obesity. Lancoster, England: MTP Press.

25. 이중원, 김찬회(2006). 차 카테킨 음용이 비만여성의 체지방 감소에 미치는 영향. 한국체육과학회, 15(1), 841-850.

26. Starling, R. D., Trappe, T. A., Parcell, A. C., Kerr, C. G., Fink, W. J., Costill, D. L.(1997). Effects of diet on muscle triglyceride and endurance performance. J Appl Physiol, 82(4), 1185-1189.

27. Haluzík, M., Papezová, M., Nedvídková, J., Kábrt, J.(1999). Serum leptin levels in patients with anorexia nervosa before and after partial refeeding, relationships to serum lipids and biochemical nutritional parameters. Physiol Res, 48(3), 197-202.

28. 대한비만학회(1995). 임상 비만학. 서울: 고려의학.

29. Oscai, L. B., Holloszy, J. O.(1969). Effect of weight changes produced by exercise, food restriction, or overeating on body composition. J. Clin. Invest, 48, 1459-1464.

30. ACSM(1995). ACSM's guidelines for exercise testing and prescription 5th ed. philadelphia: A waverly company. william & wilkins.

31. Kang, J., Hoffman, J. R., Ratamess, N. A., Faigenbaum, A. D., Falvo, M., Wendell, M.(2007). Effect of exercise intensity on fat utilization in males and females. Res Sports Med., 15(3), 175-188.

32. Sally, E., Sally, R.(2002). The Heart Rate Monitor Book for Cyclists. Boulder: Velo Press. 2nd edition.

33. Berger, R. A.(1962). Optimum repetitions for the development of strength. Res Q Exerc Sport, 33, 334 - 338.

34. Campos, G. E., Luecke, T. J., Wendeln, H. K., Toma, K., Hagerman, F. C., Murray, T. F., Ragg, K. E., Ratamess, N. A., Kraemer, W. J., Staron, R. S.(2002). Muscular adaptations in response to three different resistance-training regimens: specificity of repetition maximum training zones. Eur J Appl Physiol, 88(1-2), 50-60.

35. Häkkinen, K., Alén, M., Komi, P. V.(1985). Changes in isometric force- and relaxation-time, electromyographic and muscle fibre characteristics of human skeletal muscle during strength training and detraining. Acta Physiol Scand, 125(4), 573-585.

36. Kraemer, W. J., Fleck, S. J., Evans, W. J.(1996). Strength and power training: physiological mechanisms of adaptation. Exerc Sport Sci Rev, 24, 363-397.

37. Kraemer, W. J., Ratamess, N., Fry, A. C., Triplett-McBride, T., Koziris, L. P., Bauer, J. A., Lynch, J. M., Fleck, S. J.(2000). Influence of resistance training volume and periodization on physiological and performance adaptations in collegiate women tennis players. Am J Sports Med, 28(5), 626-633.

38. Anderson,T.,and J.T.Kearney.(1982) Effects of three resistance training programs on muscular strength and absolute and relative endurance. Res Q Exerc Sport, 53(1), 1-7.

39. Stone, M. H., Fleck, S. J., Triplett, N. T., Kraemer, W. J.(1991). Health and performance related potential of resistance training. Sports Med, 11, 210-231.

40. Pincivero, D. M., Lephart, S. M., Karunakara, R. G.(1997). Effects of rest interval on isokinetic strength and functional performance after short-term high intensity training. Br J Sports Med, 31(3), 229-234.

41. Robinson, J. M., Stone, M. H., Johnson, R. L.(1995). Effects of different weight training exercise/rest intervals on strength, power, and high intesity exercise endurance. J Strength Cond Res, 9, 216-21.

42. Fry, A. C., Kraemer, W. J.(1997). Resistance exercise overtraining and overreaching. Neuroendocrine responses. Sports Med, 23(2), 106-129.

43. Singh, M. A., Ding, W., Manfredi, T. J., Solares, G. S., Onell, E. F., Clements, K. M., Ryan, N. D., Kehayias, J. J., Fielding, R. A., Evans, W. J.(1999). Insulin-like growth factor I in skeletal muscle after weight lifting exercise in frail elders. Am J Physiol, 277, 135-143.

44. Gertmer, J. M.(1993). Effects of growth hormone on body fat in adults. Horm Res, 40, 10-15.

45. Johannsson, G., Mårin, .P, Lönn, L., Ottosson, M., Stenlöf, K., Björntorp, P., Sjöström, L., Bengtsson, B. A.(1997). Growth hormone treatment of abdominally obese men reduces abdominal fat mass, improves glucose and lipoprotein metabolism, and reduces diastolic blood pressure. J Clin Endocrinol Metab, 82(3), 727-734.

46. Clapham, J. C., Arch, J. R., Chapman, H., Haynes, A., Lister, C., Moore, G. B., Piercy, V., Carter, S. A., Lehner, I., Smith, S. A., Beeley, L. J., R. J., Herrity, N., Skehel, M., Changani, K. K., Htcher, J., Trail, B., Latcham, J., Rastan, S.(2000). Overexpressing human protein−3 in skeletal muscle are hyperphagic and lean. Nature, 406(6794), 415-418.

47. Kajimura, S., Seale, P., Kubota, K., Lunsford, E., Frangioni, J. V., Gygi, S. P., Spiegelman, B. M.(2009). Initiation of myoblast to brown fat switch by a PRDM16 - C/EBP-β transcriptional complex. Nature, 460(7259), 1154-1158.

48. Ballor, D. L., Poehlman, E. T.(1995). A meta-analysis of the effect of

exercise and dietary restriction on resting metabolic rate. Eur J Appl Physio, 71(6), 535-542.

49. Kelley, D. E., Thaete, F. L., Troost, F., Huwe, T. Goodpaster, B. H.(2000). Subdivisions of subsutaneous abdominal adipose tissue and insulin resistance. Am J Physiol Endocrinol Metab, 278, E941-948.

50. Schwartz, R. S., Shuman, W. P., Larson, V., Cain, K. C., Fellingham, G. W., Beard, J. C., Kahn, S. E., Stratton, J. R., Gerqueira, M. D., Abrass, I. B.(1991). The effects of intensive endurance exercise training on body fat distribution in young and older men. Metabolism, 40, 545-551.

51. 김효정, 김창근(2005). 1년간의 운동 트레이닝이 중년 남성의 공복혈당장애 개선과 심혈관계 질환 위험 지표 및 유산소성 운동 능력에 미치는 영향. 운동과학, 14(2), 203-214.

52. 신윤아, 임강일, 석민화(2005). 복합트레이닝 프로그램이 비만인의 렙틴, 아디포넥틴 농도와 대사증후군 요인에 미치는 영향. 운동과학, 14(4), 569-582.

53. 채홍원(1997). 트레이닝 원론. 서울: 형설 출판사.

54. Bulter, R. M., Palmer, G., Rogers, F. J.(1992). Circuit weight training in early cardiac rehabilitation. J Am Osteopath Assoc, 92(1), 77-89.

55. Gettman, L. R., Ayres, J. J., Pollock, M. L., Jackson A.(1978). The effects of circuit weight training on strength, cardiorespiratory function and body composition of adult man. Med Sci Sports, 10(3), 171-176.

56. Gordon, N. F., Kohi, H. W., Villegas, J. A., Pickett K. P., Vaandrager, H. B, Duncan, J. J.(1989). Effect of rest interval duration on cardiorespiratory responses to hydraulic resistance circuit training, J Cardiopulm Rehabil, 9(8), 303-333.

57. Kelemen, M. H., Stewart, K. J., Gillilan, R. E., Ewart, C. K., Valenti, S. A., Manley, J. D., Kelemen, M. D.(1986). Circuit weight training in cardiac

patients. J Am Coll Cardiol, 7(1), 38-42.

58. Wilmore, J. H., Parr, R. B., Girandola, R. N., Ward, P., Vodak, P. A., Barstow, T. J., Pipes, T. V., Romero, G. T., Leslie, P.(1978). Physiological alterations consequent to circuit weight training. Med Sci Sports, 10(2), 79-84.

59. Powell, T.(1987). Track and Field fundamentals for teacher and Coach. Toronto: Stipes Pub Llc; 4th edition.

60. Gettman, L. R., Pollock, M. L.(1981). Circuit Weight training: Acritical review of its physiological benefits. The Physician and sport Medicine, 9(1), 44-60.

61. 하병수(2008). Repetition 및 Interval 유산소 운동이 비만 여중생의 행동체력과 생리적 변인에 미치는 영향. 강원대학교대학원 박사학위논문.

62. Trapp, E. G., Chisholm, D. J., Freund, J., Boutcher, S. H.(2008). Effect of high intensity intermittent exercise training on fat loss and fasting insulin levels of young women.Int J Obes, 32(4), 684-691.

63. Sheldon, W. H., Stevens, S. S., Tucker, W. B.(1940). The Varieties of Human physique. New York: Harper and Brothers.

64. Heath, B. H., Carter, J. E.(1967). A Modified Somatotype Method. Am J Phys Anthropol, 27(1), 57-74.

65. 한방간호연구회(1998). 대학한방간호. 서울: 현문사.

66. 송일병(1996). 알기 쉬운 사상의학. 서울: 사상사.

67. 박지우(2005). 손가락으로 잡는 사상체질. 서울: 홍신문화사.

68. 이의주(2002). 태양인 소양인 태음인 소음인. 서울: 집문당.

69. 유성훈(1996). 체질을 알면 사람이 보인다. 서울: 고려원미디어.

70. 심재평(1998). 사상의학의 사상체질과 동 · 서양의 체질체형론 비교연구. 성균관대학교석사학위논문.

71. Wasserman, K.(1984). The anaerobic threshold measurements to evaluate exercise performance. Am Rev Respir Dis, 129(2Pt2), 49-55.

72. Karlsson, J., Diamant, B., Saltin, B.(1970). Muscle metabolites during submaximal and maximal exercise in man. Scand J Clin Lab Invest, 26(4), 385-394.

73. Coyle, E. F., Coggan, A. R.(1984). Effectiveness of carbohydrate feeding in delaying fatigue during prolonged exercise. Sprots Med, 1(6), 446-458.

74. Gene, M. A., William, C. B.(2007). Exercise Physiology Laboratory Manual. New York: McGraw-Hill Humanities.

75. Threlkeld, A. J., Hom, T. S., Wojtowitcz, G. M., Rooney, J. G., Shapiro, R.(1989). Kinematics, ground reaction force, and muscle balance produced by backward running. J Orthop Sports Phys Ther, 11(2), 56-62.

76. Flynn, T. W., Soutas-Little, R. W.(1995). Patellofemoral joint compressive forces in forward and backward running. J Orthop Sports Phys Ther, 21(5), 277-282.

77. Cameron, M. L., Adams, R. D., Maher, C. G., Misson, D.(2009). Effect of the HamSprint Drills training programme on lower limb neuromuscular control in Australian football players. J Sci Med Sport, 12(1), 24-30.

78. Goldberg, A. L., Etlinger, J. D., Goldspink, D. F., Jablecki, C.(1975). Mechanism of work-induced hypertrophy of skeletal muscle. Med Sci Sports, 7(3), 185-198.

79. Sale, D. G., MacDougall, J. D., Alway, S. E., Sutton, J. R.(1987). Voluntary strength and muscle characteristics in untrained men and women and male bodybuilders. J Appl Physiol, 62(5), 1786-1793.

80. MacDougall, J. D., Sale, D. G., Moroz, J. R., Elder, G. C., Sutton, J. R., Howald, H.(1979). Mitochondrial volume density in human skeletal

muscle following heavy resistance training. Med Sci Sports, 11(2), 164-166.

81. MacDougall, J. D., Ward, G. R., Sale, D. G., Sutton, J. R.(1977). Biochemical adaptation of human skeletal muscle to heavy resistance training and immobilization. J Appl Physiol, 43(4), 700-703.

82. Tesch, P. A., Larsson, L.(1982). Muscle hypertrophy in bodybuilders. Eur J Appl Physiol Occup Physiol, 49(3), 301-306.

83. Tarnopolsky, M. A., MacDougall, J. .D,Atkinson S.A.(1988). Influence of protein intake and training status on nitrogen balance and lean body mass. Journal of applied Physiology, 64(1), 187-193.

84. Celejowa, I., Homa, M.(1970). Food intake, nitrogen and energy balance in polish weight lifters, during a training camp. Nutr Metab, 12(5), 259-274.

85. Lemon.(2000). Beyond the Zone: Protein needs of active individuals.J Am Coll Nutr, 19(5), 513S−521S

86. Zammit, P. S., Partridge, T. A., Yablonka-Reuveni, Z.(2006). The skeletal muscle satellite cell: the stem cell that came in from the cold. J Histochem Cytochem, 54(11), 1177-1191.

87. Phillips, S. M.(2004). Protein requirements and supplementation in strength sports. Nutrition, 20, 689-695.

88. 이석인, 주희철(2000). 단백질 보충과 크레아틴 보충제. 체육연구, 13, 467-478.

89. Harper, A. E., Miller, R. H., Block, K. P.(1984). Branched-chain amino acid metabolism. Annu Rev Nutr, 4, 409-454.

90. Wagenmakers, A. J., Coakley, J. H., Edwards, R. H.(1990). Metabolism of branched-chain amino acids and ammonia during exercise: clues from McArdle's disease. Int J Sports Med, 2, S101-113.

91. Gualano, A. B., Bozza, T., Lopes De Campos, P., Roschel, H., Dos Santos

Costa, A., Luiz Marquezi, M., Benatti, F., Herbert Lancha Junior, A.(2011). Branched-chain amino acids supplementation enhances exercise capacity and lipid oxidation during endurance exercise after muscle glycogen depletion. J Sports Med Phys Fitness, 51(1), 82-88.

92. Mero, A.(1999). Leucine supplementation and intensive training. Sports Med, 27(6), 347-358.

93. Wiśnik, P., Chmura, J., Ziemba, A. W., Mikulski, T., Nazar, K.(2011). The effect of branched chain amino acids on psychomotor performance during treadmill exercise of changing intensity simulating a soccer game. Appl Physiol Nutr Metab, 36(6), 856-862.

94. Castell, L. M., Poortmans, J. R., Newsholme, E. A.(1996). Does glutamine have a role in reducing infections in athletes? Eur J Appl Physiol Occup Physiol, 73(5), 488-490.

95. Balsom, P. D., Harridge, S. D. R., Soderlund, K., Sjodin, B., Ekblom, B.(1993). Creatine supplementation per se dose not enhance exercise performance. Acta Physiol Scand, 149(4), 521-523.

96. Greenhaff, P. L., Casey, A., Short, A. H., Harris, R., Soderlund, K., Hultman, E.(1993). Influence of oral creatine supplementation of muscle torque during repeated bouts of maximal voluntary exercise in man. Clin Sci (Lond), 84(5), 565-571.

97. Vandenberghe, K., Goris, M., Van hecke, P., Van leemputte, M., Vangerven, L., Hespel, P.(1997). Long-term creatine intake is beneficial to muscle performance during resistance training. J Appl Physiol, 83(6), 2055-2063.

98. Kreider, R. B., Ferreira, M., Wilson, M., Grindstaff, P., Reinefdy, J., Cetlern, E. Almadm, A. L.(1998). Effects of creatine supplementation on

body composition, strength and sprint performance. Med Sci Sports, 30(1), 73-83.

99. Ahtiainen, J. P., Pakarinen, A., Kraemer, W. J., Häkkinen, K.(2003). Acute hormonal and neuromuscular responses and recovery to forced vs maximum repetitions multiple resistance exercises. Int J Sports Med, 24(6), 410-418.

100. Schumm, S. R., Triplett, N. T., McBride, J. M., Dumke, C. L.(2008). Hormonal response to carbohydrate supplementation at rest and after resistance exercise. Int J Sport Nutr Exerc Metab, 18(3), 260-280.

101. Williams, A. G., Ismail, A. N., Sharma, A., Jones, D. A.(2002). Effects of resistance exercise volume and nutritional supplementation on anabolic and catabolic hormones. Eur J Appl Physiol, 86(4), 315-321.

102. 한상철, 백영수(1996). 운동선수들의 아나볼릭 스테로이드 복용에 관한 고찰. 인천대학교 논문집, 21(2), 277-290.

103. Simon, W. E., Albrecht, M., Trams, G., Dietel, M., Hölzel, F.(1984). In vitro growth promotion of human mammary carcinoma cells by steroid hormones, tamoxifen, and prolactin. J Natl Cancer Inst, 73(2), 313-321.

104. Cashmore, E.(2000). Making sense of Sport. New York : Routledge.

105. Wright, J. E.(1980). Anabolic steroids and athletics. Exerc Sport Sci Rev, 8, 149-202.

106. Wilson, E. J., McMurray, W. C.(1980). Insulin and cortisol increase the response of rat hepatocytes in primary culture to 3,3',5 triiodothyronine. Biochem Biophys Res Commun, 93(1), 179-185.

107. Stang-Voss, C., Appell, H. J.(1981). Structural alterations of liver parenchyma induced by anabolic steroids. Int J Sports Med, 2(2), 101-105.

108. Poehlman, E. T., Horton, E. S.(1989). The impact of food intake and

exercise on energy expenditure. Nutr Rev, 47, 129-137.

109. Wells, C. L.(1991). Sedentary daily expenditure: a physiological perspective. Illinois: Human kinetics; IL.

110. Horton, E.(1986). metabolic aspects of exercise and weight reduction. Med Sci Sports Exerc, 18, 10-17.

111. Morgan, J., York, D., Wasilewaka, A., Portman, J.(1982). A study of the thermic responses to a meal and a sympathomimetic drug(Ephedrine) in relation to energy balance in man. Br J Nutr, 47, 21-32.

112. Poehlman, E. T., Melby, C. L., Badylak, S. F., et al.(1991). Aerobic fitness and resting energy expenditure in young adult males. Metabolism, 38, 85-90.

113. Schutz, Y., Bloesch, D., Breitenstein, E.(1988). Thermogenic response to an oral glucose load in man: composition between young and elderly subjects. J Am Coll Nutr, 7, 471-483.

114. Calloway, D., Zanni, E.(1980). Energy requirements and energy expenditure of elderly men. Am J Clin Nutr, 33, 2088-2092.

115. Fukaguua, N., Bandini, L., Young, J.(1990). Effect of age on body composition and resting metabolic rate. Am J Physiol, 259, E233-238.

116. Ballor, D. L., Katch, V. L., Becque, M. D., Marks, C. R.(1988). Resistance weight training during caloric restriction enhances lean body weight maintenance. Am J Clin Nutr, 47(1), 19-25.

117. 체육과학 연구원(2009). 1급 생활체육지도자 연수교재(운동처방편). 생활체육지도자연수원.

118. Williams, P. T., Krauss, R. M., Vranizan, K. M., Albers, J. J., Terry, R. B., Wood, P. D.(1989). Effects of exercise-induced weight loss on low density lipoprotein subfractions in healthy men. Arteriosclerosis, 9(5), 623-632.

119. Wood, P. D., Stefanick, M. L., Dreon, D. M., Frey-Hewitt, B., Garay, S. C., Williams, P. T., Superko, H. R., Fortmann, S. P., Albers, J. J., Vranizan, K. M.(1988). Changes in plasma lipids and lipoproteins in overweight men during weight loss through dieting as compared with exercise. N Engl J Med, 319(18), 1173-1179.

120. Rotkis, T., Boyden, T. W., Pamenter, R. W., Stanforth, P., Wilmore, J.(1981). High density lipoprotein cholesterol and body composition of female runners. Metabolism, 30(10), 994-995.

121. 심영섭(2004). 유산소 운동강도 유형이 체지방 감소와 중성지방에 미치는 영향. 한국스포츠리서치, 15(4), 1893-1902.

122. Kikuchi, D. A., Srinivasan, S. R., Harsha, D. W., Webber, L. S., Sellers, T. A., Berenson, G. S.(1992). Relation of serum lipoprotein lipids and apolipoproteins to obesity in children: the Bogalusa Heart Study. Prev Med, 21(2), 177-190.

123. Tremblay, A., Despres, J. P., Bouchard, C.(1990). Alteration in body fat distribution with exercise, In C. Bouchard., F. E.J ohnson., (Eds): Fat distribution of during growth and later health outcomes. New York: NY. Liss.

124. Broeder, C. E., Burrhus, K. A., Svanervik, L. S., Wilmore, J. H.(1992). The effects do either high intensity resistance or endurance training on resting metabilic rate. Am J Clin Nutr, 55, 802-810.

125. 한상철(1995). 중량운동이 중년여성들의 골밀도에 미치는효과. 한국체육학회지, 33(3), 224-234.

126. Bennett, W., Gurin, J.(1982). The dieter's dilemma: Eating less and weighing more. New York: Basic Books.

127. Brooks, G. A., Fahey, T. D., Baldwin, K. M.(2000). Exercise Physiology:

Human Bioenergetics and Its Applications. New York: McGraw-Hill Humanities.

128. Wilmore, J. H., Costill, D. L.(1994). Physiology of Sport and Exercise. Illinois: Human Kinetics.

129. Greenleaf, J. E.(1986). Mechanism for negative water balance during weightlessness: an hypothesis. J Appl Physiol, 60(1), 60-62.

130. Wilmore, J. H., Costill, D. L.(2004). Physiology of Sport and Exercise. Illinois: Human Kinetics Publishers; 2nd edition.

131. Sawka, M. N., and E. F. Coyle.(1999). Influence of body water and blood volume on thermoregulation and exercise preformance in the heat. Exerc Sport Sci Rev, 27, 167-218.

132. Sawka, M. N., Francesconi, R. P., Young, A. J., Pandolf, K. B.(1984). Influence of hydration level and body fluids on exercise performance in the heat. JAMA, 252(9), 1165-1169.

133. Armstrong, L. E., Epstein, Y., Greenleaf, J. E., Haymes, E. M., Hubbard, R. W., Roberts, W. O., Thompson, P. D.(1996). American College of Sports Medicine position stand. Heat and cold illnesses during distance running. Med Sci Sports Exerc, 28(12), i-x.

134. Ganio, M. S., Casa, D. J., Armstrong, L. E., Maresh, C. M.(2007). Evidence-based approach to lingering hydration questions. Clin Sports Med, 26(1), 1-16.

135. Sawka, M. N., Noakes, T. D.(2007). Does dehydration impair exercise performance?. Med Sci Sports Exerc, 39(8), 1209-1217.

136. Lee, J. K., Shirreffs, S. M.(2007). The influence of drink temperature on thermoregulatory responses during prolonged exercise in a moderate environment. J Sports Sci, 25(9), 975-985.

137. Azevedo, J. L., Tietz, E., Two-Feathers, T., Paull, J., Chapman, K.(2007). Lactate, Fructose and glucose oxidation profiles in sports drinks and the effect on exercise performance. PLoS ONE, 2(9), 927.

138. Anderson, M. J., Cotter, J. D., Garnham, A. P., Casley, D. J., Febbraio, M. A.(2001). Effect of glycerol-induced hyper hydration on thermo regulation and metabolism during exercise in Heat. Int J Sport Nutr Exerc Metab, 11(3), 315-333.

139. 문영모(1987). 글루코스 투여가 지구성 운동중 혈액성분 변화에 미치는 영향. 체육과학연구지, 5(1), 105-114.

140. 김종국(1986). 운동시 체액보충과 스포츠 음료. 대한체육회, 213, 128-133.

141. 김성수, 성일규(1995). 운동생리학. 서울: 도서출판대경.

142. 생활체육회(1990). 건강을 위한 운동과 영양. 서울: 형설출판사.

143. 전태원, 장창헌, 정덕조(1994). 최대하운동시 온도 · 습도변화에 따른 피부온도와 발한량의 변화. 체육연구소논집, 15(1), 13-19.

144. 강희성(1986). 운동처방. 서울: 보경문화사.

145. verde, T., Shephard, R. J. Corey, P. & Moore, R.(1982). Sweat composition in exercise and in heat, J Appl Physiol, 53, 1540-1545.

146. 황수관, 전세열, 조수열(1995). 생리학 서울: 광문각.

147. 김기진(2003). 식이섭취 제한 및 탈수에 의한 단기체중 감량시 신체구성 및 혈중 전해질 농도의 변화. 운동영양학회지, 7(7), 55-62.

148. Coleman, E., & Steen, S.N. (1996). The ultimate sports nutrition handbook. Emeryville: Bull Publishing Company.

149. Gray, A.B., Telford, R.D., & Weidemann, M.J. (1993). The effect of intense interval exercise on iron status parameters in trained man. Med Sci Sports Exerc, 25(7), 778-782.

150. Horswill, C. A., Hickner, R. C., Scott, J. R., Costill, D. L., Gould,

D.(1990). Weight loss, dietary carbohydrate modifications, and high intensity, physical performance. Med Sci Sports Exerc, 22(4), 470-476.

151. Hulanicka, B., Gronkiewicz, L., Koniar다, J.(2001). Effect of familial distress on growth and maturation of girls: a longitudinal study. Am J Human Biol, 13(6), 771-776.

152. 박동호, 고병구, 김영수, 성봉주, 윤성원, 이종각, 정동식, 김창선(2003). 규칙적인 운동 참여와 형태가 신장 성장, 신체구성 및 2차 성징에 미치는 영향. 체육과학연구, 14(3), 11-25.

153. Wuster, A. D.(1993). Growth hormone and bone metabolism. Acta Endocri., 128(supple 2), 14-18.

154. Kindermann, W., Schnabel, A., Schmitt, W. M., Biro, G., Cassens, J., Weber, F.(1982). Catecholamines, growth hormone, cortisol, insulin, and sex hormones in anaerobic and aerobic exercise. Eur J appl Physiol Occup Physiol, 49(3). 389-399.

155. Kern, W., Perras, B., Wodick, R., Fehm, H. L., Born, J.(1995). Hormonal secretion during nighttime sleep indicating stress of daytime exercise. J Appl Physiol, 79(5), 1461-1468.

156. Kemper, H. C., Post, G. B., Twisk, J. W.(1997). Rate of maturation during the teenage years: nutrient intake and physical activity between ages 12 and 22. Int J Sport Nutr, 7(3), 229-240.

157. Singh, M. A., Ding, W., Manfredi, T. J., Solares, G. S., Onell, E. F., Clements, K. M., Ryan, N. D., Kehayias, J. J., Fielding, R. A., Evans, W. J.(1999). Insulin-like growth factor I in skeletal muscle after weight lifting exercise in frail elders. Am J Physiol, 277, 135-143.

158. Handfield, R. B. & Nicols, E. L.(1990). Introduction to Supply Chain Management. Prentice Hall. New Jersey: Upper Saddle River.

159. Mujika, I., Padilla, S.(2000). Cardiorespiratory and metabolic characteristics of detraining in humans. Med Sci Sports Exerc, 33(3), 431-421.

160. Choe, M. A., An, G. J., Lee, Y. K., Im, J. H., Choi, -K. S., and Heitkemper, M. (2004). Effect of inactivity and undernutrition after acute ischemic stroke in a rat hindlimb muscle model. Nursing Research, 53, 283-292.

161. Cooper, D. S.(2003). Hyperthyroidism. Lancet, 362(9382), 459-468.

162. 김민현(1999). 음악 요법 훈련이 최대운동 후 정서 상태에 미치는 영향. 한국사회체육학회지, 12(1), 433-445.

163. Visser, W., Pahor, M., Tylavsky, F., Kritchevsky, S. B., Cauley, J. A., Newman, A. B., Blunt, B. A., Harris, T. B.(2003). One-and two-year change in body composition as measured by DXA in a population-based cohort of older men and women. J Appl Physiol, 94(6), 2368-2374.

164. 박혜순(2003). 비만증 환자의 치료전략. 비만 환자의 평가. 대한가정의학회지, 19(5), 329-331.

165. Lee, H. J.(1986). The study of physical sympton and applience on night shift. Unpublished doctoral dissertation. Hanyang University of korea.

166. 김순옥(1997). 종합병원 간호사의 교대근무와 건강상태에 관한 연구. 간호행정학회지, 3(1), 119-133.

167. Swedborg, I.(1984). Effects of treatment with an elastic sleeve and intermittent pneumatic compression in post-mastectomy patients with lymph-edema of the arm. J Rehabil Med, 16(1), 35-41.

168. 김윤숙, 이병숙(2006). 근무 중 탄력압박스타킹 착용이 간호사의 하지부종 및 통증에 미치는 효과. 간호행정학회지, 12(3), 415-423.

169. 서보양(2002). 하지의 정맥류. 대한정맥학회지, 1(1), 3-4.

170. Wakim, K.(1985). Physiologic effects of massage. Baltimore: Williams and

Wilkins.

171. Foss, M. L., Keteyian, S. J., Fox, E. L.(1998). Fox's Physiological Basis for Exercise and Sport. lowa: William C Brown Pub; 6th edition.

172. Carl, E.(1981). Modern principles of athletic training. st. Louis: C. V. Mosby.

173. 나영무(2008). 스포츠 의학 손상과 재활치료 2판. 서울 : 한미의학.

174. 대한체육회(1986). 월간체육. 서울: 코리아헤럴드.

175. Foss, M, L., & Keteyian, S. J. (1998). Fox's Physiological Basis for Exercise and Sport(Mcgraw-Hill International Editions: Physical Education Series). New York: McGraw-Hill Companies.

176. Powers, S. K., Howley, E. T.(2005). Exercise Physiology. 5th Edition. New York: McGraw-Hill.

177. Murphy, M. H., Blair, S. N., Murtagh, E. M.(2009). Accumulated versus Continuous Exercise for Health Benefit: a review of empirical studies. Sports Med, 39,(1) 29-43.

178. Goto, K., Ishii, N., Sugihara, S., Yoshioka, T., & Takamatsu, K. (2007). Effects of resistance exercise on lipolysis during subsequent submaximal exercise. Med Sci Sports Exerc, 39(2), 308-315.

179. Marion-Latard, F., De Glisezinski, I., Crampes, F., Berlan, M., Galitzky, J., Suljkovicova, H., Riviere, D., & Stich, V. (2001). A single bout of exercise induces β-adrenergic desensitization in human adipose tissue. Physiology, 280(1), 166–173.

180. Moro, C., Polak, J., Hejnova, J., Klimcakova, E., Crampes, F., Stich, V., Lafontan, M., & Berlan, M. (2006). Atrial natriuretic peptide stimulates lipid mobilization during repeated bouts of endurance exercise. Am J Physiol Endocrinol Metab, 290(5), 864-869.

181. Altena, T. S., Michaelson, J. L., Ball, S. D., Thomas, T. R. (2004). Single sessions of intermittent and continuous exercise and postprandial lipemia. Med Sci Sports Exerc, 36(8), 1364-1371.

182. Stich, V., de Glisezinski, I., Berlan, M., Bulow, J., Galitzky, J., Harant, I., Suljkovicova, H., Lafontan, M., Riviere, D., Crampes, F. (2000). Adipose tissue lipolysis is increased during a repeated bout of aerobic exercise. J Appl Physiol, 88(4), 1277-1283.

183. Ronsen, O., Haug, E., Pedersen, B. K., Bahr, R. (2001). Increased neuroendocrine response to a repeated bout of endurance exercise. Med Sci Sports Exerc, 33(4), 568-575.

184. 자복경(1997). 채식을 하는 비구니 스님의 영양섭취실태 및 심혈관질환 관련인자에 관한 연구. 대구효성카톨릭대학교대학원 박사학위논문.

185. Steinmetz, K. A., Kushi, L. H., Bostick, R. M., Folsom, A. R., Potter, J. D.(1994). Vegetables, fruit, and colon cancer in the Iowa Women's Health Study. Am J Epidemiol, 139(1), 1-15.

186. Burr, M. L., Bates, C. J., Fehily, A. M., St Leger, A. S.(1981). Plasma cholesterol and blood pressure in vegetarians. J Hum Nutr, 35(6), 437-441.

187. Sanders, T. A., Ellis, F. R., Dickerson, J. W.(1978). Studies of vegans: the fatty acid composition of plasma choline phosphoglycerides, erythrocytes, adipose tissue, and breast milk, and some indicators of susceptibility to ischemic heart disease in vegans and omnivore controls. Am J Clin Nutr, 31(5), 805-813.

188. Cooper, J. L.(1976). The potential of food processing solid wastes as a source of cellulose for enzymatic conversion. Biotechnol Bioeng Symp., (6), 251-271.

189. 히라야마 다케시(1992). 채식건강 365일. 서울: 동풍.

190. 권태완(1989). 콩이 지니는 기능성에 대하여. 한국콩연구회지, 6(1), 36-38.

191. Beller, D.(2000). Comparing the performance-enhancing effects of squats on a vibration platform with conventional squats in recreationally resistance-trained men. J Strength Cond Res, 18(4). 839-845.

192. Delecluse, C., Roelants, M., Verschueren, S.(2003). Strength increase after whole-body vibration compared with resistance training. Med Sci Sports Exerc, 35(6), 1033-1041.

193. Bosco, C., Coil, R., Introini, E., Cardinalte, M., Tsarpela, O., Mandella, A., Tihanyi, J., Viru, A.(1999). Adaptive responses of human skeletal muscle to vibration exposure. Clin Physiol, 19(2). 183-187.

194. 정동진(2007). 12주간 진동운동이 산소운반능력에 미치는 영향. 동아대학교교육대학원 석사학위논문.

195. Mileva, K. N., Naleem, A. A., Biswas, S. K., Marwood, S., Bowtell, J. L.(2006). Acute dffects of a vibration-like stimulus during knee extension exercise. Med Sci Sports, 38(7), 1317-1328.

196. Runge, M., Rehfeld, S., Resnicek E.(2000). Balance training and exercise in geriatric patients. J Musculoskelet Neuronal Interact, 1(1), 61-65.

197. 민헌기(1990). 임상내분비학. 서울 : 고려의학.

198. Takasu, N. N., Hashimoto, S., Yamanaka, Y., Tanahashi, Y., Yamazaki, A., Honma, S., Honma, K.(2006). Repeated exposures to daytime bright light increase nocturnal melatonin rise and maintain circadian phase in young subjects under fixed sleep schedule. Am J Physiol Regul Integr Comp Physiol, 291(6), R1799-807.

199. Hashimoto, S., Honma, S., Honma, K.(2007). Sleep and biological rhythms. Nihon Yakurigaku Zasshi, 129(6), 400-403.

200. Touitou, Y., Motohashi, Y., Reinberg, A., Touitou, C., Bourdeleau, P.,

Bogdan, A., Auzéby, A.(1990). Effect of shift work on the night-time secretory patterns of melatonin, prolactin, cortisol and testosterone. Eur J Appl Physiol Occup Physiol, 60(4), 288-292.

201. ACSM(1997). American College of Sports Medicine and American diabetes Association joint position statement. Diabetes mellitus and exercise. Med Sci Sports Exerc, 29(12), i-vi.

202. Galbo, H.(1983). Hormonal and metabolic adaptation to exercise. New York : Georg Thieme Verlag.

203. 김영국, 이상호, 한상철(2006). 운동 수행 시기가 신체 구성과 식이 섭취에 미치는 영향. 한국체육학회지, 15(2), 416-472.

204. 오세관, 김남수, 김승환(2007). 스포츠 면역. 서울: 신일북스.

205. Hassig, A., Wen-Xi, L., and Stampfli, K.(1996). Stress-induced suppression of the cellular immune system. Med Hypotheses, 46(6), 551-555.

206. Nieman, D. C.(2000). Exercise immunology : future directions for reserch related to athletes, nutrition, and the elderly. Int J Sports Med, 21, 61-68.

207. Moses, F. M.(1990). The effect of exercise on the gastrointestinal tract. Sports Med, 9(3), 159-172.

208. Nebel, O. T., Fornes, M. F., Castell, D. O.(1976). Symptomatic gastroesophageal reflux : incidence and precipitating factors. Am J Dig Dis, 21(11), 953-956.

209. Layzer, R. B., Rowland, L. P.(1971). Cramp. N Eng J Med, 285, 31-40.

210. Layzer, R. B.(1991). Muscle pain and cramp. In : Bradley, W. G., Darof, R. B., Fenichel, G. M. Marsden, C. D. Neurology in clinical practice of diagnosis and treatment. Volume 1. 2nd ed. Boston : ButterWorth Heinemann.

211. Mickelson, M. R., Engber, W. D., El-Khoury, G. Y.(1981). Cupping of the

Lateral Tibial Plateau Associated with a Discoid Meniscus—A Case Report. Iowa Orthop J, 1, 39 - 40.

212. Halaas, J. L., Gajiwala, K. S., Maffei, M., Cohen, S. L., Chait, B. T., Rabinowitz, D., Lallone, R. L., Burley, S. K., Friedman, J. M.(1995). Weight-reducing effects of the plasma protein encoded by the obese gene. Science, 269(5223), 543-546.

213. Pelleymounter, M. A., Cullen, M. J., Baker, M. B., Hecht, R., Winters, D., Boone, T., Collins, F.(1995). Effects of the obese gene product on body weight regulation in ob/ob mice. Science, 269(5223), 540-543.

214. Essing, D. A., Alderson, N. L., Ferguson, M. A., Bartoli, W. P., Durstine, J. L.(2000). Delayed effects of exercise on the plasma leptin concentration. Metabolism, 49(3), 395-399.

215. Gutin, B., Ramsey, L., Barbeau, P., Cannady, W., Ferguson, M., Litaker, M., Owens, S.(1999). Plasma leptin concentrations in obese children: changes during 4-mo periods with and without physical training. Am J Clin Nutr, 69(3), 388-394.

216. Dale, D., Saris(1989). Repetitive weight loss and weight regain: effect on weight reduction, resting metabolic rate, and lipolytic activity before and exercise and diet treatment. Am J Clin Nutr, 49(30), 409-416.

217. Walberg, J. L.(1989). Aerobic exercise resistance weight-training during weight reduction. Implications for obese person and athletes. Med Sci Sports Exerc, 7(6), 343-356.

218. Johnson, C. A., Corrigan, S. A., Dubbert, P. M. Grumbling, S. E.(1990). Perceived barriers to exercise and weight control practices in community women. Women & Health, 16(3), 177-191.

219. Klem, M. T., Wing, R. R., Lang, W., McGuire, M. T., Hill, J. O.(2000).

Does weight loss maintenance become easier over time?. Obes Res, 8(6), 438-444.

220. Lee, I. M., Paffenbarger, R. S. Jr.(1992). Change in body weight and longevity. JAMA, 268(15), 2045-2049.

221. James D. C.(2003). Gender differences in body mass index and weight loss strategies among African Americans. J Am Diet Assoc, 103(10), 1360-1362.

222. Hamm, P., Shekelle, R. B., Stamler, R. J.(1989). Large fluctuations in body weight during young adulthood and the 25 year rik of coronary disease in men. Am J Epodemiol, 129(2), 312-318.

223. Brownell, K. D., Greenwood, M. R., Stellar, E., Shrager, E. E.(1986). The effects of repeated cycles of weight loss and regain in rats. Physiol Behav, 38(4), 459-464.

224. Brownell, K. D.(1989). Weight cycling. Am J Clin Nutr, 49(5), 937.

225. Anderes Goth, M. D.(1984). Medical pharmacology. ST Louis, CV: Mosby Company.

226. 이상호, 한상철, 김현철(2008). 음주 후 회복유형이 혈중 알코올농도와 간 기능 효소에 미치는 영향. 한국체육과학회지, 17(2), 607-616.

227. 김상국 외 7인(1995). 운동과 건강. 서울: 도서출판 대한미디어.

228. Sutton, J. R., Coleman, M. J., Casey, J., Lazarus, L.(1973). Androgen responses during physical exercise. Br Med J, 1(5852), 520-522.

229. Hackneyab, A. C., Premoa, M. C., McMurraya, R. G.(1987). Weight cycling. J Sports Sci, 13(4), 305-311.

230. Mathur, D. N., Toriola, A. L., Dada, O. A.(1986). Serum cortisol and testosterone levels in conditioned male distance runners and nonathletes after maximal exercise. J Sports Med Phys Fitness, 26(3), 245-50.

231. Gotshalk, L. A., Loebel, C. C., Nindl, B. C., Putukian, M., Sebastianelli, W. J., Newton, R. U., Häkkinen, K., Kraemer, W. J.(1997). Hormonal responses of multiset versus single-set heavy-resistance exercise protocols. Can J Appl Physiol, 22(3), 244-255.

232. 김영찬 박종호 조용욱 이영진 강명서 김정훈 배철영 이석기(1999). 갱년기 남성에서 경피적 남성호르몬 전달제인 안드로덤의 6개월 간의 임상 경험. 대한내분비학회지, 14(1), 102-121.

233. Arce, J. C., De Souza M. J., Pescatello, P., Luciano, A. A.(1993). Subclinical alteration in hormone and semen profile in athletes. Fertil Steril, 59(2), 398-404.

234. 박원화, 김태욱, 오상덕(2003). 12주간의 유산소성 운동이 정액 특성에 미치는 영향. 체육과학, 23(23), 173-186.

235. 김찬회, 한상인, 이중원(2008). 강도별 복합운동이 남성 호르몬 및 정자 특성에 미치는 영향. 한국체육과학회지, 17(4), 1039-1049.

236. ACSM(1991). Position statement on theent on the recommended quantity adults. Medicine and Science and Sports Exercise, 10, VII-X.

237. 이재덕, 이형국(2008). 수중재활운동이 뇌졸중 환자의 신체구성, 체력 및 호흡순환기능 요소에 미치는 영향. 한국체육과학회지, 17(3), 647-655.

238. 김남수(1998). 수영훈련이 체지방량과 신체부위별 체지방 분포도에 미치는 영향. 체육과학 논총, 11, 309-324.

239. 강대관(2001). 수중운동이 중년 비만여성의 체조성과 혈청지질 변화에 미치는 영향. 한국체육학회지, 40(2), 519-527.

240. Holmer, I.(1992). Swimming physiology. Ann Physiol Anthropol, 11(3), 269-276.

241. 김우겸(1997). 호흡생리학. 서울: 생명의 이치.

242. 강희성 외(1997). 운동생리학. 서울: 대한미디어.

243. Butler, J.(1960). The work of breathing through the nose. Clin. Sci., 19, 55-62.

244. Nakajima, K., Yamanishi, T.(1977). The effect of mouth breathing on men under noxoius gas exposure. Nihon Eiseigaku Zasshi, 31(6), 657-661.

245. Wingfield, J. C. and Sapolsky, R. M.(2003). Reproduction and resistance to stress: when and how. J Neuroendocrinol, 15(8), 711-724.

246. Coenen, M.(2005). Exercise and stress: impact on adaptive processes involving water and electrolytes. Livestock Production Science, 92, 131-145.

247. 송영주, 권대근, 성동진, 황정윤, 박천조, 김춘우(2003). 유산소 운동 능력의 차이가 점증최대운동부하 후 피로회복과정에 미치는 영향. 한국스포츠리서치, 14(5), 1799-1807.

248. ACSM(2000). ACSM's guidelines for exercise testing and prescription 6th ed. Baltimore: Lippincott, Williams and Wilkins.

249. Sachs, M. L., Pargman, D.(1979a). Examining exercise addiction: A depth interview approach. J Sport Behav, 2, 143-155.

250. Sachs, M. L., Pargman, D.(1979d). Addiction to running: Phenomenon or pseudophenomenon. Paper presented at the International Congress in Physical Education. Quebec, Canada: Trois-Rivieres.

251. Sachs, M. L., Pargman, D. (1984). Running addiction. In M. L. Sachs & G.W. Buffone (Eds.), Running as therapy: An integrated approach. Lincoln, NE: University of Nebraska Press.

252. Morgan, W. P.(1979). negative addiction in runners. Phys Sportsmed, 7(2), 56-63.

253. 이종각, 선상규, 윤성원, 윤재량, 이동규, 이명천, 정동식(1994). 운동피로의 원인과 회복방법에 관한 문헌 고찰. 체육과학연구과제 종합보고서 I.

254. Simonson, E.(1971). Physiology of work Capacity and Fatiguem. Springfield : Charles C Thomas.

255. Wendt, D., van Loon, L. J., & Lichtenbelt, W. D.(2007). Thermoregulation during exercise in the heat: strategies for maintaining health and performance. Sports Med, 37(8), 669-682.

256. Fletcher, W. M., Hopkins, F. G.(1907). Lactic acid in amphibian muscle. J Physiol, 36, 247-309.

257. Hill, A. V.(1926). Muscular activity. The Johns Hopkins University, School of Medicine. Lectures on the Herter Foundation, sixteenth course. Baltimore, Maryland: Williams & Wilkins.

258. Karlsson, J., Saltin, B.(1971). Effect of physical training on lactate-, adenosine triphosphate, and creatine phosphate concentration in working muscles. Nord Med, 86(34), 1010-1011.

259. Karlsson, J.(1971). Lactate and phosphagen concentrations in working muscle of man with special reference to oxygen deficit at the onset of work. Acta Phsiol Scand Suppl., 358, 1-72.

260. Fitts, R. H., Holloszy, J. O.(1976). Lactate and contractile force in frog muscle during development of fatigue and recovery. Am J Physiol, 231(2), 430-423.

261. Schrader, J., Berne, R. M., Rubio, R.(1972). Uptake and metabolism of adenosine by human erythrocyte ghosts. Am J Physiol, 223(1), 159-166.

262. Nakamaru, A., Schwartz, A.(1972). The Influence of Hydrogen Ion Concentration on Calcium Binding and Release by Skeletal Muscle Sarcoplasmic Reticulum. J Gen Physiol, 59(1), 22 - 32.

263. Sahlin, K.(1986). Muscle fatigue and lactic acid accumulation. Acta Physiol Scand Suppl, 556, 83-91.

264. 김차용, 이창호, 양정수(2002). 고혈압질환자의 흡연유무가 점증부하운동시 심혈관계요인에 미치는 영향. 한국사회체육학회지, 18(2), 1039-1048.

265. Astrand, P., Rodahl.(1986). Text book of work Physiology, 3rd Ed. New York: Mcgraw-Hill.

266. Ekblom, B., Hout, R., Stein, E. M., Thorstensson, A. T.(1975) Effect of changes in arterial O2 content on circulation and physical performance. J Appl Physiol, 39(1), 71 - 75.

267. 김건수, 양재근(1992). 최신보건학. 서울: 현문사.

268. Fox. Bowers. Foss(1989). The physiological basis of physical education and performance. 4rd ed. Philadelphia : Saunders College Publishing.

269. 차광석(2001). 흡연자와 비흡연자의 폐기능, 유산소 운동능력, 혈압, 혈중 헤모글로빈 비교. 한국체육학회지, 40권(3), 845-857.

270. Williams, L. R., Ekers, M. A., Collins, P. S., Lee, J. F.(1991). Vascular rehabilitation: benefits of a structured exercise/risk modification program. J Vasc Surg, 14(3), 320-326.

271. Smith, E. L., Reddan, W., Smith, P. E.(1981). Physical activity and calcium modalities for bone mineral increase in aged women. Med Sci Sports Exerc, 13(1), 60-64.

272. Smith, E. L. Jr., Smith, P. E., Ensign, C. J., Shea, M. M.(1984). Bone involution decrease in exercising middle-aged women. Calcif Tissue Int., 36, S129-38.

273. Rubin, C. T., and L. E. Lanyon.(1984). Regulation of bone formation by applied dynamic loads. J Bone Jt Surg Br, 66(3), 397 - 402.

274. Rubin, C. T., Pratt, G. W., Porter, A. L., Lanyon, L. E., Poss, R.(1987). The use of ultrasound in vivo to determine acute change in the mechanical properties of bone following intense physical activity. J Biomech, 20(7),

723-727.

275. Brooke-Wavell, K.(2007). More enthusiastic hoppers required!. UK: Loughborough University Public Relations Office.

276. 유태영 외(1978). 시청각교육. 서울: 교육과학사.

277. 배소심, 조성계(1996). 에어로빅댄스에 있어서 음악의 템포에 따른 심박수 반응과 운동강도의 변화. 한국여성체육학회지, 10(1), 31-41.

278. Crust, L.(2004). Effects of Familiar and unfamiliar asynchronous music on treadmill walking endurance. Percept Mot Skills, 99(1), 361-368.

279. Dyrlund, A.(2008). The effects of music preference and exercise intensity on psychological variables. J Music Ther, 45(2), 114-134.

280. Edworthy, J., & Waring, H.(2006). The Effect of music tempo and loudness level on treadmill exercise. Ergonomics. 49(15), 1597-1610.

281. Wilson, C. V., Aiken, L. S.(1977). The effects of intensity levels upon physiological and subjective affective response to rock music. J Music Ther, 14, 60-76.

282. Anshel, M. H., Marisi, D. Q.(1978). Effect of music and Rhythm on Physical performance, Res Quart, 49(2), 109-113.

283. Hass, F., Distenfeld, S., Axen, K.(1986). Effect of perceived musical rhythm on respiratory patterns. J Appl Physiol, 61(3), 1185-1191.

284. Rossignol, S., Melvill, J. G.(1976). Audio-spinal influences in man studied by the H-reflex and its possible role in rhythmic movement synchronized to sound. Electroencephalogr Clin Neurophysiol, 41(1), 83-92.

285. Dillon, E. K.(1952). A study of the use of music as an aid in teaching swimming. Res Quart, 23, 1-8.

286. 대한체육회(1985). 운동선수를 위한 에어로빅댄스. 스포츠과학정보, 13, 87-92.

287. Keesey, R. E.(1984). Eating and Its Disorders. New York: Ravin Press.

288. 백영호(1989). 비만의 예방과 해소를 위한 식이와 운동처방. 부산대학교체육과학연구소논문집, 5, 65-100.

289. 김은경(2000). 운동과 지방대사. 서울 : 학문사.

290. 김용재, 한성섭, 백영호,(1994). 비만의 예방과 치료를 위한 영양과 운동처방. 부산대학교체육과학연구소논문집, 10, 281-306.

291. 신호주(1992). Needs 평가를 통한 중학생의 비만 체질개선 연구. 한국체육대학교박사학위논문.

292. 한국보건사회연구원(2006). 소아비만 교육용 매뉴얼. 보건복지부.

293. Styne, D. M.(2001). Childhood and adolescent obesity. Prevalence and significance. Pediatr Clin North Am, 48(4), 823-854.

294. 유호성, 나창수(1985). 학동기 소아에 있어서 비만증의 조사연구. 소아과, 28, 631-635.

295. Dietz, W. H. Jr.(1986). Prevention of childhood obesity. Pediatr Clin North Am, 33(4), 823-833.

296. Goodman, M. R., Stormshak, E. A., Dishion, T. J.(2001). The significance of peer victimization at two point in development. J Appl Dev Psychol, 22(5), 507-526.

297. Braet, C., Mervielde, I., Vandereycken, W.(1997). Psychological aspects of childhood obesity: a controlled study in a clinical and nonclinical sample. J Pediatr Psychol, 22(1), 59-71.

298. 질병관리본부(2009). 국민건강통계: 국민건강영양조사 제4기 2차년도.

299. Forette, F., Seux, M. L., Staessen, J. A., Thijs, L., Birkenhäger, W. H., Babarskiene, M. R., Babeanu, S., Bossini, A., Gil-Extremera, B., Girerd, X., Laks, T., Lilov, E., Moisseyev, V., Tuomilehto, J., Vanhanen, H., Webster, J., Yodfat, Y., Fagard, R.(1998). Prevention of dementia in randomized double-blind placebo controlled Systolic Hypertension in Europe (Syst-Eur)

trial. Lancet, 352(9137), 1347-1351.

300. Lawes, C. M., Vander Hoorn, S., Rodgers, A.; for the International Society of Hypertension(2008). Global burden of blood-pressure-related disease, 2001. Lancet, 371(9623), 1513-1518.

301. 유형준(2002). 노인고혈압. 한국논단, 메디칼에세이, 2, 134-137.

302. WHO(1993). Guide Lines the management of hypertension. J. Hypertens, 621.

303. Tipton, C. M., Sebastian, L. A., Overton, J. M., Woodman, C. R., Williams, S. B.(1991). Chronic exercise and its hemodynamic influences on resting blood pressure of hypertensive rats. J Appl Physiol, 71(6), 2206-2210.

304. Hartung, G. H., Foreyt, J. P., Mitchell, R. E., Vlasek, I., Gotto, A. M. Jr.(1980). Relation of diet to high-density-lipoprotein cholesterol in middle-aged marathon runners, joggers, and inactive men. N Engl J Med, 302(7), 357-361.

305. Chobanian, A. V., Bakris, G. L., Black, H. R., Cushman, W. C., Green, L. A., Izzo, J. L. Jr., Jones, D. W., Materson, B. J., Oparil, S., Wright, J. T. Jr., Roccella, E. J.; National Heart, Lung, and Blood Institute Joint National Committee on Prevention, Detection, Evaluation, and Treatment of High Blood Pressure; National High Blood Pressure Education Program Coordinating Committee(2003). The Seventh Report of the Joint National Committee on Prevention, Detection, Evaluation, and Treatment of High Blood Pressure: the JNC 7 report. JAMA, 289(19), 2560-2572; Erratum in: JAMA, 290(2), 197.

306. Borhani, N. O. (1996). Significance of physical activity for prevention and control of hypertension. J Hum Hypertens, 10, S7-11.

307. Reaven, P. D., Barrett-Connor, E., & Edelstein, S. (1991). Relation between leisure-time physical activity and blood pressure in order women. Circulation, 83(2), 559-565.

308. Kingwell, B. A., Berry, K. L., Cameron, J. D., Jennings, G. L., & Dart, A. M. (1997). Arterial compliance increases after moderate intensity cycling. Am J Physiol, 273(5 Pt2), H2186-2191.

309. Alan, R., Ethasham, Q., Mara, B., George, R., Giora, P., & George, A. (2001). Peripheral Arterial responses to treadmill exercise Among healthy subjects and Atherosclerotic patients. Circulation, 106, 2084-2089.

310. 김상화(2009). 체위변화 운동과 유산소성 운동 프로그램이 중년여성의 혈압 및 총경동맥 혈류변인에 미치는 영향. 대구대학교대학원 박사학위논문.

311. 전용수, 김일곤, 이종호, 차진(2004). 노인의 운동유형에 따른 혈관탄성과 혈압의 변화. 한국스포츠리서치, 15(6), 169-180.

312. 대한당뇨병학회(2006). 당뇨병 교육 지침서. 대한당뇨병학회.

313. 이종하(2007). 노인 당뇨병환자의 동반질환 및 관리 ; 노인 당뇨병환자의 운동요법. 임상당뇨병, 8(1), 22-27.

314. Brun E., Nelson R. G., Bennett P. H., Imperatore G., Zoppini G., Verlato G., Muggeo M.(2000). Diabetes duration and cause-specific mortality in the Verona Diabetes Study. Diabetes care, 23(8), 1119-1123.

315. Haffner S. M., Lehto S., Rönnemaa T., Pyörälä K., Laakso M.(1998). Mortality from coronary heart disease in subjects with type 2 diabetes and in nondiabetic subjects with and without prior myocardial infarction. N Engl J Med, 339(4), 229-234.

316. Salazar-Vazquez, B. Y., Intaglietta, M., Rodriguez-Moran, M., Guerrero-Romero, F.(2006). Blood pressure and hematocrit in diabetes and the role of endotherial responses in the variability of blood viscosity. Dieabetes

Care, 2997), 1523-1528.

317. American Diabetes Association(1999). Diabetes mellitus and exercise. Diabetes Care, 22(1), S49-S53.

318. Bjorntorp, P.(1981). Effects of exercise on plasma insulin. Int J Med, 2(3), 125-129.

319. Mayer, J., Marshall, N. B., Vitale, J. J., Christensen, J. H., Mashayekhi, M. B., Stare, F. J.(1954). Exercise, food intake and body weight in normal rats and genetically obese adult mice. Am J Physiol, 177(3), 544-548.

320. Bergouignan, A., Blanc, S.(2006). The energetics of obesity. J Soc Biol, 200(1), 29-35.

321. Duclos, M., Corcuff, J. B., Ruffie, A., Roger, P., & Manier, G.(1999). Rapid leptin decrease in immediate post-exercise recovery. Clin Endocrinol, 50(3), 337-342.

322. al'Absi, M., Hugdahl, K., Lovallo, W.R.(2002). Adrenocortical stress responses and altered working memory performance. Psychophysiology. 39(1), 95-99.

323. Luger, A., Deuster, P.A., Kyle, S.B., Gallucci, W.T., Montgomery, L.C., Gold, P.W., Loriaux- D.L., Chrousos. G.P.(1987). Acute hypothalamic-pituitary-adrenal responses to the stress of treadmill exercise. Physiologic adaptations to physical training. N Engl J Med, 316(21), 1309-1315.

324. Greenwood, B.N., Spence, K.G., Crevling, D.M., Clark, P.J., Craig, W.C., Fleshner, M.(2013). Exercise-induced stress resistance is independent of exercise controllability and the medial prefrontal cortex. Eur J Neurosci, 37(3), 469-478.

325. Smyth, A., O'Donnell, M., Lamelas, P., Teo, K., Rangarajan, S., Yusuf,

S.(2016). Physical Activity and Anger or Emotional Upset as Triggers of Acute Myocardial Infarction: The INTERHEART Study. Circulation, 134(15), 1059-1067.

326. William R. Lovallo(2005). Stress and Health: Biological and Psychological Interactions (BEHAVIORAL MEDICINE AND HEALTH PSYCHOLOGY) 2nd Edition. Published by Sage Publications.

327. Kruman, I. I., Kumaravel, T. S., Lohani, A., Pedersen, W. A., Cutler, R. G., Kruman, Y., Haughey, N., Lee, J., Evans, M., Mattson, M. P.(2002). Folic acid deficiency and homocysteine impair DNA repair in hippocampal neurons and sensitize them to amyloid toxicity in experimental models of Alzheimer's disease. The Journal of neuroscience : the official jornal of the Society for Neuroscience, 22, 1752-1762.

328. Komulainen, P., Pedersen, M., Häanninen, T., Bruunsgaard, H., Lakka, T. A., Kivipelto, M., Hassinen, M., Rauramaa, T. H., Pedersen, B. K., Rauramaa, R. (2008). BDNF is a novel marker of cognitive function in ageing women: the DR's EXTRA Study. Neurobiology of learning and memory, 90, 596-603.

329. Petersen, R. C., Smith, G. E., Waring, S. C., Ivnik, R. J., Tangalos, E. G., & Kokmen, E.(1999). Mild cognitive impairment: Clinical characterization and outcome. Archives of Neurology, 56(6), 303-308.

330. Mavros, Y., Gates, N., Wilson, G. C., Jain, N., Meiklejohn, J., Brodaty, H., Wen, W., Singh, N., Baune, B. T., Suo, C., Baker, M. K., Foroughi, N., Wang, Y., Sachdev, P. S., Valenzuela, M., Fiatarone, Singh, M. A.(2017). Mediation of Cognitive Function Improvements by Strength Gains After Resistance Training in Older Adults with Mild Cognitive Impairment:

Outcomes of the Study of Mental and Resistance Training. J Am Geriatr Soc., 65(3), 550-559.

331. 이중원, 한상인(2015). 12주간 협응력 운동프로그램 참여가 여성노인의 인지기능 및 Alzheimer's Disease형 치매관련인자에 미치는 영향. 한국웰니스학회, 10(3), 175-187.

332. Tanasescu, M., Leitzmann, M.F., Rimm, E.B., Willett, W.C., Stampfer, M.J., Hu, F.B.(2002). Exercise type and intensity in relation to coronary heart disease in men. JAMA, 288(16), 1994-2000.

333. Kim, Y. J., Kim, C. H.2, Park, K. M.(2016). Excessive exercise habits of runners as new signs of hypertension and arrhythmia. Int J Cardiol., 217, 80-84.

334. Caru, M., Lalonde, F., Gravel, H., Daigle, C., Tournoux, F., Jacquemet, V., Curnier D.(2016). Remote ischaemic preconditioning shortens QT intervals during exercise in healthy subjects. Eur J Sport Sci, 16(8), 1005-1013.

335. Holt, S., Moore, K.(2008). Pathogenesis of renal failure in rhabdomyolysis; the role of myoglobin. Exp Nephrol, 8(2), 72-76.

336. John J. Ratey, Eric Hagerman(2008). Spark: The Revolutionary New Science of Exercise and the Brain. Little, Brown and Company. NY10017.

337. Tomporowski, P. D.(2003). Effects of acute bouts of exercise on cognition. Acta Psychol (Amst), 112(3), 297-324.

338. Molteni, R., Zheng, J. Q., Ying, Z., Gómez-Pinilla, F., Twiss, J. L.(2004). Voluntary exercise increases axonal regeneration from sensory neurons. Proc Natl Acad Sci, 101(22), 8473-8478.

339. Bjørnebekk, A., Mathé, A. A., Brené, S.(2005). The antidepressant effect

of running is associated with increased hippocampal cell proliferation. Int J Neuropsychopharmacol, 8(3), 357-68.

340. Di Virgilio, T. G., Hunter, A., Wilson, L., Stewart, W., Goodall, S., Howatson, G., Donaldson, D.I., Ietswaart, M.(2016). Evidence for Acute Electrophysiological and Cognitive Changes Following Routine Soccer Heading. EBioMedicine, 13, 66-71.

341. Rodrigues, A.C., Lasmar, R.P., Caramelli, P.(2016). Effects of Soccer Heading on Brain Structure and Function. Front Neurol, 7, 38.

342. Koerte, I.K., Ertl-Wagner, B., Reiser, M., Zafonte, R., Shenton, M.E.(2012). White matter integrity in the brains of professional soccer players without a symptomatic concussion. JAMA, 308(18), 1859-1861.

343. Rogozińska E. et al.(2017). Effects of antenatal diet and physical activity on maternal and fetal outcomes: individual patient data meta-analysis and health economic evaluation. Health Technol Assess, 21(41), 1-158.

344. Chasan-Taber L.(2012). Physical activity and dietary behaviors associated with weight gain and impaired glucose tolerance among pregnant Latinas. Advances in Nutrition, 3(1),108-118.

345. Vythilingum, B.(2008). Anxiety disorder in pregnancy. Facuity of Health Science, 10(4), 331-335.

346. American College of Sports Medicine(2000). ACSM's Guidelines for Exercise Testing and Prescription, 6th ed. Philadelphia: Lippincott Williams & Wilkins.

347. Rooney B.L. & Schauberger C.W, (2002). Excess pregnancy weight gain and long-term obesity: one decade later. Obstetrics & Gynecology. 100(2), 245-252.

348. Crowe, K., & Baeyer, C.(1989). Predictors of a positive childbirth experience. Birth, 20(2), 59-63.

349. Rogozińska E, et al.(2017). Effects of antenatal diet and physical activity on maternal and fetal outcomes: individual patient data meta-analysis and health economic evaluation. Health Technol Assess, 21(41), 1-158.

350. Chuntharapat S., Petpichetchian W., & Hatthakit, U.(2008). Yoga during pregnancy: effects on maternal comfort, labor pain and birth outcomes, Complementary Therapies in Clinical Practice 14(2), 105-115.

351. Haakstad L.A.H., Torest B., & Bo K. (2016). What is the effect of regular group exercise on maternal psychological outcomes and common pregnancy complaints? An assessor blinded RCT. Midwifery, 32, 81-86.

352. Alam, M., Walter, A.J., Geisler, A., Roongpisuthipong, W., Sikorski, G., Tung, R., Poon, E.(2018). Association of Facial Exercise With the Appearance of Aging. JAMA Dermatol, 발간 예정.

353. 김태우(2003). 대기중 산소농도의 측정에 관한 연구. 울산대학교 대학원석사학위 논문.

354. 김찬회, 이중원(2009). 유산소 운동시 산소농도가 산화스트레스에 미치는 영향. 16(1), 10-19.

355. Sinharay, R., Gong, J., Barratt, B., Ohman-Strickland, P., Ernst, S., Kelly, F., Zhang, J.J., Collins, P., Cullinan, P., Chung, K.F.(2017). Respiratory and cardiovascular responses to walking down a traffic-polluted road compared with walking in a traffic-free area in participants aged 60 years and older with chronic lung or heart disease and age-matched healthy controls: a randomised, crossover study. Lancet, pii: S0140-6736(17), 32643-0.

356. 조준행, 김로빈(2017). 서 있는 자세에서 기능성 신발과 운동화의 자세 안정성 비

교분석, 국사회체육학회지, 67, 533-539.

357. 건강보험심사평가원(2012). www.hira.or.kr/dummy.do?pgmid=HIRAA020041000000&cmsurl=/cms/notice/02/1212976_13390.html

358. Howden, E.J., Sarma, S., Lawley, J.S., Opondo, M., Cornwell, W., Stoller, D., Urey, M.A., Adams-Huet, B., Levine, B.D.(2018). Reversing the Cardiac Effects of Sedentary Aging in Middle Age-A Randomized Controlled Trial: Implications For Heart Failure Prevention. Circulation, pii: CIRCULATIONAHA. 117. 030617.

359. Mekary, R.A., Grøntved, A., Despres, J.P., De Moura, L.P., Asgarzadeh, M., Willett, W.C., Rimm, E.B., Giovannucci, E., Hu, F.B.(2015). Weight training, aerobic physical activities, and long-term waist circumference change in men. Obesity (Silver Spring), 23(2), 461-467.

360. Moyer, A.E., Rodin, J., Grilo, C.M., Cummings, N., Larson, L.M., Rebuffé-Scrive, M.(1994). Stress-induced cortisol response and fat distribution in women. Obes Res, 2(3), 255-262.

361. Farshchi, H.R., Taylor, M.A., Macdonald, I.A.(2005). Deleterious effects of omitting breakfast on insulin sensitivity and fasting lipid profiles in healthy lean women. Am J Clin Nutr, 81(2), 388-396.

362. Stookey, J.D., Constant, F., Popkin, B.M., Gardner, C.D.(2008). Drinking water is associated with weight loss in overweight dieting women independent of diet and activity. Obesity, 16(11), 2481-2488.

363. Stork, M.J., Banfield, L.E., Gibala, M.J., Martin Ginis, K.A.(2017). A scoping review of the psychological responses to interval exercise: is interval exercise a viable alternative to traditional exercise?. Health Psychol

Rev, 11(4), 324-344.

364. Stork, M.J., Martin, Ginis, K.A.(2017). Listening to music during sprint interval exercise: The impact on exercise attitudes and intentions. J Sports Sci, 35(19), 1940-1946.

365. Goulet, E.D.(2011). Effect of exercise-induced dehydration on time-trial exercise performance: a meta-analysis. Br J Sports Med, 45(14), 1149-1156.

366. Heneghan, C., Howick, J., O'Neill, B., Gill, P.J., Lasserson, D.S., Cohen, D., Davis, R., Ward, A., Smith, A., Jones, G., Thompson, M.(2012). The evidence underpinning sports performance products: a systematic assessment. BMJ, 2(4), pii: e001702.

367. Munsell, C.R., Harris, J.L., Sarda, V., Schwartz, M.B.(2016). Parents' beliefs about the healthfulness of sugary drink options: opportunities to address misperceptions. Public Health Nutr, 19(1), 46-54.

368. Perreault, K,, Bauman, A., Johnson, N., Britton, A., Rangul, V., Stamatakis, E.(2017). Does physical activity moderate the association between alcohol drinking and all-cause, cancer and cardiovascular diseases mortality? A pooled analysis of eight British population cohorts. Br J Sports Mcd, 51(8), 651-657.

369. Nancy, L., Chase, Xuemei, Sui., Steven, N. Blair.(2008). Swimming and All-Cause Mortality Risk Compared With Running, Walking, and Sedentary Habits in Men. International Journal of Aquatic Research and Education, 2(3), 3213-223.

370. American Physiological Society(2016). 12-week exercise program significantly improved testosterone levels in overweight, obese men. The

Integrative Biology of Exercise VII.

371. Smith, A.D., Crippa, A., Woodcock, J., Brage, S.(2016). Physical activity and incident type 2 diabetes mellitus: a systematic review and dose-response meta-analysis of prospective cohort studies. Diabetologia, 59(12), 2527-2545.

372. Perreault, K,, Bauman, A., Johnson, N., Britton, A., Rangul, V., Stamatakis, E.(2017). Does physical activity moderate the association between alcohol drinking and all-cause, cancer and cardiovascular diseases mortality? A pooled analysis of eight British population cohorts. Br J Sports Med, 51(8), 651-657.

운동, 누구 말이 맞는 거예요?

증보판 1쇄 : 2018년 3월 2일

지 은 이 : 이중원

펴 낸 이 : 유성권

편 집 장 : 이재선

기　　획 : 윤희영

판　　형 : 173mm × 224mm

마 케 팅 : 임태완, 김호철, 최성규, 정명한, 한태수, 박만근,
김모란, 김성환, 김민애, 김지현

펴 낸 곳 : 범문에듀케이션
서울시 양천구 목동서로 211 범문빌딩 (우: 07995)

전　　화 : 02)2654-5131

팩　　스 : 02)2652-1500

웹사이트 : www.medicalplus.co.kr

등　　록 : 제 2011-000001호

I S B N : 979-11-5943-090-9 (13510)

편집 · 디자인 : (주)우일미디어디지텍

이 도서의 국립중앙도서관 출판예정도서목록(CIP)은 서지정보유통지원시스템 홈페이지(http://seoji.nl.go.kr)와 국가자료공동목록시스템(http://www.nl.go.kr/kolisnet)에서 이용하실 수 있습니다.(CIP제어번호: 2018006044)

* 아침사과는 범문에듀케이션의 건강 실용서 브랜드입니다.